连小兰教你

甲状腺养护就该这样吃

编著 连小兰 北京协和医院内分泌科主任医师
中华医学会北京分会内分泌专业委员会副主委

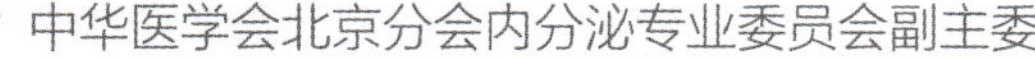

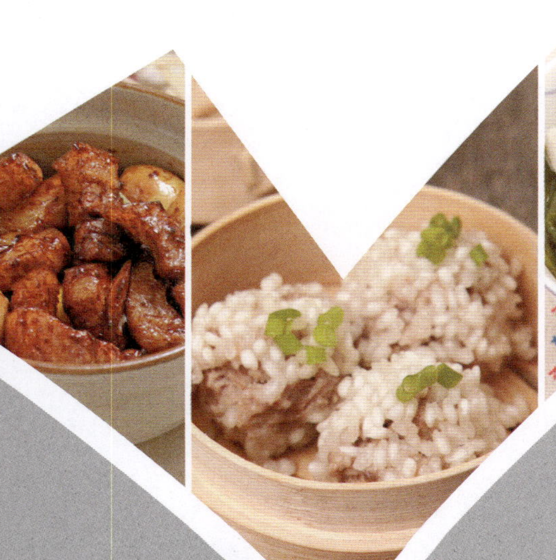

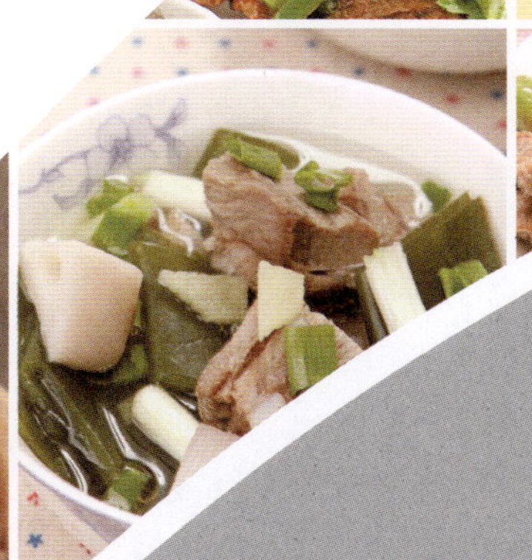

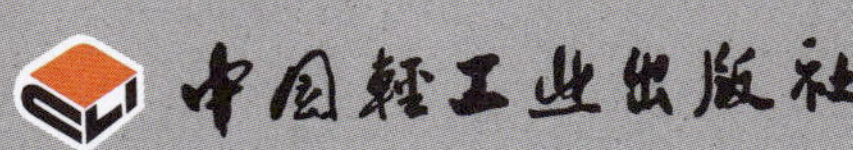

中国轻工业出版社

图书在版编目（CIP）数据

连小兰教你甲状腺养护就该这样吃 / 连小兰编著 .
—北京：中国轻工业出版社，2020.10
ISBN 978-7-5184-2024-7

Ⅰ.①连… Ⅱ.①连… Ⅲ.①甲状腺疾病—食物
疗法 Ⅳ.①R247.1

中国版本图书馆 CIP 数据核字（2018）第 151254 号

责任编辑：付　佳　　责任终审：张乃柬　　整体设计：悦然文化
策划编辑：付　佳　　责任校对：李　靖　　责任监印：张京华

出版发行：中国轻工业出版社（北京东长安街 6 号，邮编：100740）
印　　刷：北京博海升彩色印刷有限公司
经　　销：各地新华书店
版　　次：2020 年10月第 1 版第 3 次印刷
开　　本：710×1000　1/16　印张：14
字　　数：250 千字
书　　号：ISBN 978-7-5184-2024-7　定价：48.00 元
邮购电话：010-65241695
发行电话：010-85119835　传真：85113293
网　　址：http://www.chlip.com.cn
Email：club@chlip.com.cn
如发现图书残缺请与我社邮购联系调换
201153S2C103ZBW

前言

说起甲状腺，可能大多数人都是听起来很熟但是了解甚少，然而我国近 14 亿人口中约有 20% 的人患有不同种类的甲状腺疾病，可见发病率非常高。这是因为甲状腺相关疾病的知晓率非常低，整体规范治疗率不足 5%，很多人可能已经患上甲状腺疾病却不自知而贻误病情，也因为不了解甲状腺疾病，将甲状腺临床症状误认为肠胃炎、水肿等而久治不愈。因此，了解甲状腺疾病的常识，知道如何防治甲状腺疾病，争取做到早发现、早治疗变得尤为重要。

本书介绍了甲状腺是什么器官、有什么作用，如何优选食物、哪些食物要多吃或少吃来保证甲状腺的健康。同时又针对常见甲状腺疾患人群，如甲状腺功能亢进、甲状腺功能减退、甲状腺炎、甲状腺肿等人群，指导大家如何进行诊断和检查、如何进行饮食和日常生活调养、如何用药等，来辅助治疗疾病、改善不适症状。

但是，千万不要对照书本找疾病，硬给自己扣上“患病”的帽子，徒增不必要的心理负担。希望大家通过阅读本书，学会从饮食、生活、用药等方面防治甲状腺疾病，和家人享受健康、温馨、幸福的每一天！

目录 CONTENTS

微信扫描封二二维码
您将获得以下读者服务
★医疗保健类热门资讯
★防治甲状腺疾病话题交流群
★医疗保健主题好书推荐

第1章 小腺体大作用，牵一腺而动全身

吃对营养，预防甲状腺疾病

防治甲状腺结节，降低甲状腺癌的风险

甲状腺功能减退调养，帮一把衰弱的甲状腺

甲状腺功能亢进调养，让亢奋的甲状腺安静一下

甲状腺肿的调养，甲状腺看不到摸不着最好

第7章 甲状腺炎的调养，对症消炎防复发

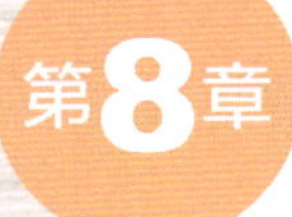

别让甲状腺疾病夺走做妈妈的权利

专家连线

了解甲状腺

甲状腺是人体最大的内分泌腺

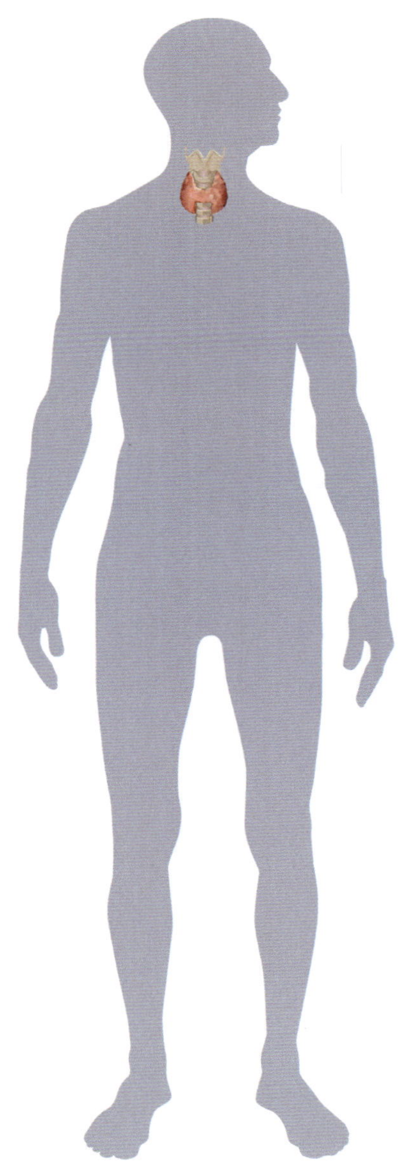

一个人的生长发育、新陈代谢、血液循环、消化吸收、血糖水平、学习、记忆，以及男性精子的生成，女性月经、孕产、哺乳等，都离不开激素的作用，内分泌腺是人体分泌激素的地方。垂体、甲状腺、甲状旁腺、肾上腺、胰腺、卵巢、睾丸这些都是内分泌腺，其中甲状腺是最大的内分泌腺。

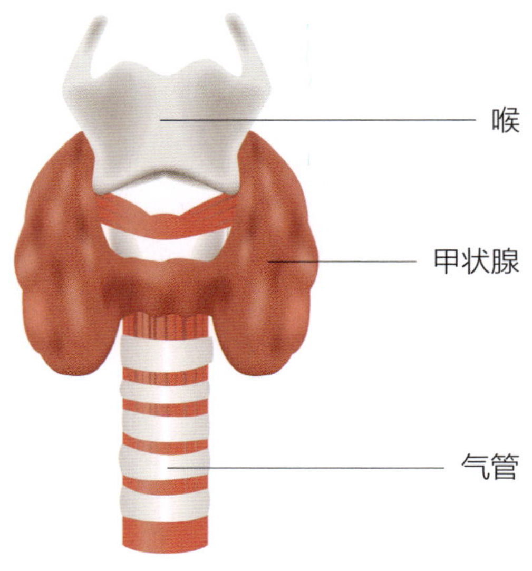

甲状腺呈 H 形，像一只张开翅膀的蝴蝶附着在气管前，会随着吞咽动作上下活动。

前视图

左侧叶

右侧叶

每一个侧叶长 2.5 ~ 4 厘米，宽 1.5 ~ 2 厘米，厚 1 ~ 1.5 厘米

峡部

位于 2 ~ 4 气管环前

甲状腺由左、右两个侧叶和中间峡部三部分构成，成人甲状腺重 15 ~ 20 克，大小约等于自己大拇指第一指节，可以根据这个标准对不同年龄、性别的人大致估计甲状腺是否增大。一般女性比男性略大，老年人会有轻微的缩小，而经期或孕期女性的甲状腺则会稍微增大。

后视图

甲状腺有 4 个甲状旁腺做邻居，但是二者功能完全不同。甲状旁腺主要作用是升高血钙。

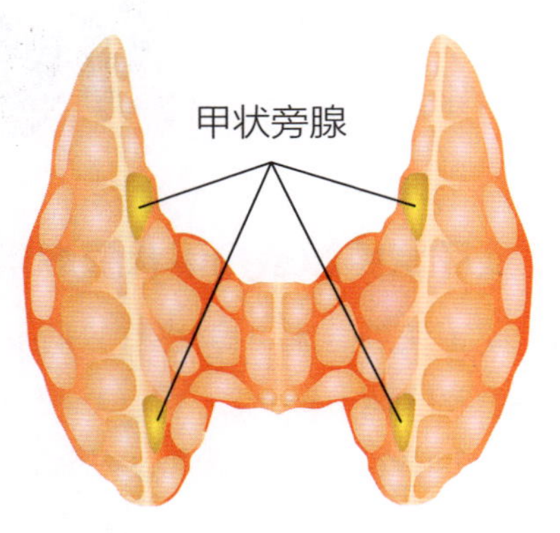

甲状腺是甲状腺激素的生产工厂

甲状腺是身体中合成、储存、分泌甲状腺激素的工厂，想要让这个工厂顺利生产，“原料”“控制室”“管理部”三者缺一不可，任何一个环节出了问题，甲状腺激素的生产都会受到影响，最终表现出各种甲状腺疾病。

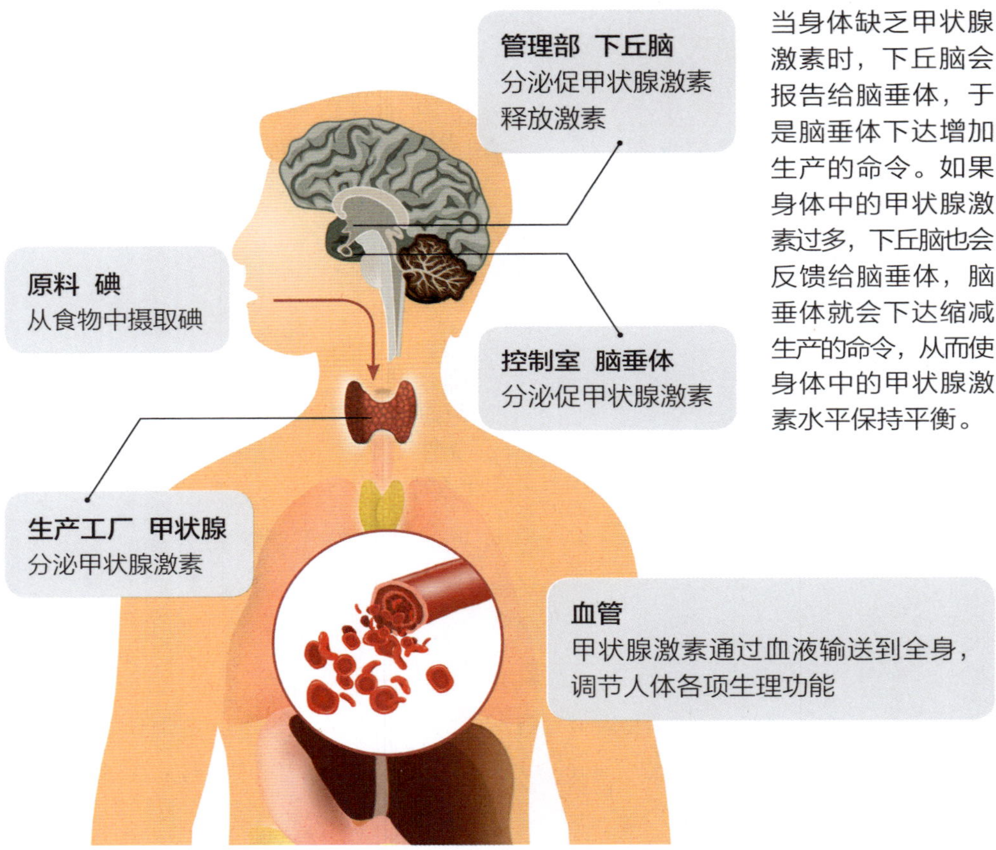

当身体缺乏甲状腺激素时，下丘脑会报告给脑垂体，于是脑垂体下达增加生产的命令。如果身体中的甲状腺激素过多，下丘脑也会反馈给脑垂体，脑垂体就会下达缩减生产的命令，从而使身体中的甲状腺激素水平保持平衡。

促甲状腺激素和甲状腺激素不要傻傻分不清楚

促甲状腺激素（即 TSH）是由脑垂体分泌的激素，在维持正常甲状腺功能中起最重要的调节作用。

血液中的甲状腺激素过多时，促甲状腺激素的分泌会减少，抑制甲状腺激素的分泌；血液中的甲状腺激素不足时，促甲状腺激素的分泌会增多，促进甲状腺激素的分泌。

甲状腺激素的分泌必须要刚刚好

甲状腺激素主要有两种形式，即三碘甲状腺原氨酸（简称 T3）和四碘甲状腺原氨酸（又称，甲状腺素，简称 T4）。如果没有了甲状腺激素，人体就不能进行正常的新陈代谢，胎儿可能会夭折，出生了也可能出现呆小症（即克汀病）；儿童会智力低下，无法长高；成年人出现早衰，甚至死亡。

但是人体需要的甲状腺激素也不是越多越好，必须要刚刚好。分泌过多，人体代谢超速运作，会表现为甲状腺功能亢进（即甲亢）；分泌过少，人体各器官组织处于“饥饿状态”，工作起来懒洋洋的，会表现为甲状腺功能减退（即甲减）。

从胚胎起就要谨防甲状腺疾病

甲状腺在胚胎形成的第 3 周就开始发育了，到了第 8 周已经具有固定的形态和位置，然后腺体内部的结构开始发育，第 10 周末开始出现甲状腺滤泡，在胚胎第 11 ～ 12 周滤泡内出现胶质，表现出具有摄取碘的功能，第 15 周时整个甲状腺的发育基本完成。

所以，如果孕早期（孕 1 月至孕 3 月）孕妇缺碘或患有甲状腺疾病，都可能对胎儿的甲状腺发育造成不可逆转的伤害，生出呆小症宝宝。

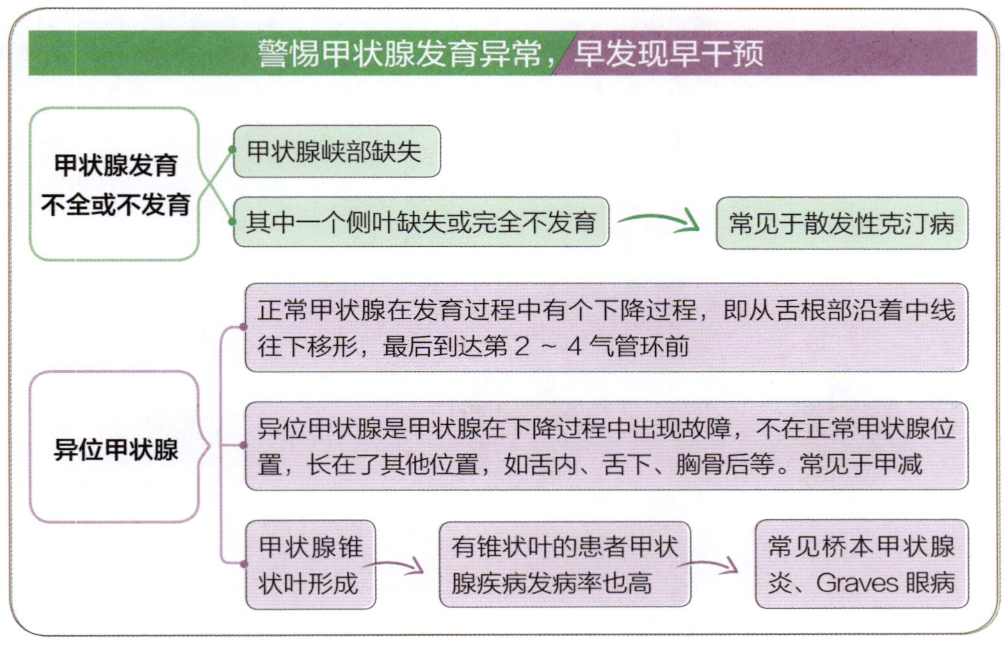

甲状腺疾病的高危人群

什么样的人更容易患上甲状腺疾病呢？甲状腺疾病与遗传、性别、年龄、生活环境等都有密切的关系，一个人如果存在高发因素，就属于高危人群，平时要重点预防。

缺碘或富碘环境生活的人群

碘广泛存在于岩石、土壤、空气和水中，环境和食物是人体摄取碘的最直接来源，所以生活在碘缺乏或富碘环境的人，都可能引发不同的甲状腺疾病。

土壤中的碘

水在一定程度上反映了土壤的含碘量，当饮用水中的含碘量小于 5 微克 / 升时属于低碘环境，所以生长在此的植物、动物含碘量相对较低。我国青海为碘缺乏区，特别是农业区。

空气中的碘

海洋上空碘含量最高，离海洋越远含量越低，海拔越高，碘含量越低。

如果生活环境中缺碘，又没有及时补碘，容易诱发地方性甲状腺肿、克汀病、甲减等甲状腺疾病；如果生活在富碘地区又经常吃富含碘的食物如海带、紫菜等，容易诱发甲亢等。

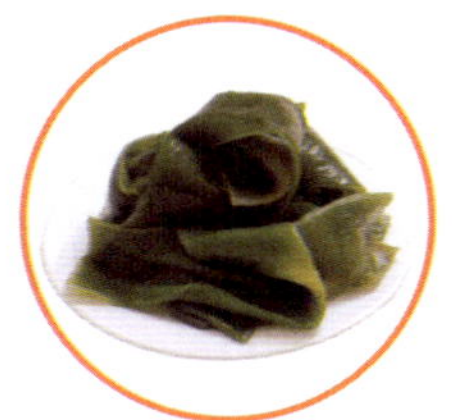
海带

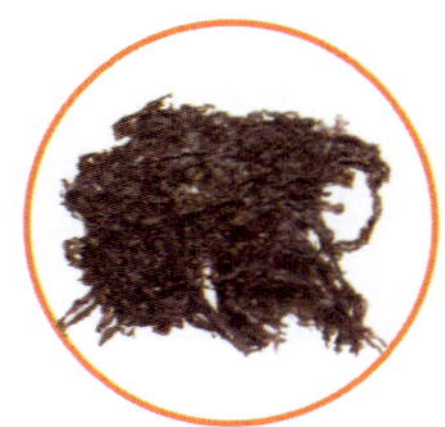
紫菜

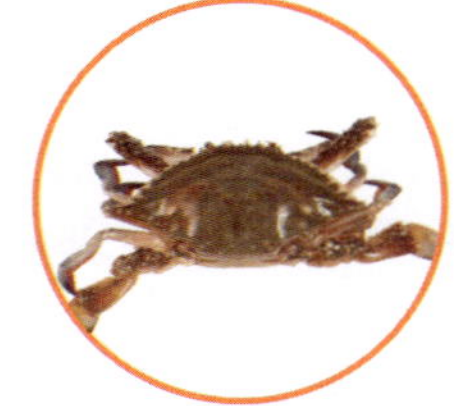
鱼虾蟹

血缘亲属中有甲状腺疾病患者的人群

特别是母亲、奶奶、姑姑、姨妈等患有甲状腺肿、甲亢、桥本甲状腺炎的，后代患有此类甲状腺疾病的概率比一般人大。

自身免疫缺陷的人群

自身免疫缺陷的人，常会同时患有甲状腺疾病和自身免疫性疾病，如患有风湿、类风湿性关节病、1 型糖尿病的人患甲状腺疾病的风险会增大。

不同阶段的女性

女性患有甲状腺疾病的概率高于男性，尤其是甲状腺肿、甲亢、甲减以女性高发。

中青年女性	多发甲亢、亚急性甲状腺炎
中年女性	多发结节性甲状腺肿、桥本甲状腺炎
中老年女性	多发桥本甲状腺炎、甲减

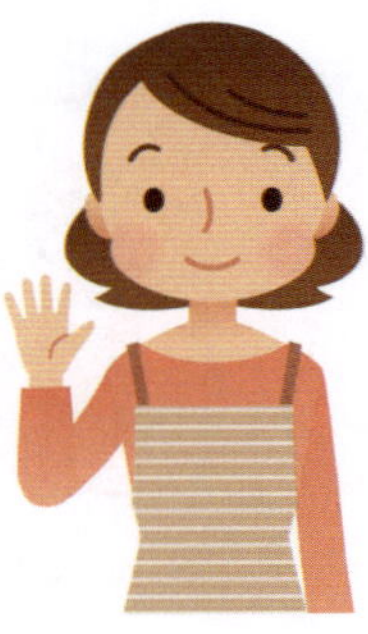

中青年女性

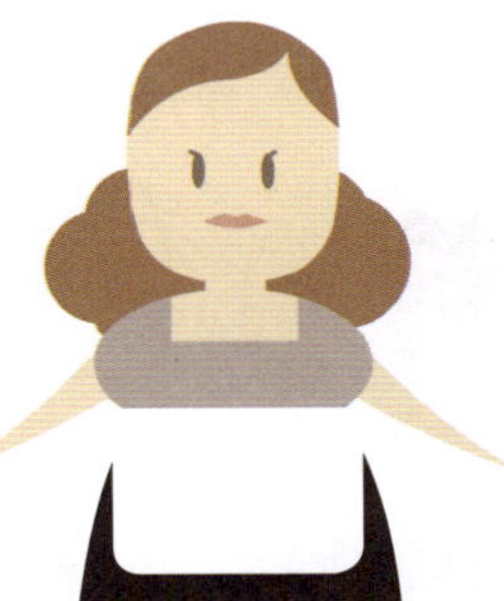

中年女性

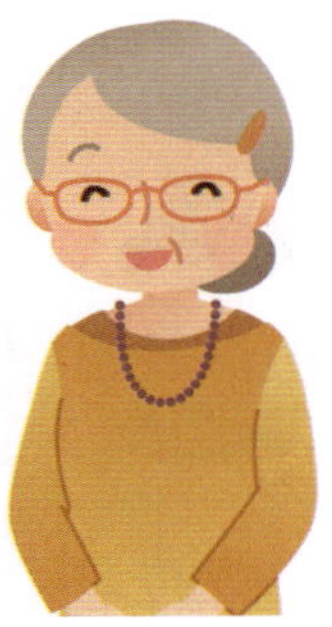

中老年女性

情绪不稳定的人

性格急躁、情感丰富、敏感、长期心情抑郁、小心眼儿的人患甲状腺疾病的概率比较大。

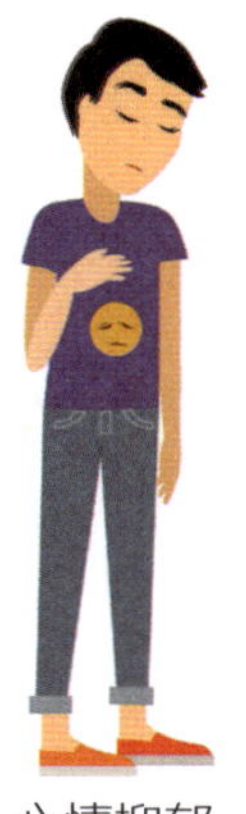

心情抑郁

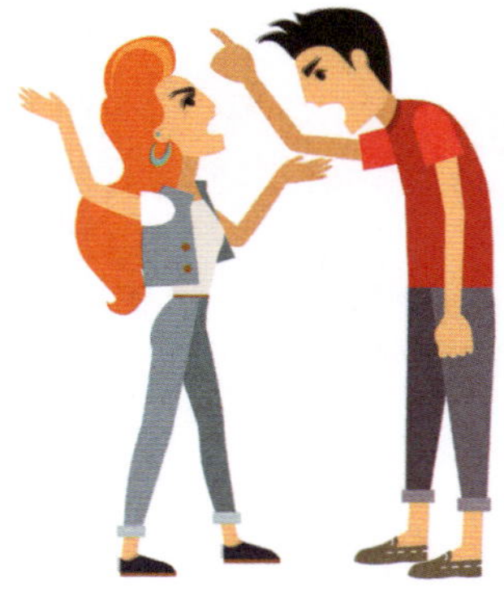

急躁、爱发脾气

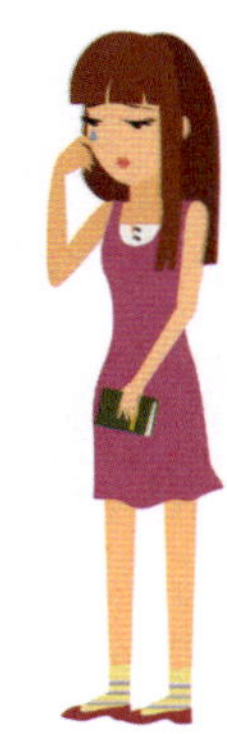

情感丰富

有某些药物服用史的人

经常吃减肥药，而有的减肥药含有甲状腺激素，易诱发药源性甲亢；长期使用碘酒、碘甘油等外用皮肤药，长期服用治疗心律不齐的乙胺碘呋酮类药物，长期服用含碘的止咳药、化痰药等，都可能因为进入人体内的碘过量，刺激甲状腺而诱发甲状腺疾病。

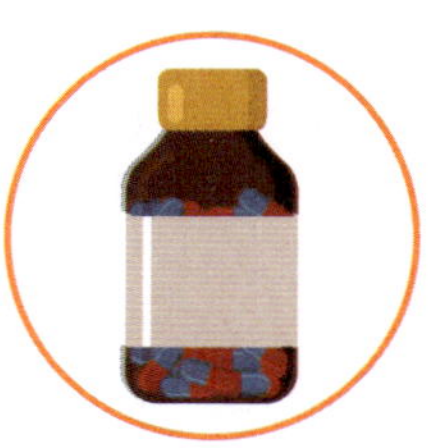

减肥药

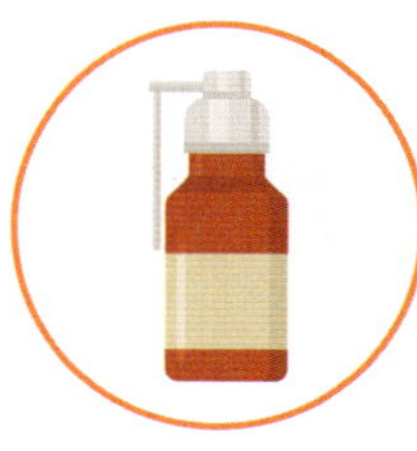

碘酒、碘甘油等外用皮肤药

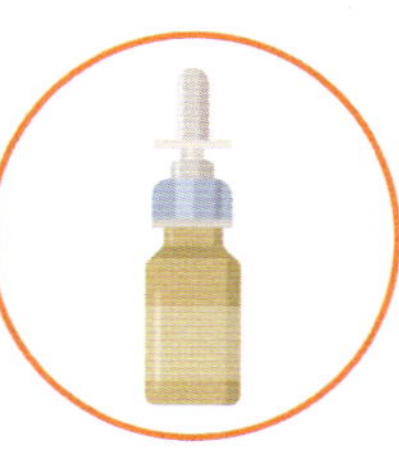

乙胺碘呋酮类药物

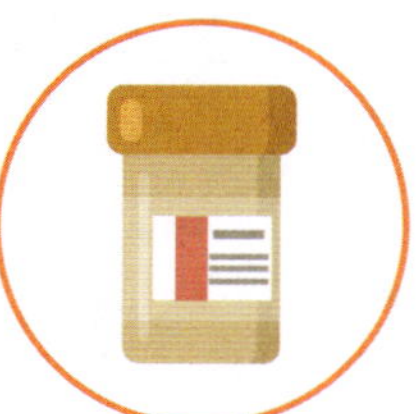

含碘的止咳药、化痰药

甲状腺患者问得最多的问题

Top 1 甲状腺疾病是不是终身都不能治愈？

答 甲状腺疾病是否可以治愈需分情况而定：①甲亢：Graves 病引起的甲状腺炎经过合理治疗大部分能够治愈；②甲减：亚急性甲状腺炎、产后甲状腺炎都会慢慢自愈，而桥本甲状腺炎与放射碘 131 导致的甲减，几乎没有根治的可能性，需要长期服药。

Top 2 父母有甲状腺疾病会遗传给孩子吗？

答 引起甲状腺疾病的原因很多，基因只是其一。父母患有甲状腺疾病，其后代患甲状腺疾病的概率比一般人大，但并不是绝对会患病。

Top 3 患甲状腺疾病还能当妈妈吗？

答 甲状腺功能出现异常后只要积极接受治疗，使身体中甲状腺激素水平保持正常状态，妊娠、分娩是不会有任何问题的。

Top 4 甲状腺癌一定会有生命危险吗？

答 多数情况下，甲状腺癌手术治疗效果非常好，患者可以长期甚至终身不复发。但对于少数恶性度高的甲状腺癌仍然会危及生命，需要到医院进行相关检查才能确定，所以强烈建议早期治疗。

Top 5 是不是多补碘就能预防甲状腺疾病?

答 碘是制造甲状腺激素的原料，身体中碘含量的多少确实影响甲状腺健康，但并不是多多益善。健康人群，只要保持均衡饮食，摄入碘盐，基本不用担心碘不足，不需要再特意多补碘。碘过量同样会引起甲状腺疾病。

Top 6 为什么患甲状腺疾病的女性那么多?

答 甲状腺是类雌激素敏感器官，女性的健康和雌、孕激素水平关系特别大，一旦激素水平失衡就很容易损害甲状腺组织。另外，女性激素水平紊乱会影响情绪、饮食和睡眠，也会间接增加患病概率。

Top 7 为什么体检时查出甲状腺结节，但没有任何不适?

答 一般甲状腺结节没有临床症状，如果结节过大压迫到周围组织，可能会出现声音嘶哑、憋气、呼吸困难、吞咽困难等不适感，或者甲状腺结节合并有甲状腺功能异常时，才会出现相应的临床表现，如合并甲亢时会出现甲亢的症状。

答 如果甲状腺肿没有明显压迫症状、不缺碘、没有甲亢，甲状腺结节若无任何不适、结节短期内形态太小无变化，一般选择随访观察，需要定期复查。如果肿大明显压迫周围器官组织，结节发生变化，则应采取相关治疗。

第1章

小腺体大作用，牵一腺而动全身

甲状腺平时摸不到、感受不到，又因为个头小小的而常常被忽视，但它起着非常重要的作用。如果甲状腺出现异常，可能会影响身体其他系统或器官的健康。

甲状腺的蝴蝶效应

甲状腺看似只是一个独立的内分泌器官，其实却作用于全身多系统、多器官，全身几乎所有组织的细胞都含有甲状腺激素受体。因此，如果甲状腺出现异常，就可能会像蝴蝶效应一样影响身体其他系统或器官的健康。

对呼吸系统的影响

如果甲状腺激素严重缺乏时，呼吸功能不良，可能会发生睡眠呼吸暂停，严重时会导致呼吸停止。

对神经系统的影响

甲状腺激素主要维持中枢神经系统的兴奋性，如果缺乏则会出现淡漠、感觉迟钝、行动迟缓、早衰等，严重者会出现昏迷，甚至死亡。如果甲状腺激素分泌过多，会让精神过度兴奋，注意力不集中、易躁易怒，甚至出现精神紊乱，被误认为是精神病。

甲状腺激素对胎儿的神经系统发育、分化和功能的完善十分重要，如果在胎儿和新生儿时期甲状腺激素不足，会导致智力低下、耳聋、呆小症等。

对生长发育的影响

甲状腺激素对身体的生长起促进作用，甲状腺激素和生长激素二者协同作用才能促进骨骼正常生长。即使生长激素分泌正常，如果甲状腺激素分泌不足，仍然会影响儿童的生长发育。另外，甲状腺激素也会影响牙齿的发育，当甲状腺激素缺乏时，孩子会表现出牙晚、牙齿不齐、龋齿多、换牙晚等。

对造血系统的影响

甲状腺激素会通过影响造血物质在小肠的吸收而影响造血功能。如果甲状腺激素分泌过多，会让代谢加速，身体消耗过多，导致营养不良而贫血；也可能由于免疫因素的参与，让红细胞、血小板、白细胞受破坏而引起贫血。相反，如果甲状腺激素缺乏，骨髓造血功能会受到抑制，同样影响造血。

对心血管系统的影响

甲状腺激素可以维持心脏的正常泵血功能和心率，对心肌还有直接的刺激作用，如果甲状腺激素分泌异常，就会引起甲状腺性心脏病。如甲状腺激素分泌过多，会引起甲亢性心脏病，反之会引发甲减性心脏病，这些都需要通过治疗甲状腺疾病而不是按照单纯性的心脏病来治疗。

对新陈代谢的影响

甲状腺激素对人体的新陈代谢有促进作用。人体通过食物摄取营养素和热量，然后甲状腺激素通过促进体内一系列生物化学反应，进行重要的物质代谢，促进身体的生长发育和生命活动。如果甲状腺出了问题，分泌的甲状腺激素过多或者不足，就可能会造成体内多种物质代谢故障，导致血糖、血脂异常，骨质疏松，消瘦，水肿等。

对胃肠道和吸收的影响

甲状腺激素过多会使胃肠蠕动加快，导致易饥善饿、排便次数增多；如果甲状腺激素减少，胃肠蠕动减慢，会出现不思饮食、便秘等情况。

而甲状腺激素过多时会引起维生素A、B族维生素、维生素C的代谢增加，引起多种维生素不足，过多的甲状腺激素还会引起骨质疏松；甲状腺激素不足时又会阻碍胡萝卜素转化成维生素A，引起高胡萝卜血症和维生素A缺乏。

对生殖系统的影响

甲状腺激素缺乏时会导致性腺发育迟缓、不排卵、月经紊乱、不孕等；甲状腺激素过多时会导致月经稀少、经期延长、不易受孕、流产、早产、胎儿畸形等。

辨别甲状腺疾病的蛛丝马迹

甲状腺功能亢进 vs 糖尿病

王女士最近一段时间感觉自己饭量增加很多，但是又容易饿，体重也下降了，而且浑身没劲儿，经常口渴爱喝水，血糖也升高了。因为家里有糖尿病患者，她了解“多食善饥，口渴多饮，倦怠乏力，消瘦，血糖升高”是糖尿病的典型症状，觉得自己得了糖尿病，就去医院确诊，想让医生给开降糖药。医生却让她检查甲状腺功能，最后确诊为甲状腺功能亢进（简称甲亢），而不是她以为的糖尿病。

甲亢患者的症状有时很像糖尿病，也会表现为口渴多食，消瘦乏力，甚至血糖也会升高，如果没有出现明显的甲状腺肿大，很容易误判为糖尿病。如果患了甲亢，出现胰岛素抵抗，控制血糖能力下降，使血糖升高，则会诱发或者加重糖尿病。

甲状腺功能亢进 vs 心脏病

刘女士心脏一直不太好，最近一段时间更是感觉心慌胸闷得厉害，吃了家里常备药，只是短时间有效，而且变得越来越乏力，身体也消瘦了不少。不得已去医院看心血管科医生，医生询问了症状后建议她去检查“甲功三项”，才发现是得了甲亢而不是她以为的心脏病。

心脏的心肌细胞膜上有很多甲状腺激素受体，等待着甲状腺激素的指令，心脏收缩的快慢、力度强弱都是由指令决定的。甲亢时，甲状腺激素分泌过多，心脏兴奋性增高，心肌耗氧量增大，心率加快，常出现心悸、胸闷、气短，很容易被误诊为单纯的心脏病。所以当出现心悸、胸闷等心脏病症状时，不要片面认为是心脏出了问题，还要考虑可能是甲状腺疾病在捣乱。

甲状腺功能减退 vs 水肿

曲女士发现自己的双腿有点肿，休息几天也没有缓解。听同事说，肾病、心脏病都可能引起下肢水肿，于是就去医院肾病科检查，肾没有毛病；又去检查心脏，也没有问题；后来医生建议去内分泌科查甲状腺，经检查原来是甲状腺功能减退（简称甲减）。

甲减患者常常有浮肿，这是由于体液的代谢出了问题。引起水肿的病症很多，如肾病、心脏病、肝病、血管病、营养不良及甲状腺疾病等，而甲状腺疾病引起的水肿最隐匿，最不容易被发现，很难第一时间就确诊。

甲状腺结节 vs 甲状腺癌

蔡女士的一个同事最近被查出患了甲状腺癌，又听说甲状腺癌发病率其实也挺高的。碰巧她最近也总感觉脖子上似乎有个肿块，随着吞咽上下移动，上网一查好像是甲状腺癌的前兆，吓得赶紧去医院检查。经医生确诊只是普通的甲状腺结节，虚惊一场。

很多人摸到结节都害怕是肿瘤，一提到肿瘤就想到是癌症。实际上，95% 的甲状腺结节都是良性的，既不需要用药也不用手术。甲状腺结节可能长年都没有不适感，只是在体检或检查其他疾病时偶然被发现，所以建议每年定期体检的时候检查是否有甲状腺结节，有助于发现或排除甲状腺癌。

亚急性甲状腺炎 vs 感冒

李先生最近颈部有点不舒服，用手按按感觉有点疼，他以为是感冒嗓子发炎了。自己吃了点消炎药，但是并没有缓解，反而疼痛加重，下颌、耳后都连带着疼，去医院检查，确诊为亚急性甲状腺炎。

亚急性甲状腺炎常以颈部疼痛或发热为最初症状。发热时一般会伴有乏力、头疼、肌肉酸痛等，常被误以为是普通的感冒发热。

8 个症状提醒你应该做个甲状腺检查

1 **情绪异常：**甲状腺激素分泌异常会影响一个人的情绪，过少容易导致情绪低落或抑郁；过多容易导致易怒、烦躁或焦虑。

2 **睡眠异常：**如果出现每天都很想睡觉，感觉怎么睡都睡不够就要敲响警钟了，有可能是甲状腺激素分泌不足引起的。如果甲状腺激素分泌过多，则容易导致睡不着或睡眠时间变短。

3 **反应力异常：**甲状腺激素分泌过多，会让人难以集中注意力；甲状腺激素分泌过少，则会让人健忘、反应迟钝。

4 **出汗异常：**甲状腺激素分泌增多，会让皮肤变得潮湿、多汗；而甲状腺分泌减少会导致汗液、皮脂分泌减少，导致皮肤干燥、粗糙，指甲脆，头发枯黄干燥等。

5 **体重异常：**如果发现在饮食和运动习惯都没有改变的情况下，体重却骤增或骤减，可能是甲状腺出了问题。如果甲状腺激素分泌过少，体重会明显增加；反之，体重会明显减轻。

6 **心跳异常：**感觉心脏要从胸腔里跳出来或者感觉心跳好像漏跳几拍，有可能是甲状腺激素过多引起的心悸。

7 **食欲异常：**甲状腺激素过少会影响味觉和嗅觉，感觉吃到的食物怪怪的。甲状腺激素过多会导致食欲大增，但长不胖。

8 **脖子外形异常：**如果脖子看起来变粗，就要警惕是不是甲状腺肿大，严重时还会影响发声、吞咽和呼吸。

看懂甲状腺疾病诊断时的各种检查

找对科室

如果想去做个甲状腺检查，要选择哪个科呢？

如果医院设立了专门的甲状腺专科，那就比较方便，可以目标明确地去就诊；如果没有单独设立，应挂内分泌科，或者普通外科。甲状腺疾病种类很多，待明确诊断后，根据治疗需要再去相应诊室。

问诊

- 有什么症状表现？
- 症状从什么时候开始的？
- 是否有症状加重的趋势？
- 亲属中有谁患有甲状腺疾病吗？
- 目前为止是否患有某种疾病？
- 之前是否患过甲状腺疾病？
- 是否长期服用某种药物？

患者就诊的时候，医生首先会通过询问各种各样的问题探查病情，所以要对自己的症状表现有所了解，仔细回顾从发病到就诊时的症状变化，就诊时要清楚地说出哪里不舒服。

如果之前在别的医院做过检查，诊断是什么，是否用药治疗，效果如何等，要实事求是地向医生阐述病情，不夸大、不隐瞒。另外，建议携带在外院做的相关检查单据。

触诊

医生通过对甲状腺的触摸来检查甲状腺的状态。健康的甲状腺像嘴唇一样柔软，基本触摸不到，如果能明显摸到甲状腺，可能甲状腺出现异常，比如甲状腺肿。

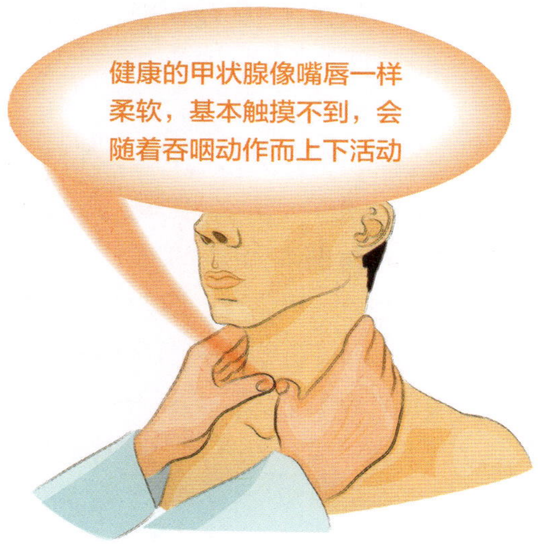

甲状腺功能检查

甲状腺功能检查简称为甲功检查，是一种通过抽血进行的内分泌检查，分为“甲功三项”和“甲功五项”，那到底是做三项检查还是五项呢？甲功三项指的是TSH、FT3、FT4，甲功五项指的是TSH、FT3、FT4、T3、T4。

只是做甲状腺功能早期筛查、体检时，检查三项就足够了，因为甲功三项足以反映甲状腺功能的情况，但是对于已经存在甲状腺功能异常且在服药的患者，建议最好检查五项。

需抽血做甲功检查的情况

（1）普通人常规体检时。

（2）备孕或怀孕早期。

（3）出现甲亢或者甲减症状时。

（4）甲状腺B超发现异常时。

（5）初次发现甲状腺结节时。

（6）服用含碘药物前后。

（7）在治疗甲亢、甲减的过程中。

（8）甲状腺切除手术后。

抽血前的注意事项

（1）规律作息，不要熬夜，早睡早起。

（2）尽量避免喝咖啡、浓茶。

（3）不吃或少吃海带、紫菜、海杂鱼等富含碘的食物。

（4）抽血前避免剧烈运动，保持安静状态，放松心情。

（5）抽血当天正常饮食即可，不需要空腹，要注意避免过度进食，特别是吃大量糖类食物。但是，如果抽血做甲状腺功能检查的同时需要做肝功能检查，就需要空腹，以免影响肝功能结果。

（6）如果正在服用某些会影响甲功的药物，如糖皮质激素、性激素、多巴胺、溴隐亭、胺碘酮、锂剂、苯妥英钠等，要提前告诉医生。

（7）如果是已经在接受药物治疗甲状腺疾病，抽血当天应该正常服药，以客观反映药物的治疗效果，便于医生调整药量。

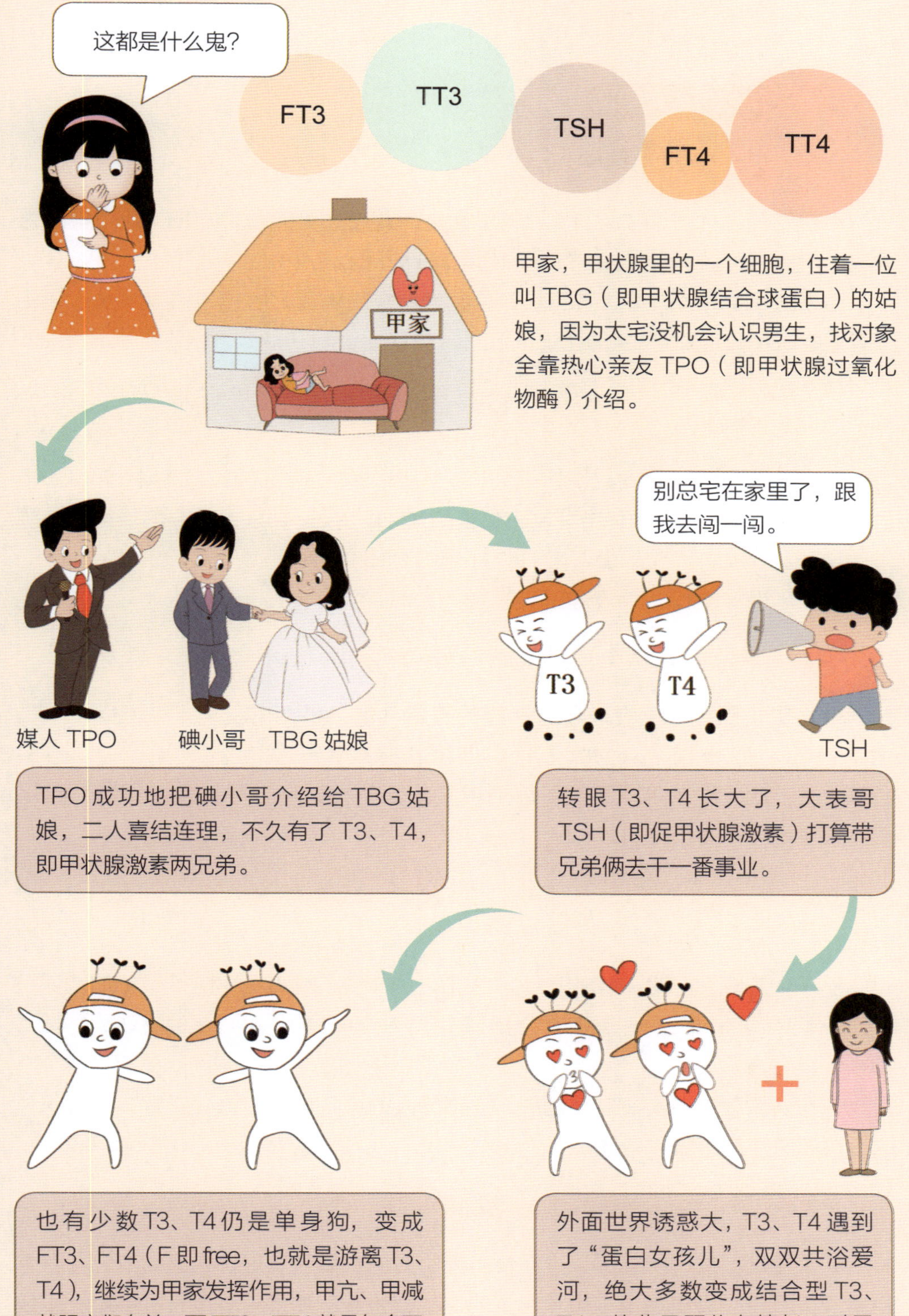

这都是什么鬼？
FT3
TT3
TSH
FT4
TT4
甲家
甲家，甲状腺里的一个细胞，住着一位叫 TBG（即甲状腺结合球蛋白）的姑娘，因为太宅没机会认识男生，找对象全靠热心亲友 TPO（即甲状腺过氧化物酶）介绍。
媒人 TPO
碘小哥
TBG 姑娘
TPO 成功地把碘小哥介绍给 TBG 姑娘，二人喜结连理，不久有了 T3、T4，即甲状腺激素两兄弟。
别总宅在家里了，跟我去闯一闯。
T3
T4
TSH
转眼 T3、T4 长大了，大表哥 TSH（即促甲状腺激素）打算带兄弟俩去干一番事业。
外面世界诱惑大，T3、T4 遇到了“蛋白女孩儿”，双双共浴爱河，绝大多数变成结合型 T3、T4，从此只顾儿女情长，对甲家贡献不大。
也有少数 T3、T4 仍是单身狗，变成 FT3、FT4（F 即 free，也就是游离 T3、T4），继续为甲家发挥作用，甲亢、甲减就跟它们有关。而 TT3、TT4 就是包含了结合型 T3、T4 的总甲状腺激素 T3、T4。

甲状腺功能报告单解读

甲状腺功能亢进：T3 ↑，FT3 ↑，T4 ↑，FT4 ↑，TSH ↓，TRAb 正常或↑。

甲状腺分泌过多的 T3、T4 导致甲亢，因此 T3、FT3、T4、FT4 升高。因为 T3、T4 过多会抑制垂体分泌 TSH，所以 TSH 降低。

如果出现 TRAb 升高，可能是 Graves 病所致的甲亢。

亚临床甲亢，T3、T4 仍在正常范围，TSH ↓。

甲状腺功能减退症：T3 ↓，FT3 ↓，T4 ↓，FT4 ↓，TSH ↑，TPOAb 和 TGAb 正常或↑。

甲状腺分泌的 T3、T4 太少导致甲减，所以 T3、FT3、T4、FT4 降低。如果血液总 T3、T4 太少，垂体会分泌出更多的 TSH，所以 TSH 是升高的。如果是桥本甲状腺炎导致的甲减，就会有 TPOAb 和 TGAb 的升高。

亚临床甲减，T3、T4 仍在正常范围，TSH ↑。

桥本甲状腺炎：TPOAb ↑，和（或）TGAb ↑。

桥本甲状腺炎会慢慢破坏甲状腺的正常功能，早期出现甲亢，所以 T3 ↑、FT3 ↑、T4 ↑、FT4 ↑、TSH ↓；中期甲状腺维持正常功能，所以 T3、FT3、T4、FT4、TSH 都在正常范围；后期甲状腺功能被破坏殆尽，出现甲减，所以 T3 ↓、FT3 ↓、T4 ↓、FT4 ↓、TSH ↑。

亚甲炎：急性发作期 T3 ↑，T4 ↑，TSH ↓；缓解期有可能 T3 ↓，T4 ↓，TSH ↑。

亚甲炎急性发作期：出现甲亢，T3 ↑、FT3 ↑、T4 ↑、FT4 ↑、TSH ↓。

亚甲炎缓解期：一部分人会出现短暂性的甲减，T3 ↓、FT3 ↓、T4 ↓、FT4 ↓、TSH ↑。

亚甲炎恢复期：炎症完全消失，大部分人的甲状腺功能恢复正常，极小部分人变成永久性的甲减。

甲状腺结节：大部分结节患者的甲功检查都是正常的。

如果是结节性甲状腺肿，甲功会出现甲亢的一系列表现；如果结节合并桥本甲状腺炎，甲功会出现桥本甲状腺炎的一系列表现；如果结节进行了手术，甲状腺被全部或部分切除了，甲功就会出现甲减的一系列表现。

最全的甲状腺功能检查指标

英文名	中文名	来自哪里
TSH	促甲状腺激素	脑垂体
TT3	血清总三碘甲状腺原氨酸	甲状腺、甲状腺外组织
FT3	游离三碘甲状腺原氨酸	甲状腺、甲状腺外组织
TT4	血清总甲状腺素	甲状腺
FT4	游离甲状腺素	甲状腺
TPOAb	甲状腺过氧化物酶抗体	免疫系统
TGAb	抗甲状腺球蛋白抗体	免疫系统
TRAb	TSH 受体抗体	免疫系统

TSH 和 T3、T4：TSH 有促进甲状腺分泌 T3、T4 的作用，但是 T3、T4 分泌过多又会抑制 TSH 的产生。人体就是这样使 TSH、T3、T4 维持在不高不低的正常水平。

TT3、TT4 和 FT3、FT4：甲状腺分泌的 T3、T4 进入血液后，绝大部分和蛋白结合储存起来；另一部分游离在血液中，这就是 FT3、FT4。如果 FT3、FT4 被用完了，之前和蛋白质结合的 T3、T4 就会解离出来，形成新的 FT3、FT4 继续发挥作用。而 TT3、TT4 就是包括了与蛋白结合的 T3、T4。

TPOAb、TGAb 和 TRAb：当人体的免疫系统出问题，就会针对甲状腺产生自身抗体——TPOAb、TGAb 和 TRAb，这三个抗体会扰乱甲状腺的正常功能，导致甲减或甲亢。

甲状腺影像检查

甲状腺肿等可以通过触诊发现，但是如果程度低或者异常轻微，触诊还有局限性，此时可以通过甲状腺影像检查，比较细致地掌握甲状腺的状态，有助于甲状腺疾病的早期发现。超声检查、CT 检查和磁共振检查都是常用的甲状腺影像检查。

1. 超声检查

利用超声波接触身体后反射波进行电脑处理并成像，有助于检查甲状腺肿块和结节的位置、大小、性质等。

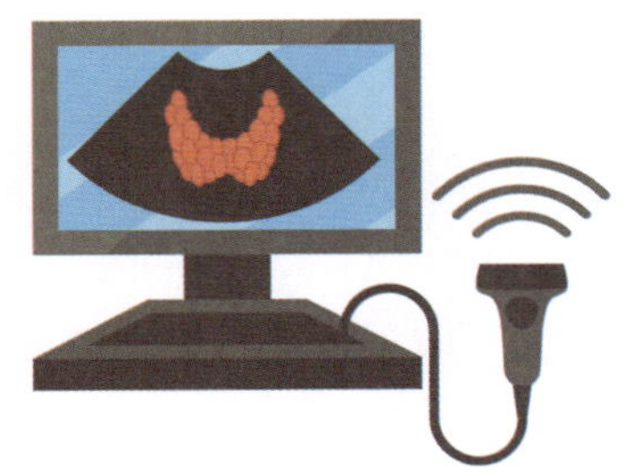

通过电脑成像可以清楚地看到甲状腺的状态，如肿块的数量和甲状腺内部，可以大致判断良性或恶性的情况，对于确诊甲状腺癌意义重大。

咽喉部涂上胶状液体，检查时间 5 ～ 10 分钟，检查时不会造成身体疼痛。妊娠期及哺乳期女性也可以检查。

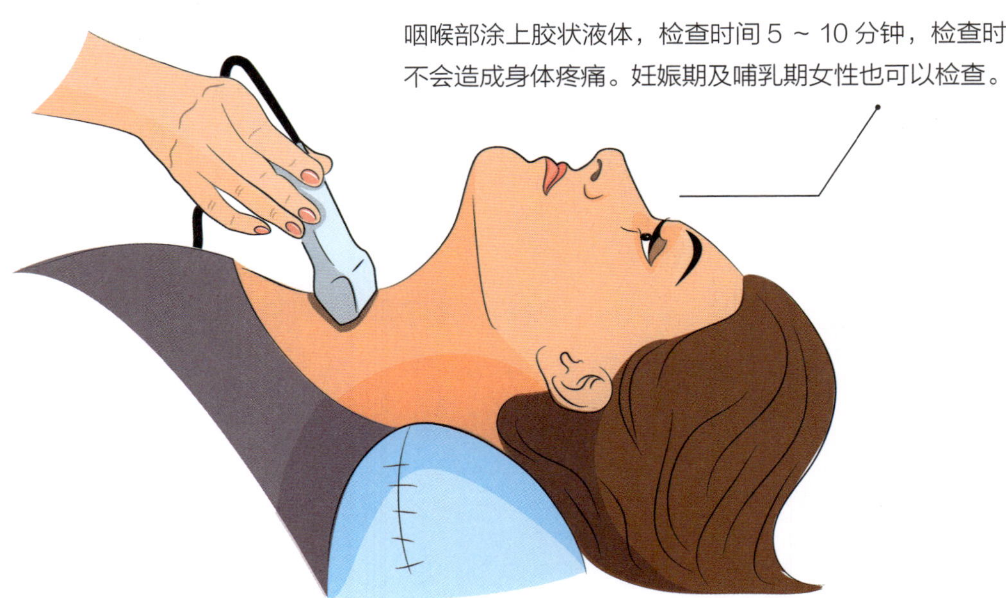

超声检查可以通过 5 步发现异位甲状腺、甲状腺肿、Graves 病、各类甲状腺炎、甲状腺结节、甲状腺癌。

第 1 步：确定甲状腺位置

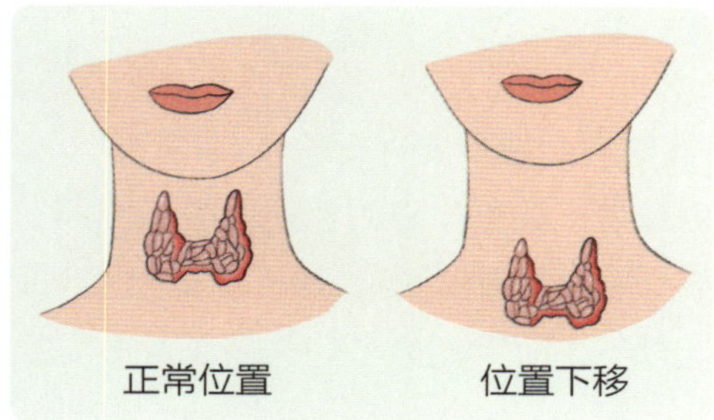

正常情况，甲状腺位于脖子的中下部。如果长错位置就是异位甲状腺，可以通过做 CT 等检查找到它的位置。

第 2 步：测量甲状腺大小

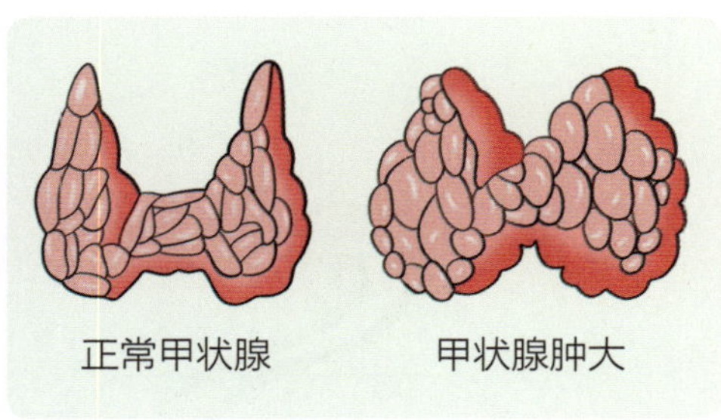

甲状腺缩小或者甲状腺肿大。

第 3 步：探测回声

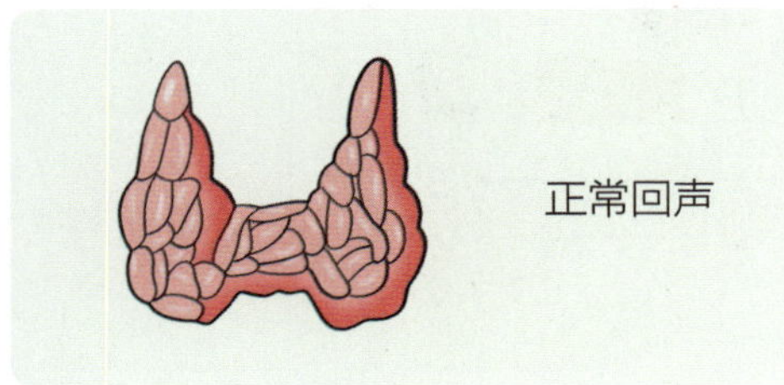

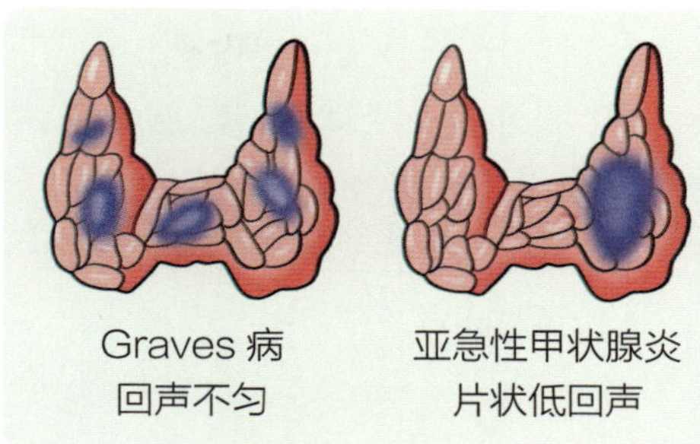

Graves 病回声不均匀。桥本甲状腺炎可见弥漫性、不均匀的低回声改变伴网格状强回声。亚急性甲状腺炎可见片状低回声区。

第 4 步：捕捉血流

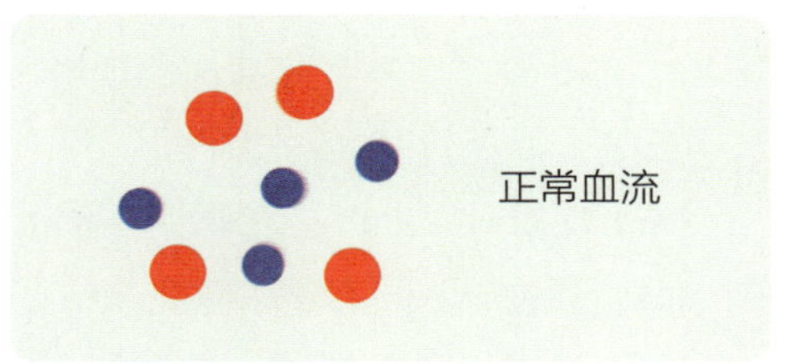

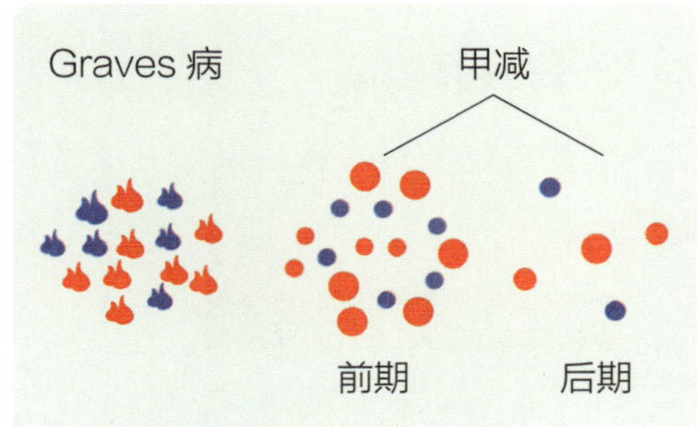

Graves 病血流丰富呈现“火海”样子。桥本甲状腺炎、甲减早期血流信号丰富。甲减后期，血流信号减少。

第 5 步：寻找并判断结节性质

具体见第 63 页。

2.CT 检查

CT 是通过对人体进行断层扫描并成像，还可以通过电脑利用 3D 图像进行观察，对发现病变部位意义重大。

- 躺在就诊床上，在 CT 装置内移动，可以得到任意角度的图像。
- 检查时间短。

不能做 CT 检查人群

（1）因为 CT 使用放射线，妊娠期及哺乳期的女性不能进行检查。

（2）对 X 射线高度敏感或不宜接触 X 射线者，如再生障碍性贫血等。

（3）对碘对比剂过敏者、甲亢患者以及严重脏器功能衰竭者不宜做增强 CT 扫描。因目前 CT 常用含碘的对比剂（即造影剂），而甲亢患者的碘摄入过多会加重病情。

检查注意事项

（1）检查时需要去掉耳环、项链、含金属的衣物、纽扣、皮带、手机、钱包及钥匙等，以免对图像造成干扰。

（2）检查时按照医生要求摆好体位，保持不动直至检查完毕。

（3）避免短时间内多次做此类检查，以免辐射量累积过大。

（4）对于非检查部位（尤其生殖器官），可用铅衣防护。

3. 磁共振检查

使用电磁波进行断层摄影并成像，主要是查看肿瘤的扩散等。

不能做磁共振检查人群

（1）装有心脏起搏器的人。

（2）需要监护设备的危重患者。

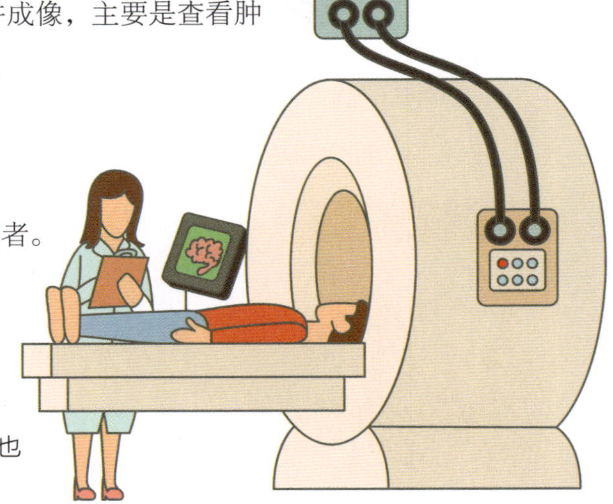

- 检查时间较长，15 ~ 90 分钟。
- 无放射性，妊娠期及哺乳期女性也可以进行检查。

检查注意事项

（1）检查前需要去掉金属等磁性物品，如手表、首饰、假牙、金属纽扣等。

（2）如果体内有弹片、钢钉、假关节等铁磁性物质的患者，需要咨询医生，做磁共振检查时需要严密观察，以防意外。

（3）肾功能不全、过敏、凝血功能不好者慎用造影剂。

（4）处于仪器中噪声会较大，需做好心理准备，扫描开始时不要乱动，如果出现不适随时告知医生。

甲状腺自身抗体检查

我们的身体有自身和非自身的区别，身体的组织、细胞等就属于自身；细菌、病毒等就属于非自身。当非自身的东西入侵到身体的时候，身体会做出识别异物、攻击异物的反应，承担“攻击任务”的物质就是抗体。如果抗体把自身的物质误认为非自身的物质发起攻击，身体就会出现各种症状，导致自身免疫性疾病。

有些甲状腺疾病是由自身免疫系统异常引起的，比如桥本甲状腺炎。因此，通过抽血进行对甲状腺组织的抗体检查，对诊断甲状腺疾病有很大帮助。

自身抗体检查主要有抗甲状腺球蛋白抗体（TGAb）、甲状腺过氧物酶抗体（TPOAb）、TSH受体抗体（TRAb）检查。

细胞学检查

一般的甲状腺疾病通过问诊、触诊、超声检查基本都能确定病情，如果是甲状腺肿瘤，就需要进一步精细检查，进行穿刺提取细胞检查来区分恶性或良性。

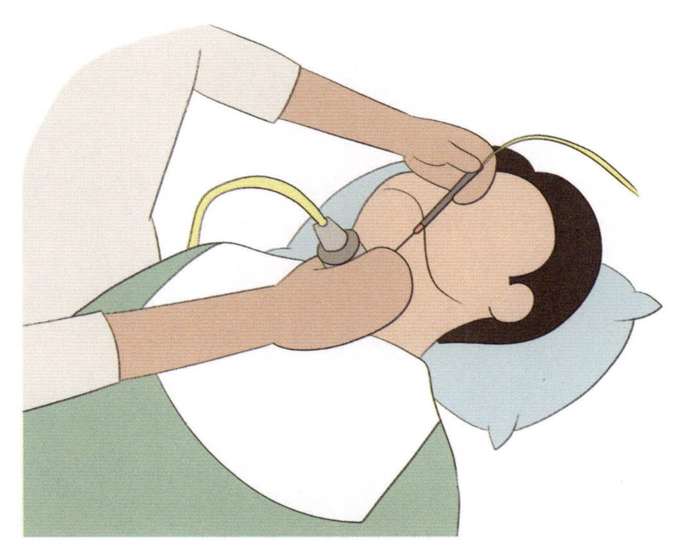

- 抽取时间短，1～2分钟。
- 即使不麻醉也几乎感觉不到疼痛。
- 穿刺时活动会有危险，所以整个过程必须保持身体不动。

专题

老年人患甲减或甲亢更危险

老年人的甲状腺问题更不容被忽视，因为相对于年轻人来说，老年人患甲减或甲亢更危险。

一般甲亢患者常会表现出多食易饥、消瘦、容易出汗、眼突、心慌乏力、烦躁易怒等症状，但是甲状腺也会随着年龄的增长而逐渐萎缩，功能会随之下降。所以老年人患甲亢后，虽然甲状腺激素的分泌增加，但是对甲状腺激素的反应能力减弱了，因此老年人甲亢所表现出的症状就不那么明显了，初期很容易被忽视，而身体仍然处于甲亢状态，长期得不到治疗容易发生危险。

而甲减给老年人造成的伤害也是比较严重的。甲减会使老年人心率缓慢、心音低弱、心脏呈普遍性扩大，而且还常伴有心包积液，同时出现心肌纤维肿胀、黏液蛋白沉积、间质纤维化等甲减性心肌病变。

专家连线

只要脖子粗就是患了甲状腺疾病吗?

甲状腺肿大会让脖子变粗，但是脖子变粗还可能有以下原因：1）脖子短的人发胖后颈部脂肪堆积。2）颈部淋巴肿大或其他颈部肿物。3）由于某种原因引起的气管或者肺尖部漏气逸到皮下引起的皮下气肿。

所以，甲状腺肿会使脖子变粗，但脖子变粗不一定是得了甲状腺疾病。

第2章

吃对营养，预防甲状腺疾病

科学的搭配能让食物之间取长补短，满足身体所需营养，构建一个健康的身体基础，更有利于预防甲状腺疾病。因为甲状腺有超级聚碘能力，所以要特别注意碘的摄入量。

保持甲状腺健康的基石——均衡膳食 + 摄入适量碘

中国居民的营养膳食餐盘

不要妖魔化任何一种食物，也没有任何一种食物能够满足人体所需的全部营养，科学的搭配能让食物之间取长补短，构建一个健康的身体基础。

均衡营养并不是让人吃得索然无味，而是要了解有些食物不能吃太多，有的则不能吃太少，还有一些每餐都不能缺，掌握了这些基本原则，就能吃得健康和美味。比如一顿饭里，至少要有主食、蔬菜、含优质蛋白质的食物三大类。其中，主食品种越丰富越好，不要餐餐只是白米白面，还要有糙米、大麦、燕麦、小米、玉米等粗杂粮，以及土豆、红薯等，如果能加入各种豆类就更好了。

蔬菜每顿饭都要有，总量要达到煮熟的菜满满一碗（3.3 寸碗）才够。优质蛋白质类食物则每顿饭最少有一种，比如瘦肉、蛋、奶、各种水产品、大豆制品等。

健康饮食重在均衡，而不是顾此失彼。身体抵御疾病的能力变差，并不是某一种食物所致，而是长期不均衡的饮食习惯所致。

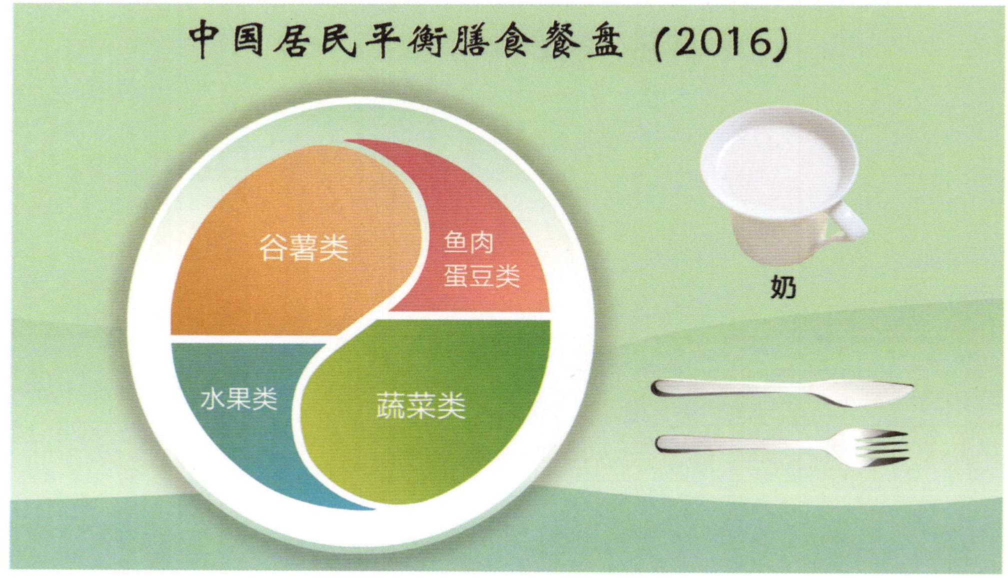

甲状腺有超级聚碘能力

碘是人体制造甲状腺激素的主要原料，而甲状腺是碘代谢的主要场所，也是合成甲状腺激素的唯一腺体，对碘有摄取、聚集的能力。虽然唾液腺、乳腺、生殖腺、胃黏膜等器官组织也能聚集碘，但是甲状腺聚集碘的能力最强，含碘量最多，是人体最大的碘库。

碘主要来自食物

人体主要从食物和水中摄取碘，其中 80% ~ 90% 来自食物，10% ~ 20% 来自饮水。碘广泛存在于自然界的土壤和水中，植物从土壤和水中吸收碘，使碘初步聚集在植物中；动物主要以植物为食，又让碘进一步聚集在动物体中；人以动植物为食，从中获取碘。由此可见，动物性食物中含碘量通常高于植物性食物，其中蛋类食物含碘量又高于肉类。海水中含碘量较高，所以海产品的含碘量高于非海洋性食物。

富含碘的海产品中海带含碘量最高，干海带能达到 36240 微克 /100 克，紫菜的含碘量也很高，达到 4323 微克 /100 克。

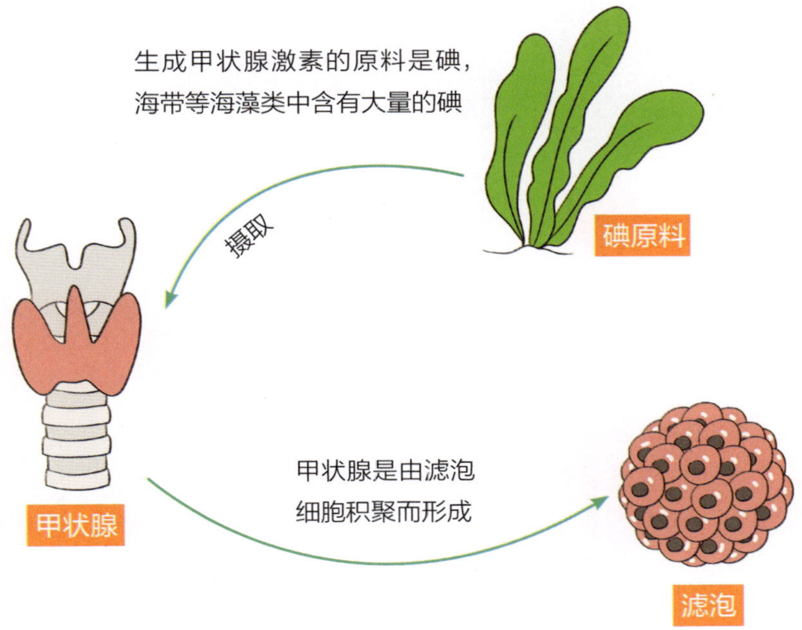

科学的碘摄入量标准

不同人群的碘摄入量标准

因为地域、种族、身高、体重等差异，人体对碘的生理需求量也是有差别的。因此，对于科学的食碘标准，我国的推荐摄入量和世界卫生组织推荐的摄入量也略有差别。

我国不同人群的碘推荐摄入量标准：

1～10岁儿童	90微克/天
11～13岁儿童	110微克/天
14～18岁及成人	120微克/天
孕期女性	230微克/天
哺乳期女性	240微克/天

注：数据来源《中国居民膳食营养素参考摄入量2013》。

世界卫生组织推荐的不同人群的碘摄入量标准：

0～5岁儿童	90微克/天
6～12岁儿童	120微克/天
12岁以上儿童及成人	150微克/天
孕期和哺乳期女性	250微克/天

尿碘是判断吃碘多少最敏感的指标

碘参与了甲状腺激素的合成，甲状腺激素发挥作用后又会释放出碘，所以正常情况下人体排出的碘可以看作是摄入的碘。每天摄入的碘约90%随尿液排出，10%随粪便排出，还有少量随汗液排出。碘在人体中是处于一个动态平衡的状态，吃的碘多尿碘就多，吃的碘少尿碘就少，因此尿碘是判断吃碘多少最敏感的指标。

成人每天摄入 120 微克碘，预防甲状腺疾病

我国推荐成人每天摄入 120 微克碘的健康标准，大部分都可以由碘盐，也就是市面上的普通盐提供。一般情况下，普通盐中含碘量是 2250 微克 /100 克，按照《中国居民膳食指南》的标准，食盐控制在 6 克以下，只要不是生活在碘缺乏或者富碘地区，基本能满足身体一天的碘需求。

还有一部分可以从其他食物中获得。所以，了解不同类型食物的含碘量可以很好地帮助我们规划一日三餐，平衡碘摄入量，预防甲状腺疾病。

鱼虾贝类（每 100 克含碘量）

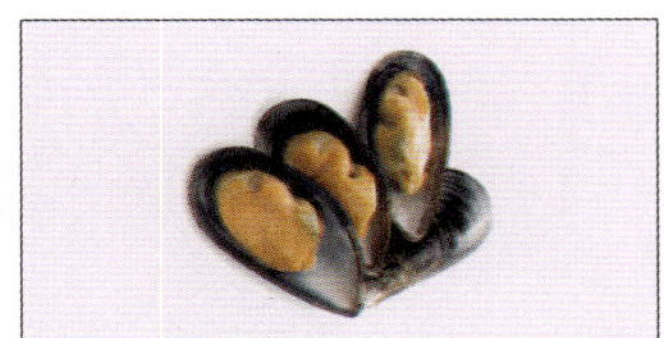

贻贝 346.0 微克

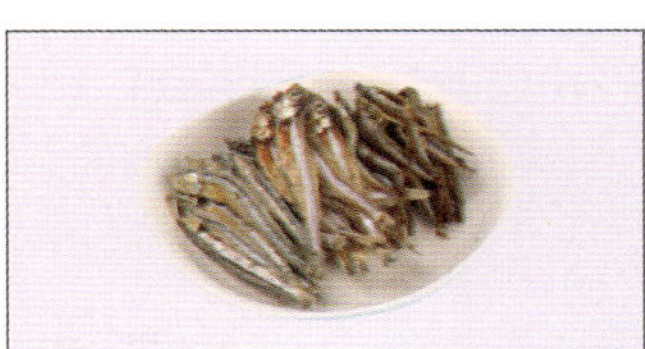

海杂鱼 295.9 微克

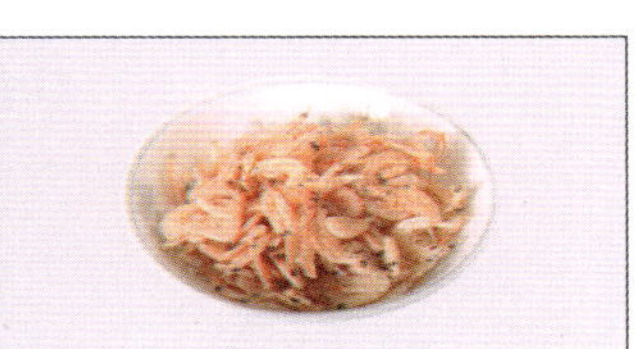

虾皮 264.5 微克

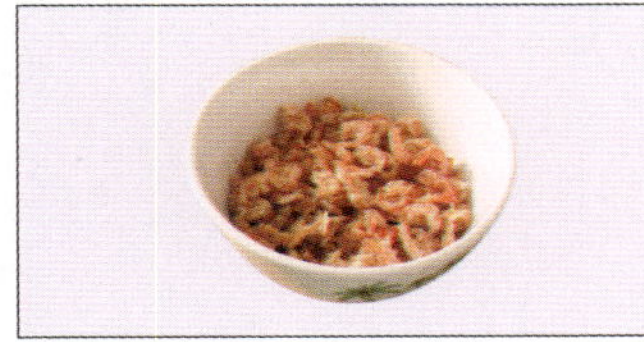

海米 82.5 微克

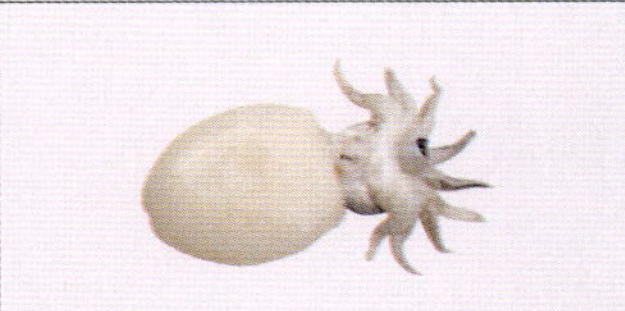

墨鱼 13.9 微克

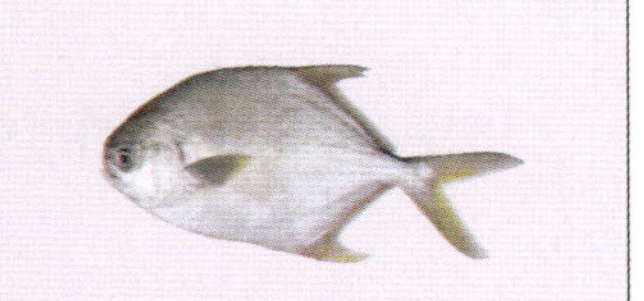

鲳鱼 7.7 微克

蛋奶类（每 100 克含碘量）

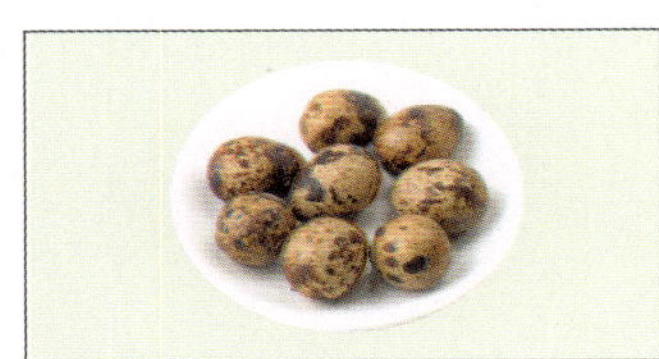

鹌鹑蛋 37.6 微克

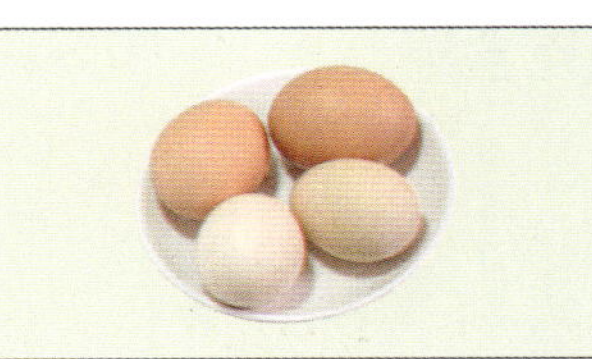

鸡蛋 27.2 微克

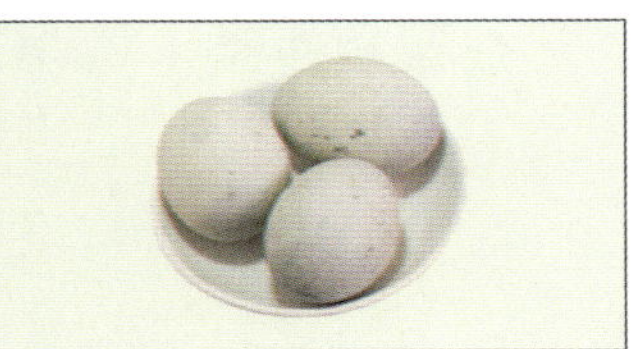

松花蛋 6.8 微克

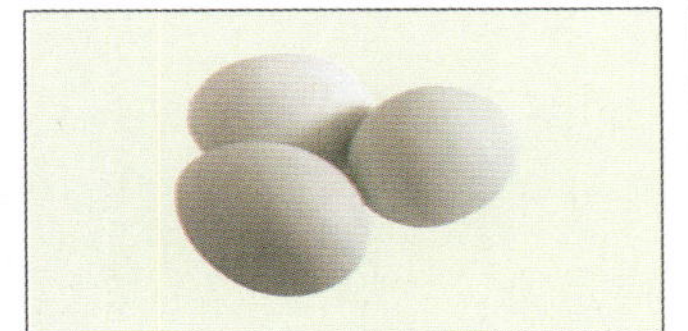

鸭蛋 5.0 微克

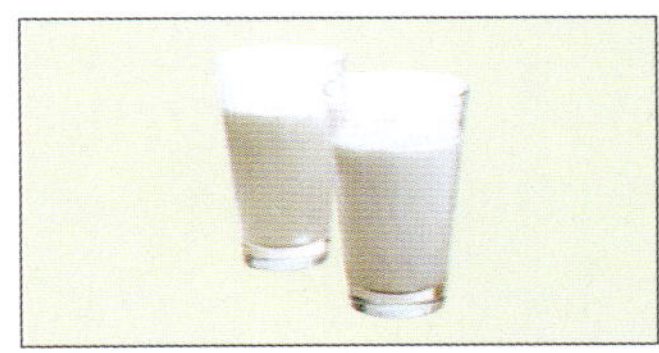

牛奶 1.9 微克

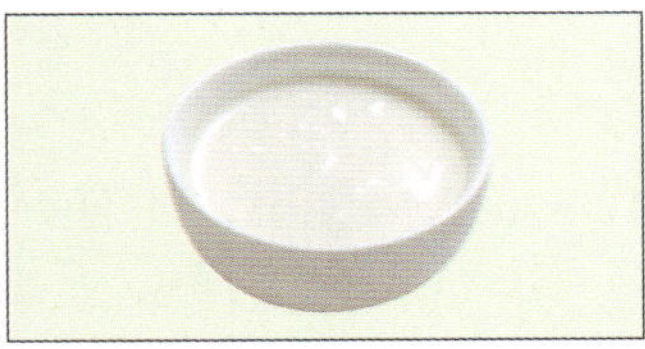

酸奶 0.9 微克

藻类（每 100 克含碘量）

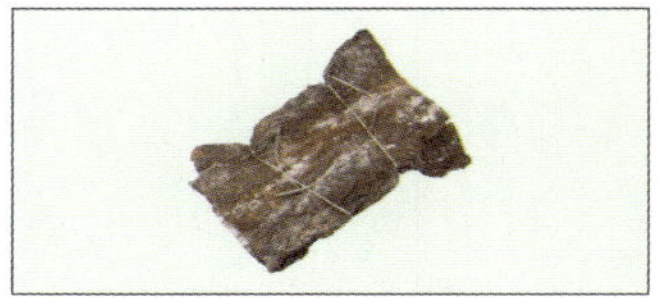

干海带 36240.0 微克

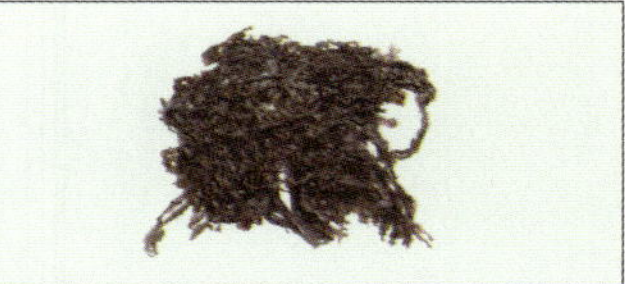

紫菜 4323.0 微克

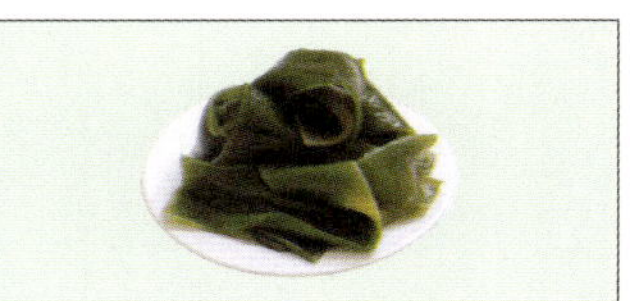

鲜海带 113.9 微克

禽畜肉类（每 100 克含碘量）

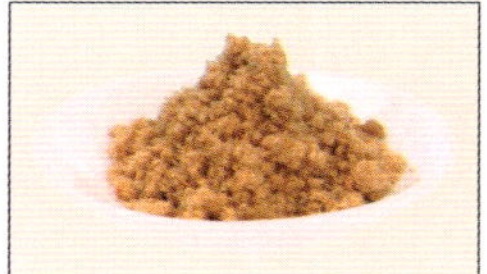

肉松 37.7 微克

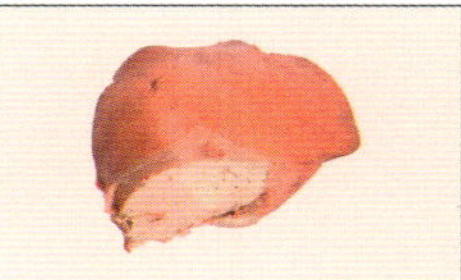

卤羊肝 19.1 微克

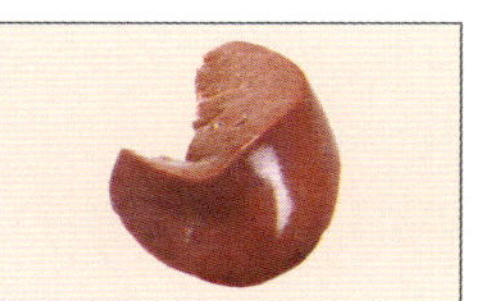

卤猪肝 16.4 微克

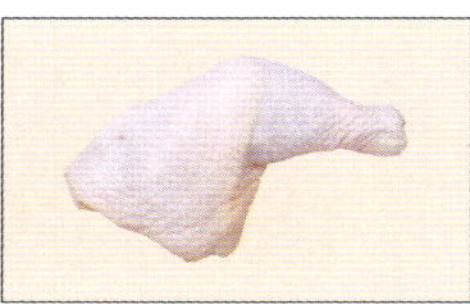

鸡肉 12.4 微克

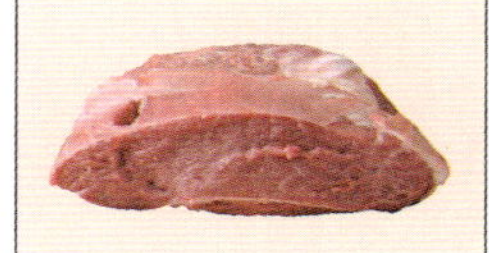

牛肉（瘦）10.4 微克

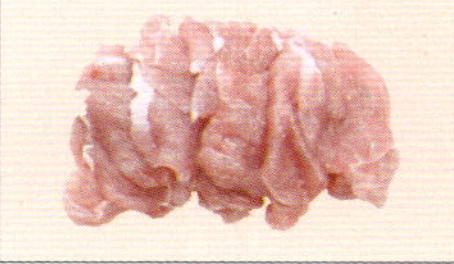

羊肉（瘦）7.7 微克

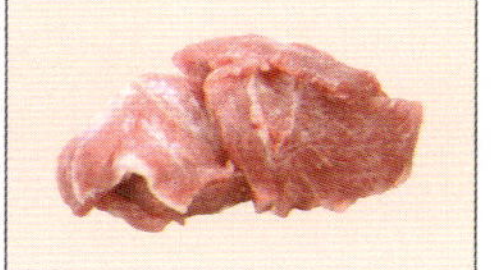

猪肉（瘦）1.7 微克

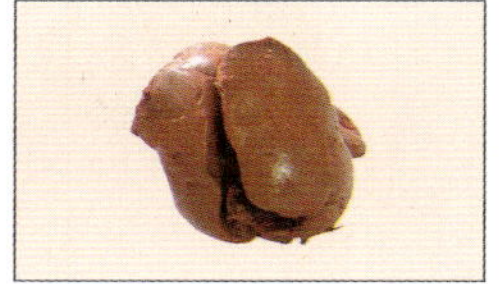

鸡肝 1.3 微克

坚果类（每 100 克含碘量）

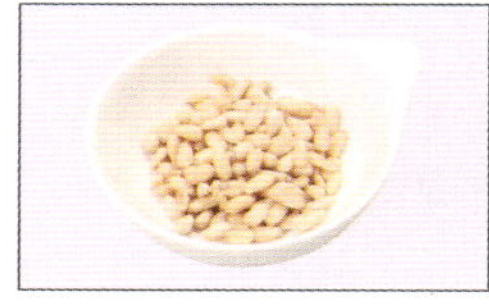

松子仁 12.3 微克

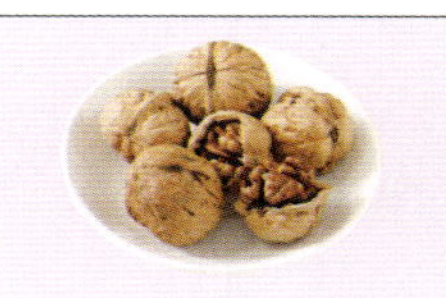

核桃 10.4 微克

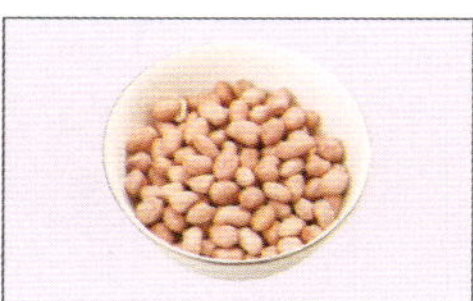

花生米 2.7 微克

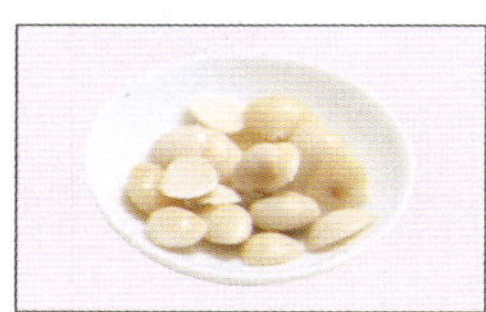

生杏仁 8.4 微克

谷薯及豆类（每 100 克含碘量）

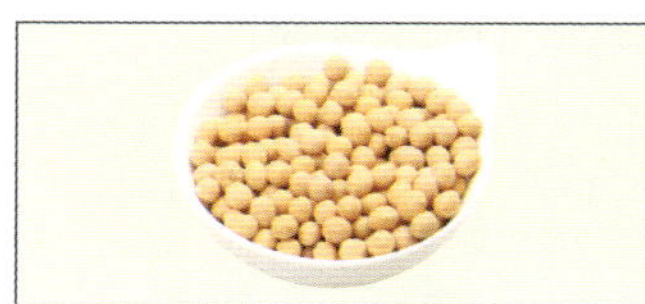

黄豆 9.7 微克

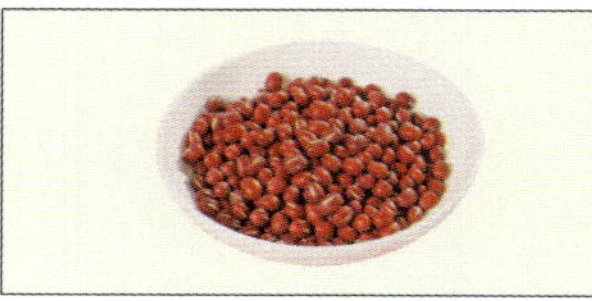

红豆 7.8 微克

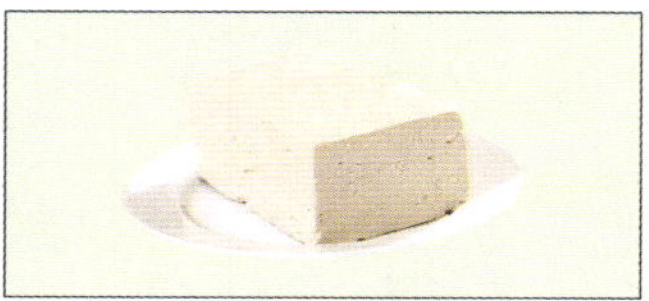

豆腐 7.7 微克

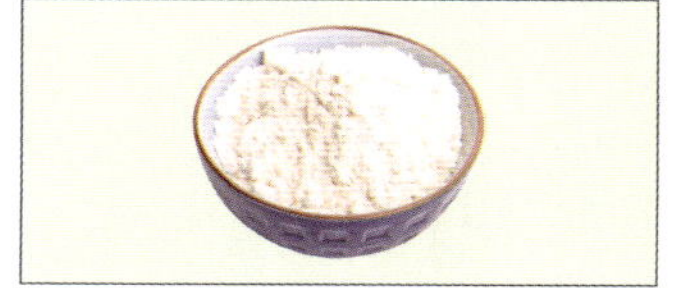

面粉 2.9 微克

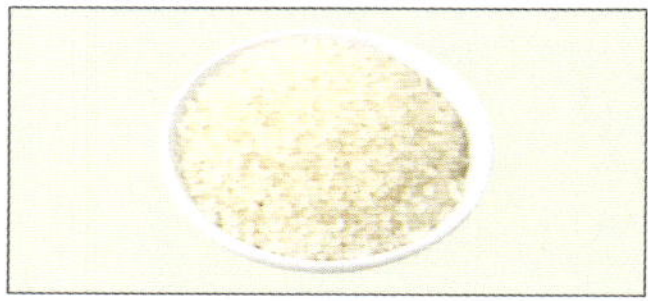

大米 2.3 微克

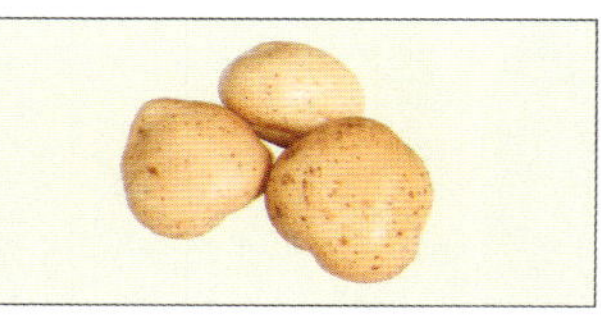

土豆 1.2 微克

蔬菜类（每 100 克含碘量）

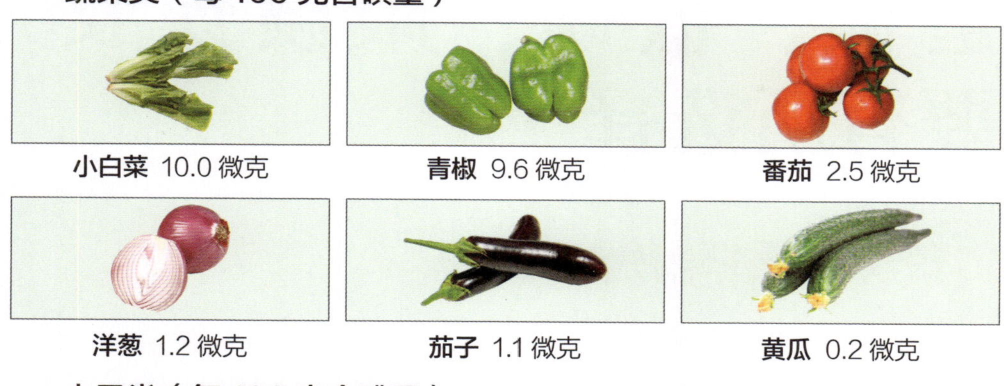

小白菜 10.0 微克　青椒 9.6 微克　番茄 2.5 微克

洋葱 1.2 微克　茄子 1.1 微克　黄瓜 0.2 微克

水果类（每 100 克含碘量）

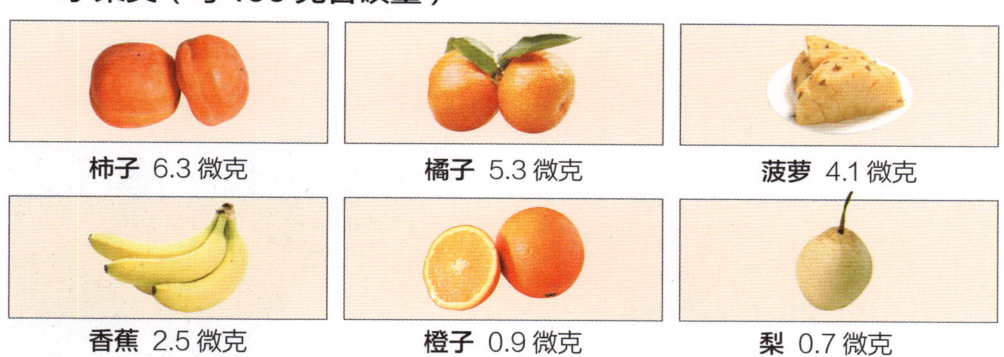

柿子 6.3 微克　橘子 5.3 微克　菠萝 4.1 微克

香蕉 2.5 微克　橙子 0.9 微克　梨 0.7 微克

虽然推荐成人每天摄入 120 微克碘，但并不是说只要一超过就造成碘过量，人体有自我调节功能，多余的碘会随着尿液排出体外。除非长期摄入高碘食物才可能导致碘过量。

从上面这些食物类型中可以看出，蔬菜、水果含碘量少，海带、紫菜等藻类含碘量最高，鱼虾贝类次之。所以，平时按照《中国居民膳食指南》均衡膳食，含碘量高的食物和含碘量低的食物搭配食用，就能保证摄入的碘保持适宜状态。

孕妈妈补碘要特别注意适量

女性在妊娠期需要比一般人补充更多的碘（230 微克/天），食用碘盐可以获得基本需求量，加上每周 1 ~ 2 次食用海带、紫菜等富含碘的食物获取碘，一般不会超量。

甲状腺功能正常的孕妈妈，建议去医院检查体内的碘水平，确定自己的碘营养状况是合适、不足还是过量，然后再针对性地进行饮食补充，这样才是科学的补碘方式。

适碘、低碘、限碘饮食，要有所选择

适碘饮食：正常饮食即可

适碘饮食，只要做到正常吃饭即可，每天按照健康标准摄入盐——每人每天食盐量不超过 6 克，加上均衡饮食，不要长期大量食用含碘高的食物（海带、紫菜等），基本就能满足每天碘的适量摄入。

适用于健康人群和甲状腺功能正常的单纯甲状腺结节患者。

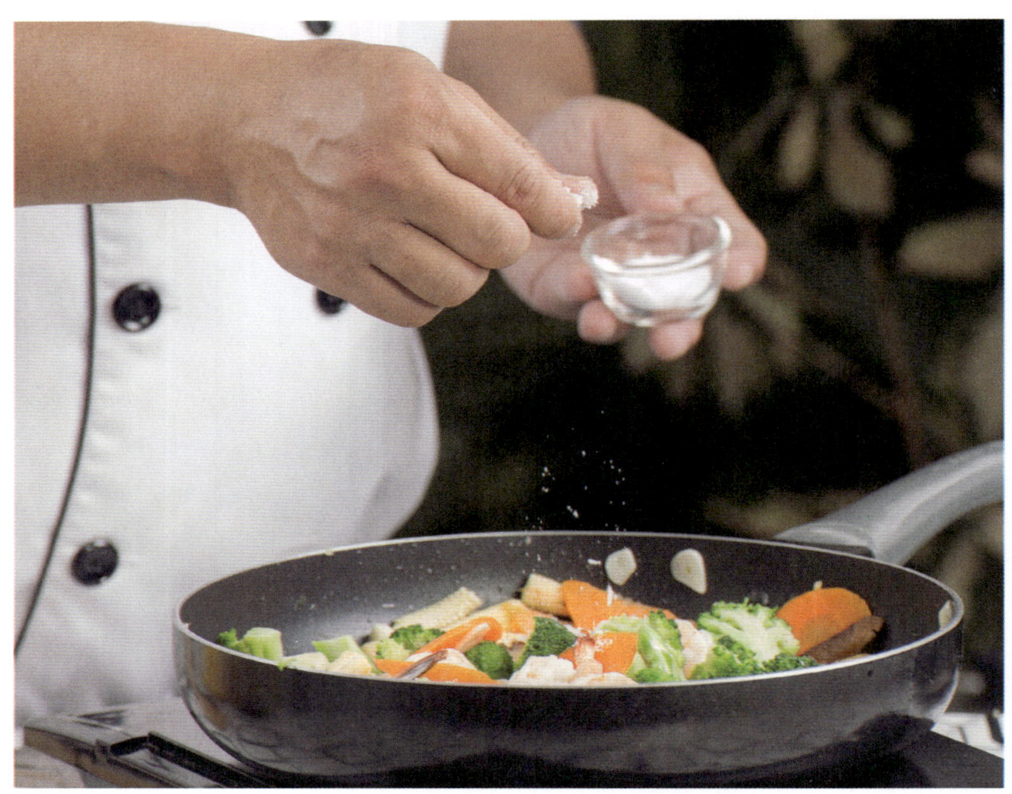

假设食盐中的碘是 1，那么海带、紫菜、海苔等海产品含碘相当于 1000，贝壳类、蟹类含碘是 100，虾、鱿鱼、乌贼等是 10。

低碘饮食：碘摄入量控制在每日 120 微克以内

简单来说就是比正常碘推荐量少一点，即每天摄入量小于 120 微克。

适用于桥本甲状腺炎或桥本甲状腺炎伴甲减。

如何把握碘的摄入量呢？参考碘盐就可以：

- 食用碘盐，不要再食用海带、紫菜、海苔、虾、海杂鱼等含碘高的海产品，避免含盐的加工食品。
- 食用无碘盐，可以不用严格控制海产品，但要适量。

限碘饮食：做到“4 个不”，高碘不能沾

“限碘”从字面意义看就是限制富碘食物，尽量做到“4 个不”，高碘的食物一定不能沾。

适用于甲亢、甲状腺结节伴甲亢、各种甲状腺炎伴甲亢、需要进行放射碘 131 治疗的甲状腺癌。

不吃碘盐

买盐时先看成分表，没有“碘”这一项就是无碘盐，外包装上也会标注“无碘盐”，要认准。

不吃含碘的营养保健品

一些复合维生素、微量元素等营养保健品中都可能含碘，吃之前要先看清成分表。

不吃海产品

海带、紫菜、海苔、海杂鱼等含碘量高的海产品就不要吃了，选择含碘量相对低的淡水鱼，但要适量食用。

不吃添加了盐的加工食物

咸菜、泡菜、火腿、豆干、薯片、面包、饼干等，基本上腌制食品、加工食品、各种零食糕点都应避免食用。如果条件允许，这些食物可以自己动手做不添加盐的。

选对食用盐，预防甲状腺疾病

现在市面上有各种类型的盐，到底要怎么选择呢？最基本的标准是按照碘含量的多少，食盐主要分为碘盐、无碘盐、低碘盐三类。大部分健康人群和一部分甲状腺患者正常食用碘盐就可以，是否需要低碘盐或无碘盐可以根据医嘱食用。

碘盐

普通碘盐，一般情况每 100 克盐约含 2250 微克碘。按照我国《食用盐碘含量》的国家标准，1 克盐中含有 20 微克、25 微克、30 微克碘三档水平，但是不同地区碘盐的含碘量可能会稍有区别。所以，在普通碘盐的营养成分表上也会出现每 100 克盐中含有 2500 微克碘。

营养成分表

项目	每 100 克（g）	NRV%
能量	0 千焦（kJ）	0%
蛋白质	0 克（g）	0%
脂肪	0 克（g）	0%
碳水化合物	0 克（g）	0%
钠	38962 毫克（mg）	1948%
碘	2250.0 微克（μg）	1667%

低碘盐

低碘盐的包装上也会标出“低碘盐”三个字，每 100 克盐中含有 2000 微克碘，比普通碘盐含碘量略低，低碘饮食不等于无碘饮食。是否需要食用低碘盐也应遵医嘱，不能擅自决定。一般桥本甲状腺炎（包括伴甲减）等部分甲状腺疾病患者应食用低碘盐。

营养成分表

项目	每 100 克（g）	NRV%
能量	0 千焦（kJ）	0%
蛋白质	0 克（g）	0%
脂肪	0 克（g）	0%
碳水化合物	0 克（g）	0%
钠	37300 毫克（mg）	1865%
碘	2000.0 微克（μg）	1333%

无碘盐

无碘盐的包装上会特别标出“无碘盐”三个字以示提醒，而且在营养成分表上也没有碘，都说明此盐的碘含量是零。是否食用无碘盐需要遵医嘱，并不是只要患有甲状腺疾病就可以自行决定食用无碘盐，一般甲亢、甲状腺癌术后放射碘 131 治疗前、甲状腺结节合并甲亢等甲状腺疾病患者应食用无碘盐。

营养成分表

项目	每 100 克（g）	NRV%
能量	0 千焦（kJ）	0%
蛋白质	0 克（g）	0%
脂肪	0 克（g）	0%
碳水化合物	0 克（g）	0%
钠	39298 毫克（mg）	1965%

低钠盐

除了碘盐，在超市中还能看到很多食盐的包装上标有“低钠盐”“加锌盐”“加铁盐”“加钙盐”等其他类型的盐，这些盐中的含碘量跟普通碘盐相同，健康成人不用在这些盐上太过纠结，肾病、高血压患者可以选择低钠盐，甲状腺患者还是要根据碘含量选择。

营养成分表

项目	每 100 克（g）	NRV%
能量	0 千焦（kJ）	0%
蛋白质	0 克（g）	0%
脂肪	0 克（g）	0%
碳水化合物	0 克（g）	0%
钠	31189 毫克（mg）	1559%
钾	10383 毫克（mg）	519%
碘	2500.0 微克（μg）	1667%

其他盐

另外，还可以看到一些标注“健康平衡盐”“海盐”“湖盐”等字眼的食用盐。健康平衡盐是综合了碘盐、低钠盐、加锌盐、加硒盐等特性，把碘、钾、锌、硒等人体必需的元素调和在一起，而海盐、湖盐、竹盐等是指盐的出处，不属于低碘盐或者是无碘盐，含碘量跟普通碘盐一样。

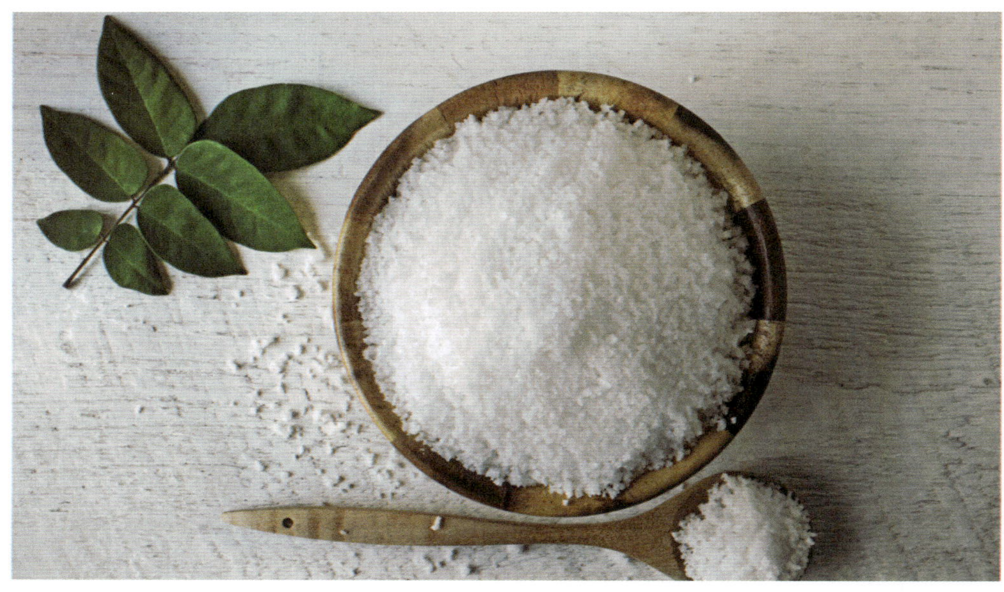

谨防高钠饮食影响碘的吸收

钠有助于平衡人体中的水分，但是高钠饮食会影响碘的吸收，增加甲减黏液性水肿，也会引起高血压。

避免高钠饮食首先要控制盐的摄入——每人每天食盐不超过 6 克，包括调料、点心等中的隐形盐。购买食物的时候要注意看营养成分表，其中明确标明了钠含量，这一项要重点关注。同时也可以根据 1 克钠等于 2.5 克盐的换算公式，计算出吃进去了多少盐。

常见高钠食物（每 100 克）

食物名称	钠（毫克）	相当于盐含量（克）
零食		
地瓜干	1287.4	3.22
方便面	1144.0	2.86
怪味胡豆	1102.1	2.76
九制梅肉	958.0	2.40
山核桃（熟）	855.5	2.14
开心果（熟）	756.4	1.89
紫菜（干）	710.5	1.78
龙虾片	639.5	1.60
蚕豆（炸）	547.9	1.37
春卷（素馅）	535.8	1.34
薯片（烧烤味）	508.6	1.27
肉、奶类		
海参（干）	4968	12.42
扒鸡	1000.7	2.50
奶酪（干酪）	584.6	1.46
调味品		
鸡精	18864.4	47.16
辣椒酱	8027.6	20.07
番茄沙司	1046.8	2.62

防治甲状腺疾病不容忽视的重要营养素

钙
维持身体各项生理活动
建议
每日摄取
800 毫克
≈
250 克牛奶
+
100 克黑豆
+
150 克芥菜

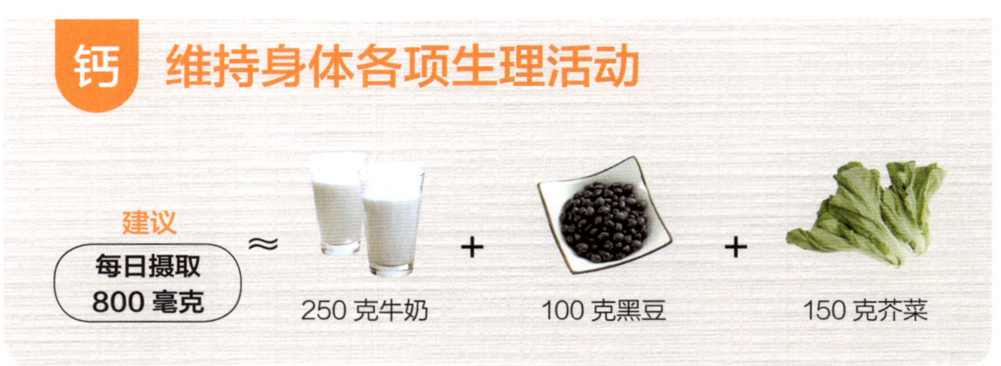

对甲状腺的好处

钙是人体含量最多的必需矿物质元素，参与激素的分泌，维持人体多种生理活动。如果饮食中钙摄入不足，还会影响甲状旁腺的功能。

对于甲亢引起的骨质疏松，在饮食中要保证充足的钙，以防骨钙的继续丢失。

补给须知

1 补钙同时补充维生素 D 或优质蛋白质有助于促进钙的吸收。

2 少喝可乐等会阻碍钙吸收利用的碳酸饮料。

最佳食物来源

每天每 100 克含量 / 毫克

食物	虾皮	黑芝麻	白芝麻	泥鳅	芥菜	河蚌	萝卜缨	黑豆	口蘑	牛奶
含量（毫克）	991	780	620	299	230	248	238	224	169	104

注：数据来源《中国食物成分表》（第 2 版）。

硒 适量补硒可以预防甲状腺疾病

建议
每日摄取
60 微克
≈
118 克鹌鹑蛋
+
226 克腐竹
+
18 克干贝

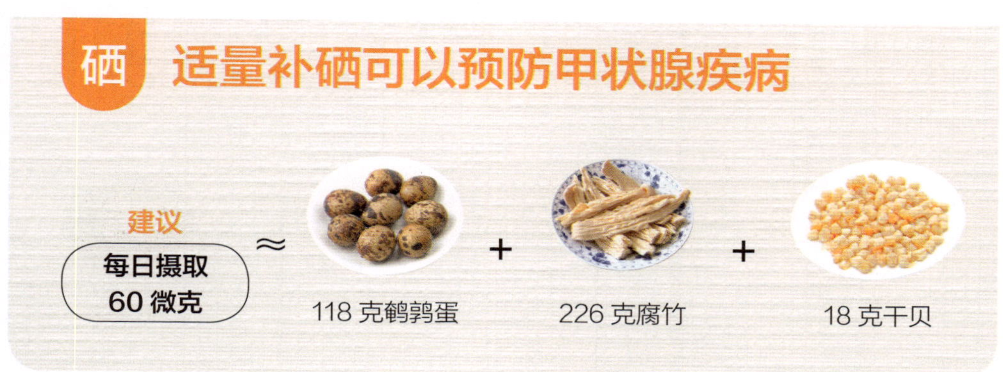

对甲状腺的好处

体内存在三种脱碘酶，硒作为其重要的组成元素，间接影响 T3 合成，如果硒水平异常，将造成甲状腺功能失调，引发不同类型的甲状腺疾病。因此，适量补硒有助于防治甲状腺疾病。

补给须知

1 人体自身不能合成硒，必须从食物中获取。一般来讲，高蛋白食物中含硒量大于低蛋白食物，尤以海产品、蛋类和肉类中含量为多，日常饮食中可以有针对性地进行补充。

2 补硒同时补充维生素 A，有助于促进硒的吸收。

最佳食物来源

每天每 100 克含量 / 微克

食物	牡蛎	干贝	鹅蛋	鹌鹑蛋	白菜薹	腐竹	牛肉	芋头
含量（微克）	86.64	76.35	27.24	25.48	6.68	6.65	6.45	1.45

镁 影响甲状旁腺的分泌
建议
每日摄取
330 毫克
≈
100 克海蜇皮
+
64 克口蘑
+
68 克黑米

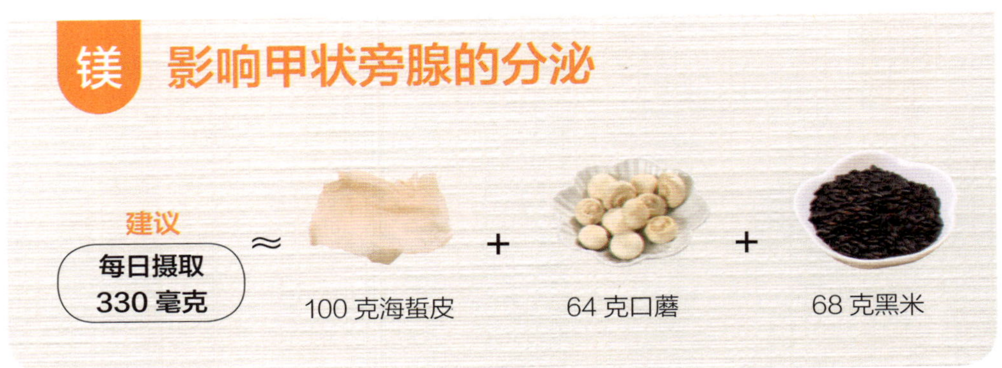

对甲状腺的好处

镁是身体许多酶的激活剂，参与多种代谢过程，如果镁的摄入量异常就会影响身体正常的新陈代谢。镁在体内与钙、碘的吸收有拮抗作用，体内血镁含量过高，会抑制甲状旁腺激素的分泌，也会影响甲状腺正常分泌甲状腺激素。因此，保证身体镁的适量摄入有助于维持甲状腺健康。

补给须知

1 镁在粗粮、坚果、菌菇中含量丰富，而精制食品、加工食品中的镁含量一般较低，长期以精制食品为主的人要注意补充镁。

2 补镁同时补充 B 族维生素，有助于促进 B 族维生素的吸收。

最佳食物来源　　每天每 100 克含量 / 毫克

食物	荞麦	黄豆	口蘑	大麦	黑米	香菇（干）	海蜇皮	小米
含量（毫克）	258	199	167	158	147	147	124	107

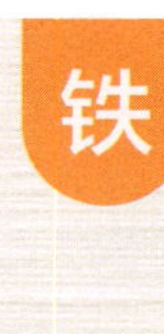

铁 预防甲亢或甲减引起的贫血

成年男性每天摄入 12 毫克，成年女性每天摄入 20 毫克

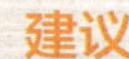

建议

每日摄取 12 ~ 20 毫克 ≈

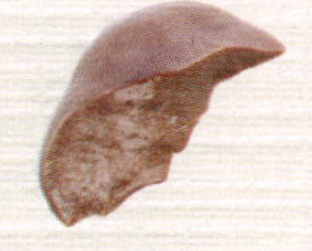

40 克猪肝

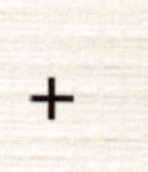

+

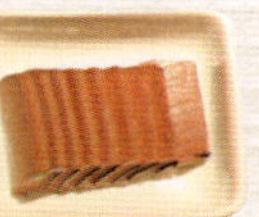

40 克鸭血

对甲状腺的好处

铁是人体生成红细胞的主要原料之一，摄入充足的铁元素有助于甲亢或甲减患者预防贫血。因为甲亢患者代谢亢进，容易导致胃酸不足影响铁的吸收；而甲减患者因为甲状腺激素缺乏，会影响骨髓造血，促红细胞生成素分泌减少，造成造血原料缺乏而出现贫血。因此，补充铁元素有助于辅治甲亢或甲减引起的贫血。

补给须知

1 女性在孕中期每天需要摄入 24 毫克铁，在孕晚期每天需要摄入 29 毫克铁。

2 补铁除了选择高铁食物以外，也要注意吸收的问题。红肉、肝脏、动物血才是补铁的主力，有些食物可能富含铁，但是在人体的吸收率并不高，比如红枣、红糖，吃这些食物可以起到辅助效果，但不宜把它们当成补铁补血的关键手段。

3 维生素 C 可以把三价铁还原成二价铁，所以利于铁的吸收。补铁的同时可以吃些富含维生素 C 的食物，如橙子、猕猴桃、青椒等。

最佳食物来源

每天每 100 克含量 / 毫克

食物	鸭血	猪肝	鸡肝	河虾	猪肉（瘦）	牛肉（瘦）
含量（毫克）	30.5	22.6	12.0	4.0	3.0	2.8

维生素A
帮助减少甲状腺肿的发生
成年男性每天摄入 800 微克，成年女性每天摄入 700 微克
建议
每日摄取
700 ~ 800 微克
≈
100 克鸡肉
+
50 克菠菜
（β - 胡萝卜素）
+
50 克胡萝卜
（β - 胡萝卜素）

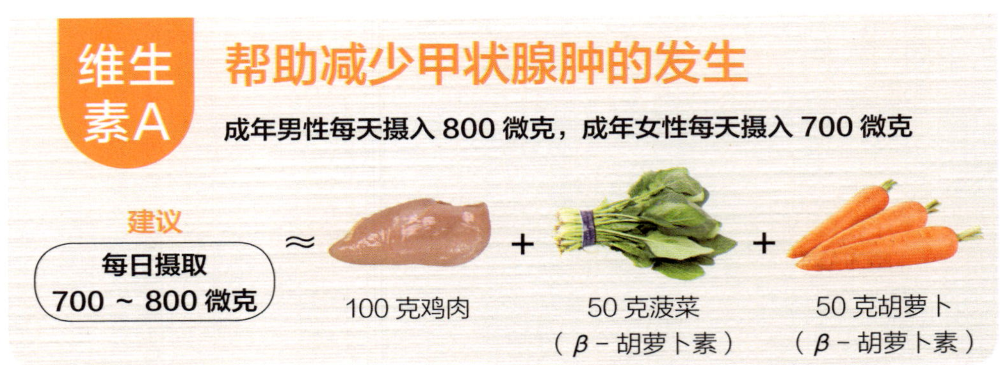

对甲状腺的好处

碘缺乏会引起多种甲状腺疾病，但是碘缺乏并不是唯一原因，维生素的缺乏也会引起甲状腺疾病。研究显示，维生素 A 缺乏可能会引起甲状腺球蛋白的糖基化发生障碍，使甲状腺激素合成减少，导致甲状腺肿。因此，摄入充足的维生素 A 有助于减少甲状腺肿的发生。

补给须知

1 维生素 A 属于脂溶性物质，即可溶解在脂肪里，因此含有这种物质的食物最好熟吃，用食用油烹饪，或与肉类一起烹饪，以利于其吸收利用。

2 β - 胡萝卜素进入人体后可转化成维生素 A，因此在饮食中，除了进食富含维生素 A 的动物性食物外，还要适当食用富含 β - 胡萝卜素的蔬菜、水果等。

最佳食物来源

每天每 100 克含量 / 微克

食物	羊肝	鸡肝	猪肝	胡萝卜	菠菜	鸡蛋	鸡肉
含量（微克）	20972	10414	4972	668 β - 胡萝卜素（4010）	487 β - 胡萝卜素（2920）	234	48

维生素C 抗氧化，辅助缓解甲亢症状

建议
每日摄取
100 毫克
≈
70 克猕猴桃
+
100 克芦笋
+
100 克苋菜

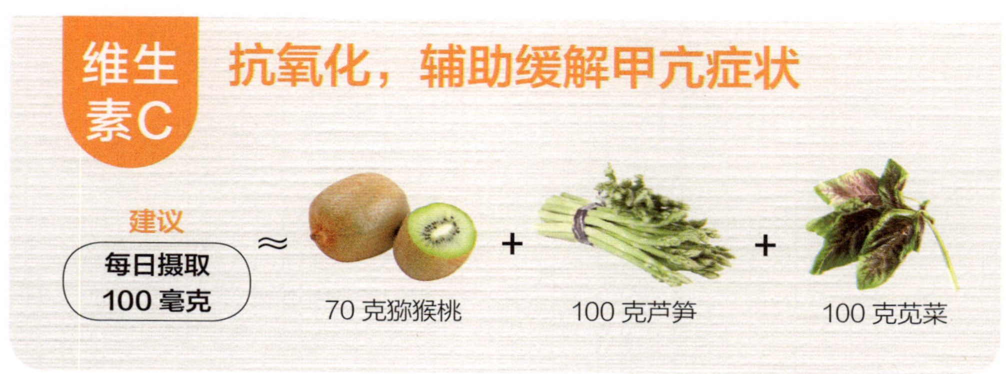

对甲状腺的好处

患有甲亢时身体代谢加速，营养消耗过多，容易出现营养不良性贫血，而维生素 C 有助于促进铁吸收。因此，甲亢患者补充维生素 C 有助于改善贫血。另外，维生素 C 有抗氧化作用，可辅助治疗甲状腺疾病。

补给须知

1 维生素 C 是水溶性维生素，并且不耐高温，因此在烹饪蔬菜时要现做现洗，现洗现切，并且用大火快炒，以避免维生素 C 流失。

2 维生素 C 广泛存在于新鲜蔬菜、水果中，每天喝一杯蔬果汁可以获取丰富的维生素 C，比如苹果、梨、猕猴桃、彩椒等都是很好的打汁原料。

最佳食物来源

每天每 100 克含量 / 毫克

食物	芥菜（大叶）	猕猴桃	菜花	苦瓜	山楂	草莓	芦笋	苋菜（绿）
含量（毫克）	72	62	61	56	53	47	45	47

专题

甲状腺有问题，海鲜应该挑着吃

饭桌上经常见到的海产品包括鱼类、藻类、虾贝类，虽然海产品属于含碘量高的食物，但也有等级差别。患有甲状腺疾病并不是一点海产品都不能吃，吃对了就可以！

甲亢患者挑着吃

“甲亢忌海产品”，这句话的前提是认为海产品都是富碘的，现实中其实有例外，比如鲳鱼、墨鱼，它们的含碘量并不比瘦肉高。甲亢患者在治疗后，如果甲状腺功能恢复正常，并且没有明显的肿大，可以选择含碘量少的海产品，解解馋，每月不超过 2 次，控制食用量，而且要用无碘盐烹饪。

如果治疗后甲状腺功能还没有恢复正常，或者伴有甲状腺肿大，不宜吃海产品，不吃加碘盐。

甲减患者视情况而定

碘缺乏会让甲状腺激素合成不足导致甲减，但是我国施行碘盐政策以来，由缺碘导致的甲减已经很少见了，而桥本甲状腺炎引起的甲减比较常见，如果再长期高碘饮食反而会诱发或加重疾病。

因此，桥本甲状腺炎引起的甲减应少吃含碘量高的海鲜，不宜吃海带、紫菜，可以吃碘含量较少的海鱼。如果诊断后确实是缺碘引起的甲减，可适量多吃海带、紫菜等高碘海产品。

甲状腺结节患者有节制地吃

甲状腺结节患者能不能吃海产品要根据甲状腺功能而定，甲状腺功能正常，结合尿碘的检测结果选择海产品的种类。

一个简单的原则就是尿碘多就少吃，选含碘量少的吃；尿碘少，可适量吃多。甲状腺结节伴有甲减或者甲亢，就要按照甲减或者甲亢的标准吃海产品。

第3章

防治甲状腺结节，降低甲状腺癌的风险

体检时很多人都可能会查出甲状腺结节，良性结节占绝大多数，需要根据甲状腺功能的检查结果有针对性地进行饮食调养。

甲状腺结节的诊断

认识甲状腺结节

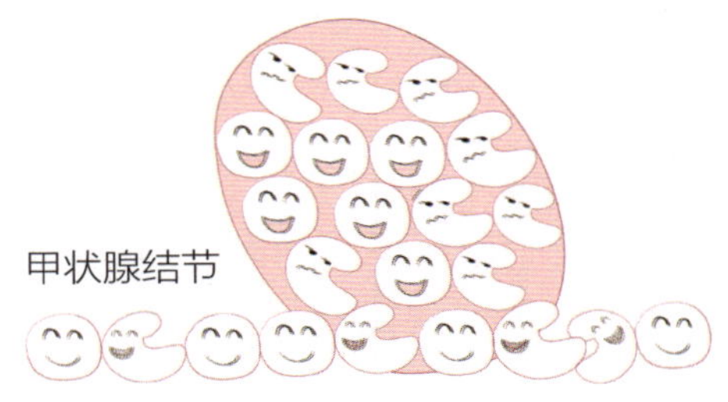

甲状腺结节是指由各种原因导致的甲状腺内出现一个或多个组织结构异常的团块，做吞咽动作时会随着甲状腺上下移动。甲状腺结节有单发的，也有多发的，多发结节比单发结节的发病率高，而单发结节甲状腺癌的发生率较高，但是总的来看，良性结节占绝大多数（85% ~ 95%）。

实际上，甲状腺结节与甲状腺癌从细胞性质和形态来看就是两种完全不同的东西，所以如果在体检中查出有甲状腺结节，建议进一步确诊排除恶性可能，这样更放心。

需要说明的是，良性结节只要不明显增大、不痛不痒、不影响甲状腺正常功能，无须太在意。

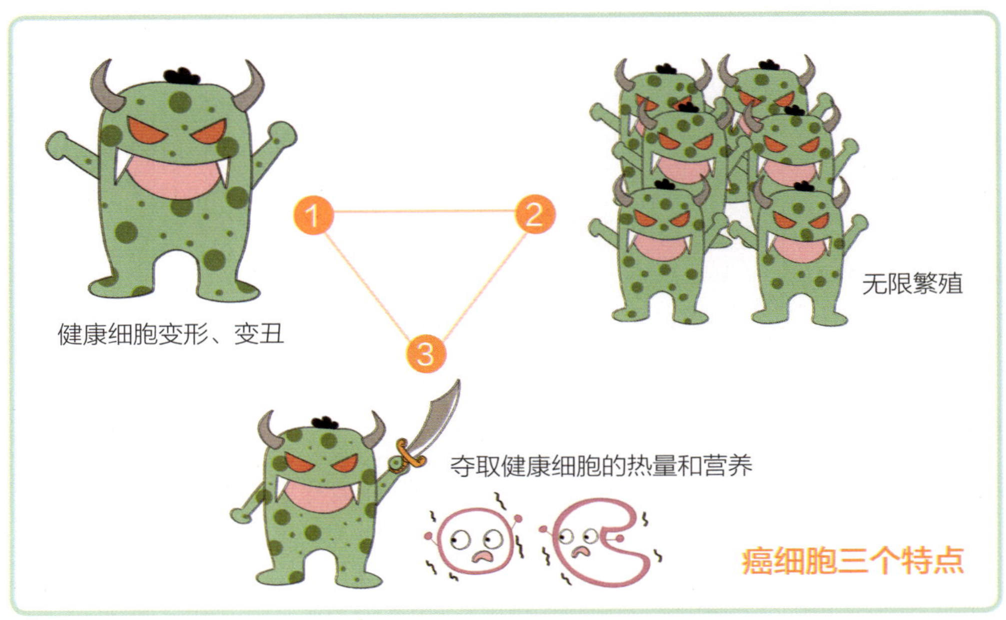

引起甲状腺结节的原因

肿瘤性结节

甲状腺良性肿瘤、甲状腺乳头状瘤、滤泡细胞癌、甲状腺髓样癌、未分化癌、淋巴癌等。

甲状腺囊肿

甲状腺囊肿多数出现单发结节，偶见多发结节。

其他

女性的雌激素、孕激素，压力过大，经常接触放射线。

结节性甲状腺肿

碘缺乏、碘过多，饮食或环境中有致甲状腺肿物质、服用致甲状腺肿药物、先天性甲状腺激素合成障碍等。

炎症性结节

急性化脓性甲状腺炎、亚急性化脓性甲状腺炎、慢性淋巴细胞性甲状腺炎均可以结节形式出现。

甲状腺结节的临床表现

绝大多数甲状腺结节并没有任何临床症状，常常是在体检或无意中触摸时发现的，只有在合并甲状腺功能异常时，会出现相应的临床表现。

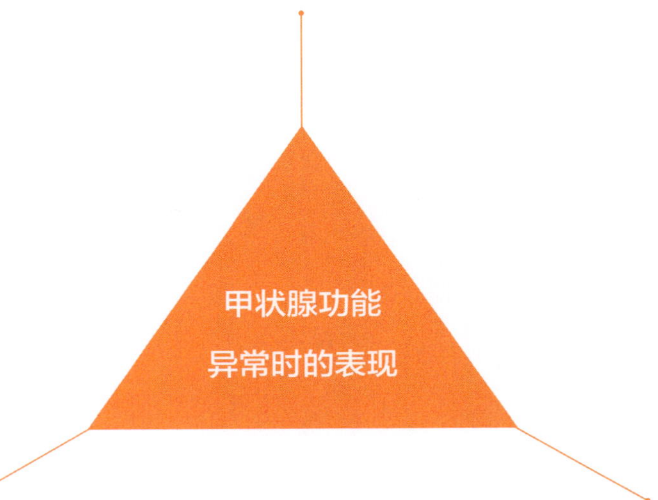

专家连线

得了甲状腺结节，癌变概率有多大？

大部分甲状腺结节都是良性的，其中有 5% ~ 15% 可能成为甲状腺癌。甲状腺结节如果有下列情况，要警惕甲状腺癌的可能：1）短期内突然增大；2）产生压迫症状，如出现声音嘶哑或呼吸困难；3）肿块质地硬，表面粗糙不平；4）肿块不随吞咽上下活动；5）颈部淋巴结肿大。

甲状腺结节的检查

1. 甲状腺彩超检查

医生用手触摸甲状腺能识别出 1 厘米以上的结节，但是彩超检查可以无死角地观察到甲状腺，能识别出 1 毫米的结节。彩超检查有助于医生更准确地判断结节的良恶性。

彩超检查是必做的。彩超重点看：边界、钙化、血流。

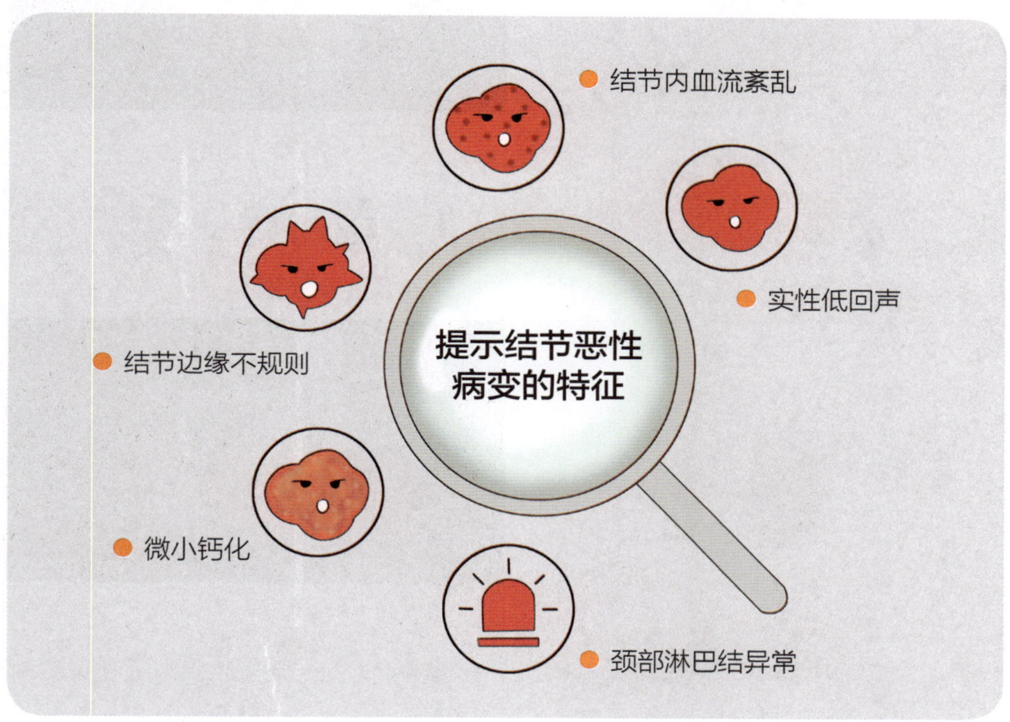

其中“微小钙化、结节边缘不规则、结节内血流紊乱”，虽然三者提示恶性病变的特异性高，但是单独一项特征不足以诊断恶性病变。

如果同时存在两种以上特征，或低回声结节中合并上述一项特征时，诊断恶性病变的可能性就提高到 87% ～ 93%。

2. 血清 TSH 和甲状腺激素水平测定

所有甲状腺结节患者都应进行这两项测定。如果血清 TSH 降低，甲状腺激素增高，提示为高功能结节，几乎都是良性的。

3. 甲状腺核素扫描

可以选做。核素扫描如果显示“热结节”，癌变的可能性较小。

正常甲状腺显像

甲状腺双叶呈蝴蝶状，双叶内放射性分布均匀。

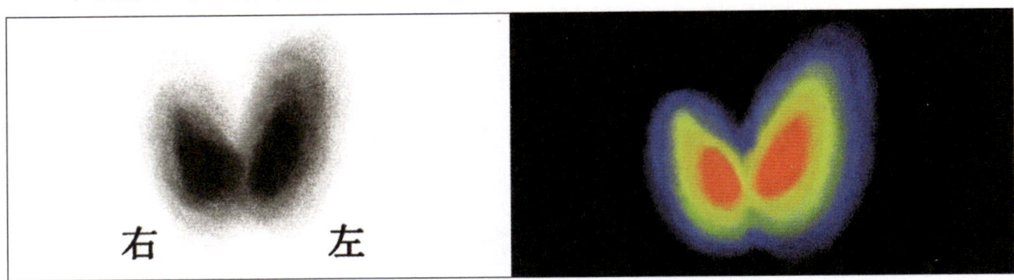

出现热结节的甲状腺

热结节是结节的放射性显影高于周围的甲状腺组织。从图中可以看出甲状腺双叶失去正常形态，显影剂在甲状腺结节内显影浓密，右叶是一个类似圆形的放射性分布浓集区，左叶轮廓不清晰，放射性分布稀疏。提示多为良性，一般不会癌变。

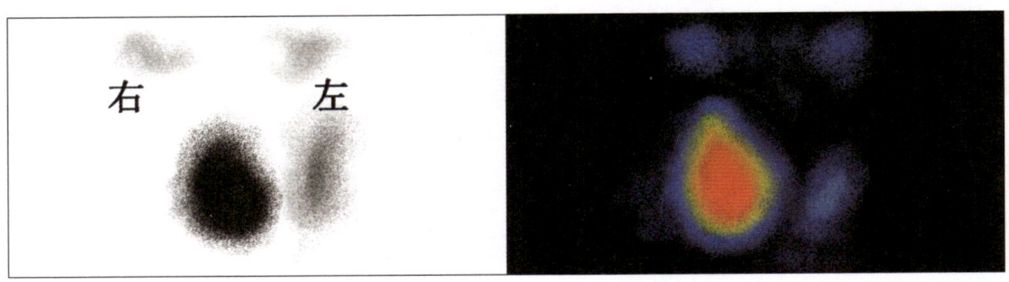

出现温结节的甲状腺

温结节的放射性显影与周围甲状腺组织的显影相同。从图中可以看出显影剂在甲状腺结节内的显影与周围正常的甲状腺组织一样。可以看到左叶位置放射性分布与周围甲状腺组织相近，没有稀疏区。提示多为桥本甲状腺炎、亚急性甲状腺炎恢复期、甲状腺良性肿瘤。

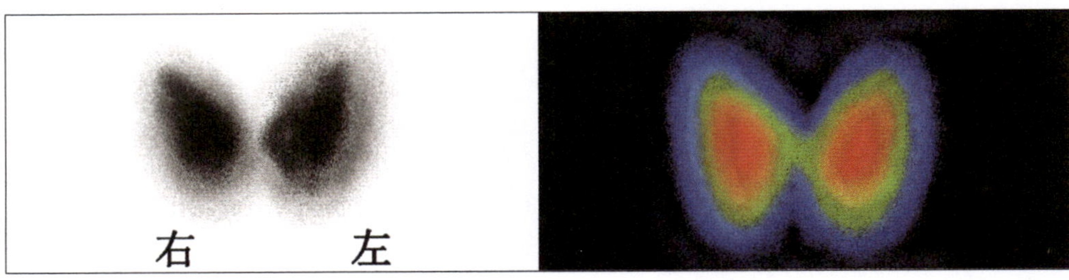

出现冷结节的甲状腺

冷结节基本没有放射性显影。从图中可以看出显影剂在甲状腺结节内的显影比周围正常的甲状腺组织要弱。可以看到右叶中间部分放射性分布缺失。提示多为甲状腺癌、甲状腺囊肿、甲状腺腺瘤出血或囊变、亚急性甲状腺炎急性期等。

虽然在冷结节中甲状腺癌占 5% ~ 10%，但并不是说冷结节就等于甲状腺癌。

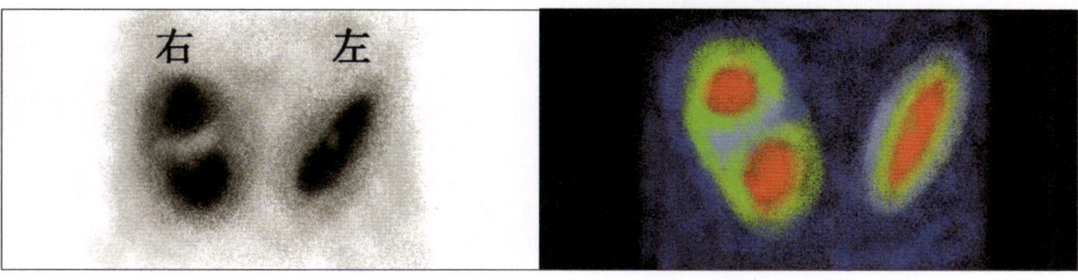

4. 穿刺活检

可以选做。穿刺活检是用针扎进甲状腺提取小样再做检测，确诊良恶性结节概率比较高，但也不是百分之百准确，因为如果恰好穿刺在良性组织上，那么恶性组织就成了漏网之鱼。

5. 血清降钙素水平的测定

如果有甲状腺髓样癌家族史或多发性内分泌腺瘤病家族史的人，应检测基础或刺激状态下血清降钙素水平。如果显示血清降钙素水平明显升高，则提示甲状腺结节为髓样癌。

一句话总结：甲状腺结节患者必须做的检查是彩超检查、血清 TSH 和甲状腺激素水平测定。其他检查主要是为了排查甲状腺癌，可选做。

专家连线

超声检查显示甲状腺结节有钙化，是否就是恶性结节？

甲状腺结节的钙化按照大小可以分粗钙化和微钙化两种，粗钙化 > 2 毫米，微钙化 ≤ 2 毫米。粗钙化多见于甲状腺良性疾病，微钙化多见于甲状腺恶性疾病，但并不是微钙化就等于恶性结节，只是相对概率较高，确诊需要结合其他指标综合判断。

甲状腺结节的饮食调养

因为甲状腺结节不是单纯的一种疾病，而是一大类疾病的总称，所以饮食调养不能一概而论，需要根据甲状腺结节的不同病因、病情进行针对性调养。一般不需要高碘饮食。

合并甲亢限碘饮食，无甲亢适碘或低碘饮食

检查出甲状腺结节后一定要查下甲状腺功能，如甲状腺炎性结节、结节性甲状腺肿、甲状腺腺瘤等都可能伴有甲亢。如果出现甲亢症状，就需要严格限碘饮食，即食用无碘盐，不吃高碘海产品，还要尽量避免使用含碘药物。

同时，需要适量增加富含优质蛋白质食物的摄入，多喝水，补充甲亢带来的热量消耗，而且要禁食咖啡、浓茶等，避免加重甲亢带来的精神亢奋。

如果没有甲亢症状，避免高碘饮食，食用碘盐的同时限制海带、紫菜等高碘海产品。

合并甲状腺肿，少吃且熟食十字花科食物

十字花科食物如圆白菜、甘蓝、萝卜、菜花等，含有微量致甲状腺肿物质，建议有甲状腺肿的甲状腺结节患者少吃，但并不是完全忌口，因为不同蔬菜含有不同的营养素，食物的多样化才是身体健康的保证。这些食物经过烹饪、加热再食用，可以大大减少其中的致甲状腺肿物质。

炎症引起的结节避免吃刺激性食物

炎症性结节，特别是亚急性甲状腺炎伴有结节，常会伴有局部疼痛，不要吃刺激性大的食物，如辣椒、花椒、生蒜、生葱、韭菜等，避免加重不适症状。

推荐用量

40 ~ 75 克 / 日

三文鱼

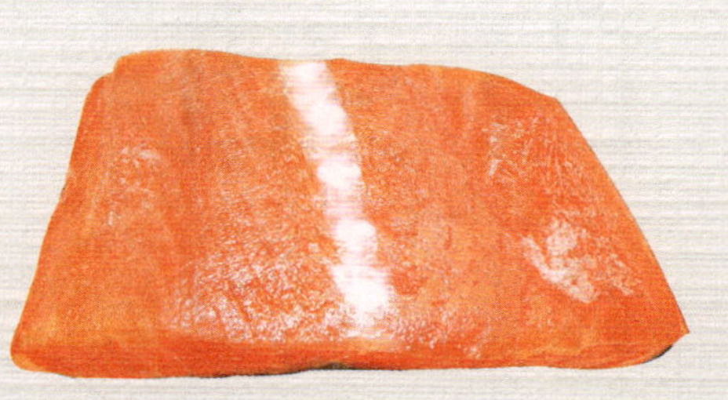

主要营养素 每100克含量	蛋白质	脂肪	烟酸	硒	钾
	17.2 克	7.8 克	4.4 毫克	29.5 微克	361 毫克

对甲状腺的益处

三文鱼富含优质蛋白质、硒，能提高人体的免疫功能，增强身体素质。

养护甲状腺关键营养物质

蛋白质☑ 硒☑

这样吃才健康

1 三文鱼宜烧至七八成熟，这样味道既鲜美，又可除腥味。加热时间过长，肉质会变硬。

2 三文鱼最好不要用油炸的方式来烹调，否则容易破坏其中的营养物质。

3 过敏体质者不宜食用；尿酸过高或痛风患者不宜多食；高血压患者不宜多食烟熏三文鱼。

推荐食疗方

清蒸三文鱼

材料 三文鱼肉 300 克。

调料 葱丝、姜丝、盐、香油各适量。

做法

1. 三文鱼肉洗净，切段，撒少许盐抓匀，腌渍 30 分钟。
2. 取盘，放入三文鱼肉，放上葱丝、姜丝、香油，大火蒸 5 分钟即可。

烹调秘招 如果是炎症性结节，烹饪时不要放葱、姜、蒜等；有甲亢症状使用无碘盐。

注：这里的推荐用量为生重，书中所有菜谱的分量为 2 ~ 3 人份。

推荐用量

50 克（鲜品）/ 日

香菇

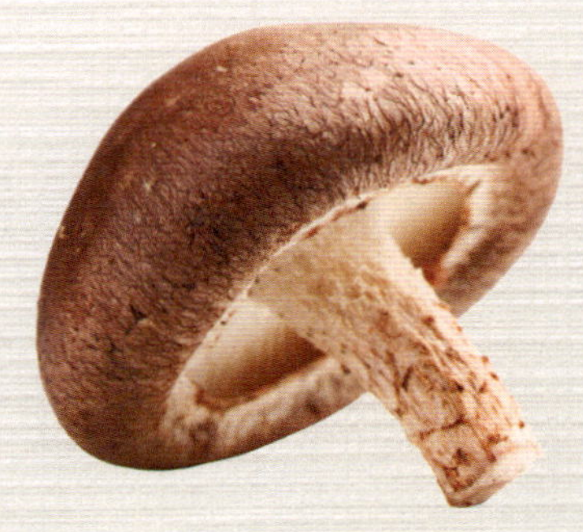

主要营养素 每 100 克含量	蛋白质	脂肪	碳水化合物	膳食纤维	烟酸
	2.2 克	0.3 克	5.2 克	3.3 克	2 毫克

对甲状腺的益处

香菇中含有蛋白质和香菇多糖，可以提高免疫力、刺激身体产生干扰素；其含有的膳食纤维还能促进排毒，对辅助治疗甲状腺结节有帮助。

养护甲状腺关键营养物质

香菇多糖 ☑ 膳食纤维 ☑

蛋白质 ☑

这样吃才健康

1 浸泡干香菇宜用温水，这样才能将其中的核糖核酸催化而释放出鲜味物质。

2 长得特别大朵的鲜香菇最好不要食用，因为很可能是施用激素催肥的。

3 香菇中含有大量嘌呤，尿酸高的人和痛风患者不宜食用。

专家连线

判断甲状腺结节的良恶性是否有金标准?

细针穿刺抽吸活检来确诊甲状腺癌的敏感度达 83%，有“金标准”之称。对于怀疑恶性结节，手术前进行此活检能够减少不必要的手术。

推荐食疗方

香菇滑鸡粥

材料 大米、鸡胸肉各50克，鲜香菇80克，生菜20克，蛋清1个。

调料 盐、香油、淀粉、料酒各适量。

做法

1. 大米洗净；香菇洗净，切片；鸡胸肉洗净，切丝，加蛋清、淀粉、料酒抓匀，腌渍5分钟；生菜洗净，切丝。
2. 大米放入锅中，加水大火烧开，转小火煮20分钟，然后将香菇片、鸡丝放入锅内，再煮3分钟，最后放入生菜丝关火，加盐、香油调匀即可。

板栗烧香菇

材料 鲜香菇200克，板栗肉100克，油菜80克。

调料 葱花、蚝油各10克，白糖5克，水淀粉适量。

做法

1. 板栗肉煮熟，切片；香菇洗净，去蒂，切块；油菜洗净，切段。
2. 油锅烧热，放入板栗肉、油菜段和香菇块爆香，放入蚝油、白糖、少量清水翻炒至入味，放入水淀粉勾芡，盛盘后撒上葱花即可。

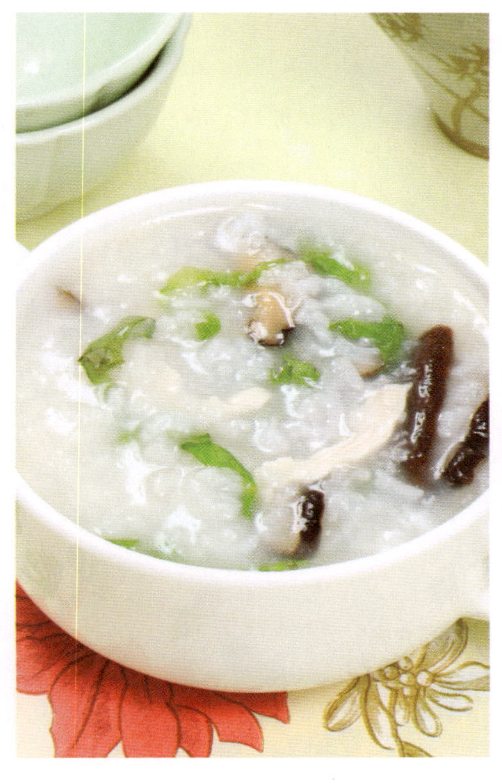

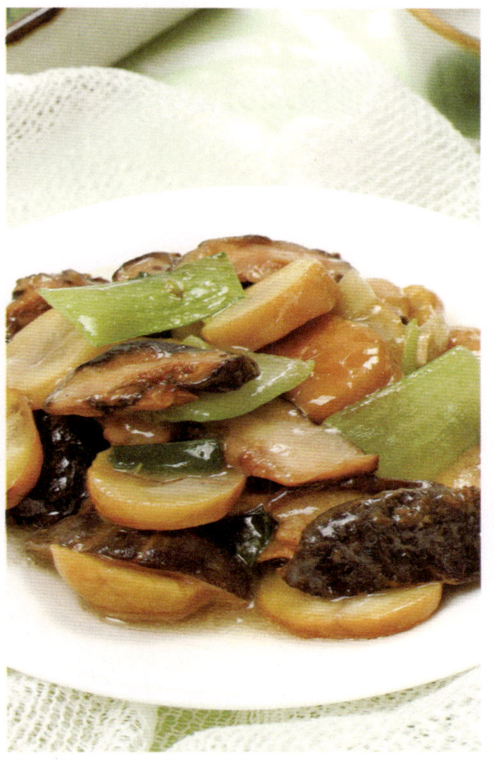

推荐用量

100 克 / 日

绿豆芽

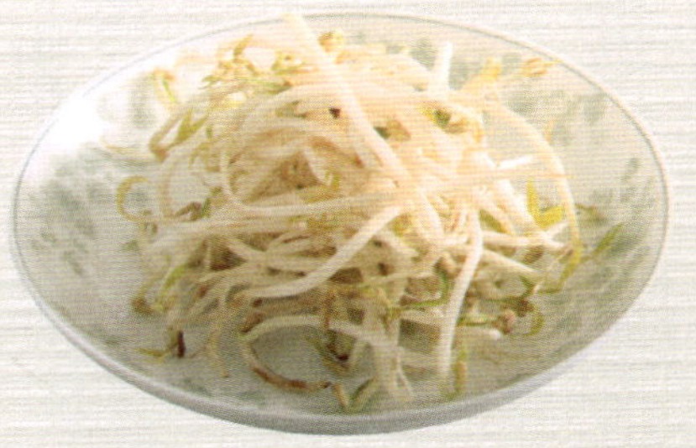

主要营养素 每 100 克含量	蛋白质	碳水化合物	水	钾
	2.1 克	2.9 克	94.6 克	68 毫克

对甲状腺的益处

绿豆芽富含水分，在蔬菜中蛋白质含量较丰富，还有一定量的维生素、矿物质，有助于清热散结、缓解压力，增强身体防病能力。

养护甲状腺关键营养物质

蛋白质 ☑

这样吃才健康

1 绿豆芽膳食纤维较粗，不易消化，所以脾胃虚寒的人不宜长期过量食用。

2 绿豆芽性寒，烹调时应配上一点姜丝，中和它的寒性；烹调时油盐不宜太多，要尽量保持其清淡的性味和爽口的特点。

3 烹制绿豆芽时加一点醋，既能防止维生素流失，还可以加强绿豆芽的减肥作用。

专家连线

甲状腺结节一定会变成甲亢吗？

甲状腺结节一般不会导致甲亢，但是确诊需要到医院检查甲状腺核素扫描。另外，甲亢患者中只有少数伴有结节。

推荐食疗方

豆芽椒丝

材料 绿豆芽 300 克，青甜椒、红甜椒各 20 克。

调料 盐、香油各适量。

做法

1. 绿豆芽择洗干净，入沸水中焯透，捞出，沥干水分，凉凉；青甜椒、红甜椒洗净，去蒂除子，切丝。
2. 取盘，放入绿豆芽和甜椒丝，用盐、香油调味即可。

鸭丝绿豆芽

材料 鸭肉 300 克，绿豆芽 150 克。

调料 料酒、花椒、姜末、醋、盐、酱油各适量。

做法

1. 绿豆芽洗净，掐去根部；鸭肉洗净切丝，用料酒、盐、酱油略腌。
2. 油烧热，将鸭丝滑熟，放入花椒、姜末炒香，倒入绿豆芽，烹入适量醋，快速翻炒至豆芽无生味即可。

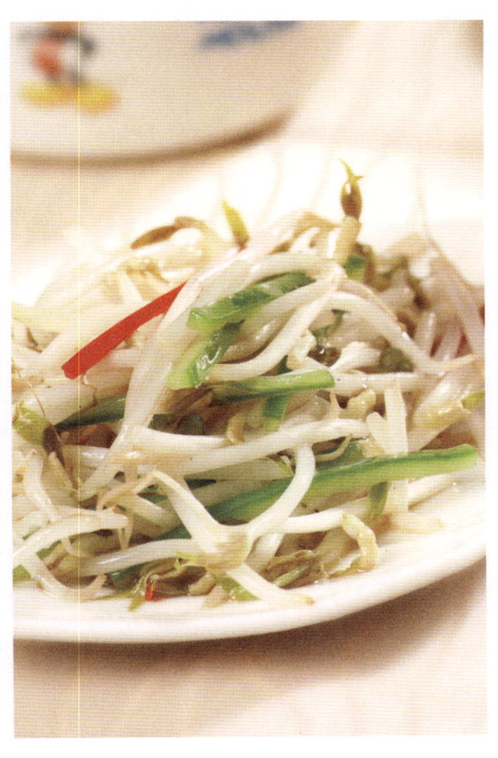

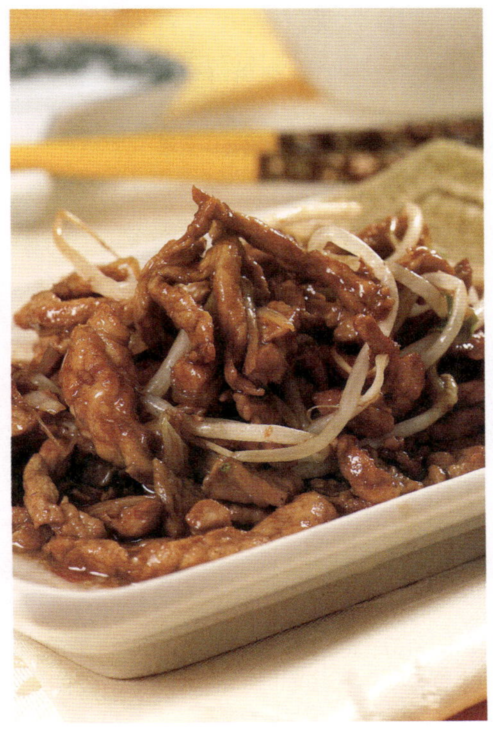

推荐用量

50 克 / 日

洋葱

主要营养素 每 100 克含量	蛋白质	碳水化合物	膳食纤维	钾
	1.1 克	9.0 克	0.9 克	147 毫克

对甲状腺的益处

洋葱含有的硫化物能够提高身体免疫功能，含有的膳食纤维有调脂促便的作用，有利于甲状腺健康。

养护甲状腺关键营养物质

硫化物 ☑ 膳食纤维 ☑

这样吃才健康

1 把洋葱放水中，浸泡 3 分钟左右再切，可有效避免刺激眼睛。

2 洋葱一次不宜吃得过多，否则会出现腹胀、视力模糊等不适症状。

3 洋葱有刺激性，甲状腺结节患者不宜生食，应烹熟后食用，既减小刺激性，又有利于营养物质的吸收。

专家连线

有甲状腺结节一定会伴发甲状腺炎吗？

甲状腺炎有可能导致甲状腺结节的产生，但甲状腺结节不一定会伴发甲状腺炎。确定为甲状腺结节，检查后结节小、为良性，短期内未发生变化，且不伴有任何临床不适，一般不需要吃药，良好的情绪和充足的睡眠是恢复的关键。

推荐食疗方

洋葱炒鸡蛋

材料 洋葱1个，鸡蛋2个。

调料 盐3克，白糖5克，五香粉少许。

做法

1. 洋葱去老皮和蒂，洗净，切丝；鸡蛋磕开，打散，搅匀。
2. 炒锅置火上，倒油烧热，倒入鸡蛋液炒成块，盛出。
3. 锅底留油，烧热，放入洋葱丝炒熟，倒入鸡蛋块翻匀，调入盐、白糖、五香粉即可。

奶油南瓜洋葱汤

材料 南瓜200克，洋葱100克，奶油20克。

调料 盐3克。

做法

1. 将南瓜去皮及子，洗净，切小丁；洋葱去皮，洗净，切小丁。
2. 锅置火上，倒入奶油加热，加入洋葱丁炒香，放入南瓜丁，倒入适量清水，用小火煮至南瓜丁熟烂，加入盐调味即可。

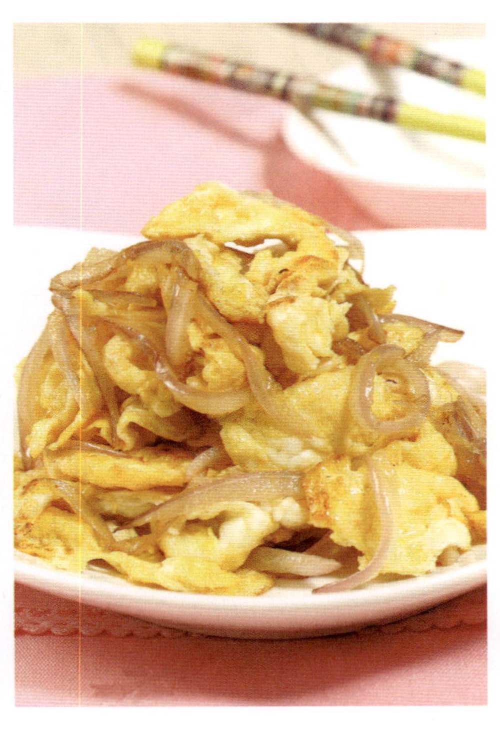

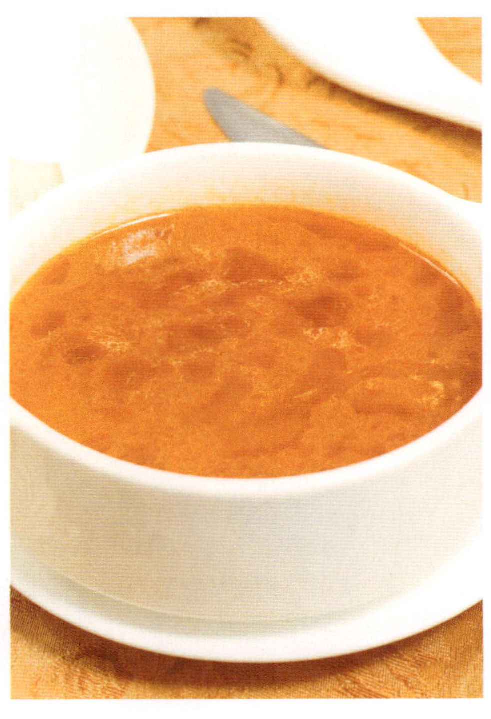

推荐用量

1～2 根 / 日

香蕉

主要营养素 每 100 克含量	蛋白质	碳水化合物	钾	镁
	1.4 克	20.8 克	256 毫克	43 毫克

对甲状腺的益处

香蕉富含钾、镁等多种矿物质，能有效调节紧张、压抑的情绪，并能缓解疲劳，对调节甲状腺功能有益。

养护甲状腺关键营养物质

镁 ☑ 钾 ☑

这样吃才健康

1 香蕉蘸适量蜂蜜食用，对痔疮、便后出血有较好的食疗功效。但是，不宜吃未成熟的香蕉，容易导致便秘。

2 脾胃虚寒、便溏腹泻者不宜多食；痛经、风寒感冒、关节炎者不宜多食。

专家连线

筛查甲状腺结节最准确的是什么？

相对而言，彩超检查最准确，有 99.9% 以上的结节都可以通过彩超被检查出来。CT 也可以做，但不作为首选。普通的 X 光片无法明确甲状腺的情况，但是可以判断甲状腺周围的器官，如气管等有没有受压移位，是甲状腺手术前必要的检查。

推荐食疗方

香蕉土豆泥

材料 香蕉1根，土豆1个。

调料 蜂蜜10克。

做法

1. 土豆洗净，蒸熟，去皮，捣成泥；香蕉去皮，取肉，碾成泥。
2. 取碗，放入土豆泥和香蕉泥搅拌均匀，加蜂蜜搅拌均匀即可。

香蕉汤

材料 香蕉1根。

调料 陈皮、冰糖各适量。

做法

1. 香蕉去皮，切成段；陈皮用温水浸泡，洗净，切丝，放入水锅内烧开。
2. 放入香蕉段，再次烧沸后，转小火继续煲15分钟，加冰糖煮化即可。

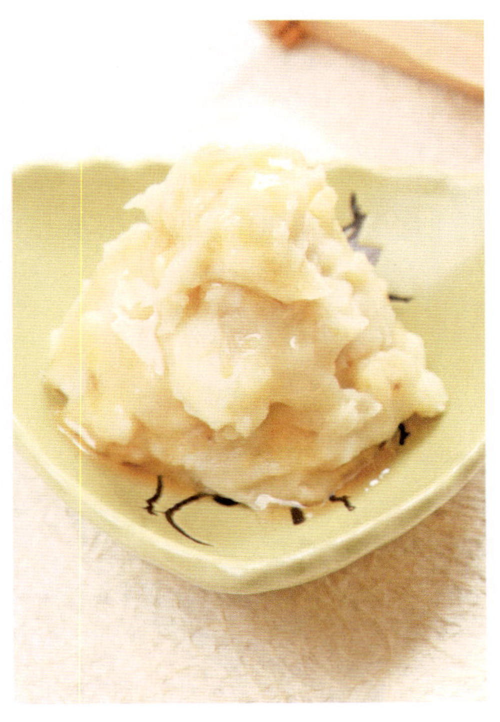

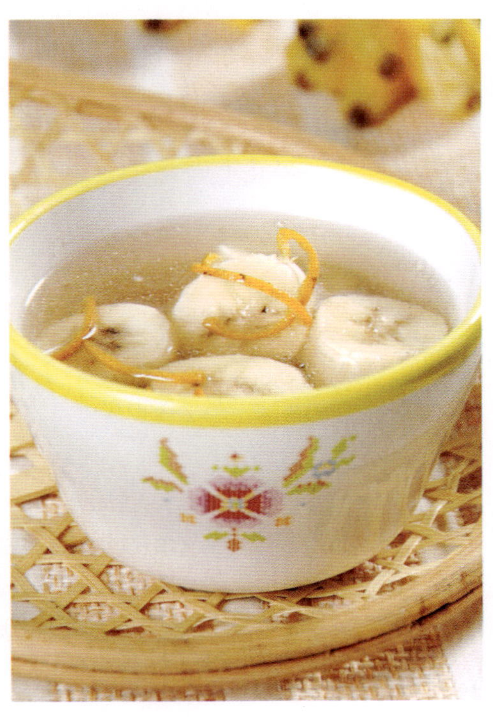

推荐用量

50 ~ 100 克 / 日

番茄

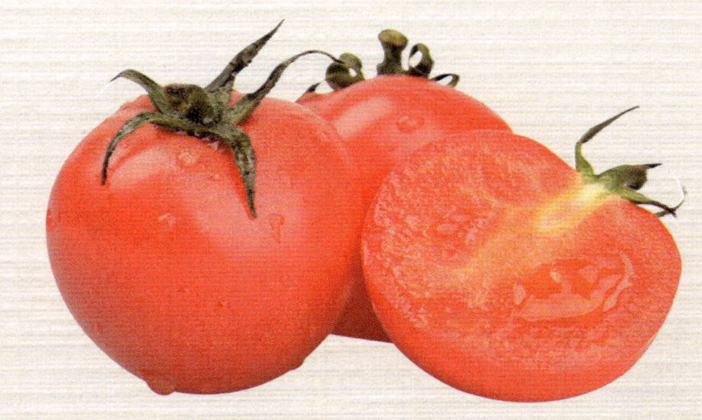

主要营养素 每 100 克含量	蛋白质	碳水化合物	钾	胡萝卜素
	0.9 克	4.0 克	163 毫克	550 微克

对甲状腺的益处

番茄所含的番茄红素可保护身体免受自由基损伤，提高对疾病的抵抗能力；其含有的维生素 C、胡萝卜素对甲状腺结节的预防和辅助治疗大有帮助。

养护甲状腺关键营养物质

胡萝卜素 ☑ **番茄红素** ☑

这样吃才健康

1 烹调时，最好大火快炒，因为其中的维生素 C 遇热易被破坏，导致营养价值降低。为了摄取维生素 C，建议生食；为了摄取番茄红素，建议熟食。

2 未熟透的番茄不宜多食，否则易引起头晕、恶心、呕吐等中毒症状。

3 消化不良、腹泻、尿路结石、关节炎、急性肠炎、溃疡患者尽量少吃。

专家连线

为什么甲状腺结节术后说话正常但感觉比较吃力?

因为甲状腺结节手术时为了避免损伤喉返神经，会对它进行解剖，这样可能会引起喉返神经的水肿或影响它的血供，导致出现说话比较吃力的现象。但是随着水肿的消退和血供的恢复，症状会逐渐消失。

推荐食疗方

番茄炒鸡蛋

材料 番茄 1 个，鸡蛋 2 个。

调料 盐、白糖各 2 克，葱花 5 克。

做法

1. 番茄洗净，去皮，切块；鸡蛋磕入碗中，打散。
2. 锅内加油烧热，倒入蛋液炒熟。
3. 锅留底油烧热，煸香葱花，倒入番茄块，加入盐、白糖翻炒，倒入鸡蛋炒匀即可。

草菇炒番茄

材料 番茄 200 克，草菇 150 克，青甜椒 50 克。

调料 料酒、白糖各 10 克，水淀粉 5 克，蒜末 8 克，盐 2 克。

做法

1. 番茄洗净，去皮，切块；草菇洗净，切块，在沸水中焯熟；青甜椒洗净，去蒂和子，切片。
2. 锅中油烧热，放入草菇块、料酒翻炒出香味，放番茄块、青甜椒片、蒜末翻炒至熟，加白糖、盐调味，用水淀粉勾芡即可。

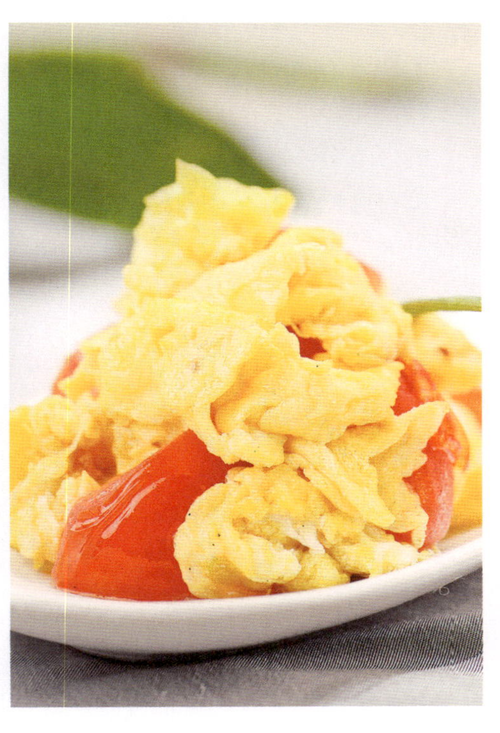

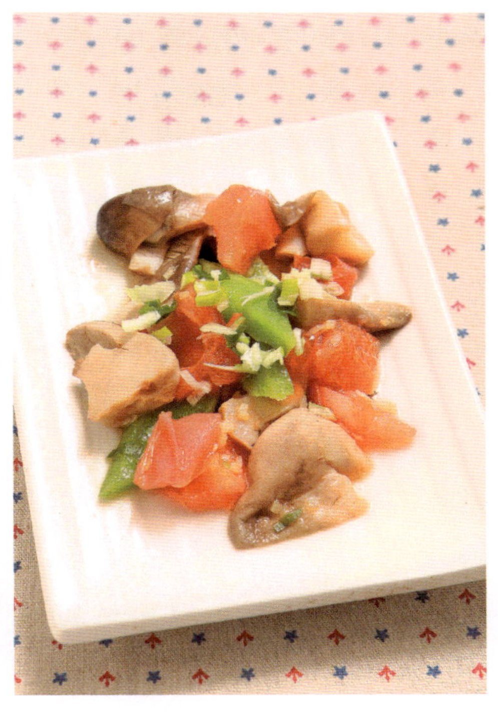

推荐用量

50 克（带荚）/ 日

豌豆

主要营养素 每 100 克含量	蛋白质	碳水化合物	膳食纤维	胡萝卜素	钾
	7.4 克	21.2 克	3.0 克	220 微克	332 毫克

对甲状腺的益处

豌豆含有植物凝集素等物质，具有抗菌消炎的功能；豌豆中含有胡萝卜素，有助于稳定细胞膜、减少癌细胞的形成。

养护甲状腺关键营养物质

植物凝集素 ☑ **胡萝卜素** ☑

这样吃才健康

1 烹制豌豆时不宜加碱，以免破坏其中的营养物质。豌豆适合做配菜食用。

2 油炸豌豆等豌豆小零食含油脂较多，不易消化，应少吃。

3 未熟透的豌豆不宜食用，以免造成食物中毒。

4 豌豆吃多了容易引起腹胀，特别是脾胃虚弱的人不宜多食，以免造成消化不良性腹泻。

推荐食疗方

豌豆牛肉粒

材料 豌豆粒150克，牛肉200克。

调料 红椒、蒜片、料酒、生抽各10克，水淀粉30克，鸡汤40克，盐3克，姜片、香油各5克。

做法

1. 豌豆粒洗净，用沸水焯烫30秒，沥干；红椒切成圈；牛肉洗净，切粒，加入料酒、盐和水淀粉拌匀腌15分钟。
2. 油锅烧热，爆香蒜片、姜片和红椒圈，倒入腌好的牛肉粒翻炒片刻，加入豌豆粒，调入生抽、鸡汤和水淀粉翻炒均匀，淋入香油即可。

豌豆鸡丝汤

材料 鸡胸肉200克，豌豆粒50克。

调料 高汤、盐、香油各适量。

做法

1. 鸡胸肉洗净，入锅蒸熟，取出撕成丝。
2. 豌豆粒洗净，焯熟，捞出，沥干。
3. 锅内倒入高汤煮开，放入鸡丝和豌豆粒稍煮，加盐调味，淋上香油即可。

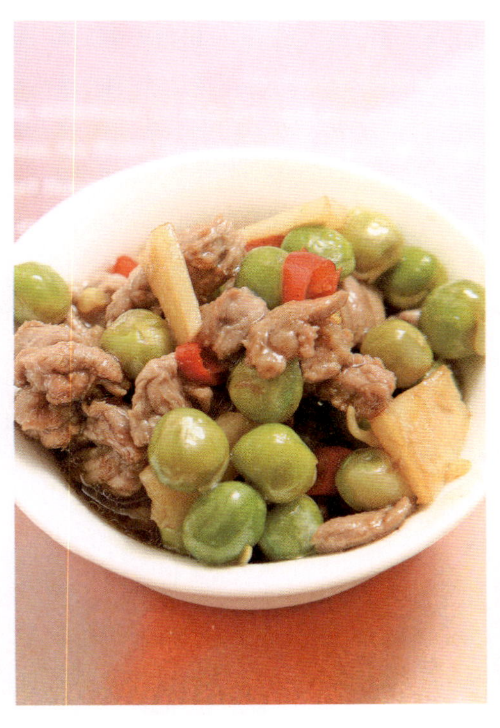

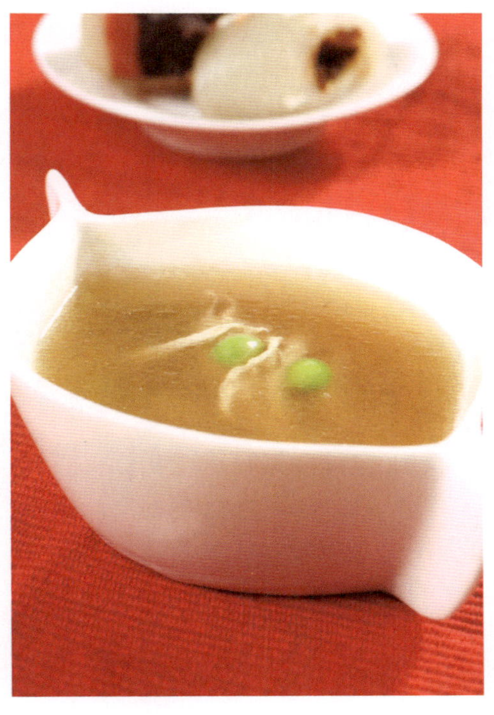

甲状腺结节的生活调养

参加缓解精神压力的健康活动

焦虑、烦躁、纠结等各种情绪都是精神压力的体现，长期处于精神压力下患甲状腺结节的概率会增加，而且对于已经患有甲状腺结节的人来说也不利于缓解病情。因此应安排一些有益于身心健康的活动来缓解精神压力，如慢跑、听广播、读书、参加社会公益活动等，都有助于保持良好的精神状态，有利于病情的好转。

另外，垂钓也是稳定情绪的不错方式。人在垂钓时，注意力相对集中，会自然而然忘记许多烦心事，保持平和舒畅的心境。并且，水边空气清新，外部环境也有利于让人心情平静。

避免熬夜

长期熬夜会让身体免疫功能失调，甲状腺疾病就会找上门。焦虑、紧张等情绪都是引发甲状腺结节的导火索，长期熬夜也会加重焦虑等情绪问题，因此熬夜与焦虑是一个恶性循环，最终让甲状腺受到伤害，容易导致甲状腺结节的发生。所以，养成良好的作息习惯，是预防和缓解甲状腺结节的重要手段。

积极戒烟

烟草中含有的毒性物质会抑制碘的吸收，使身体内碘的浓度下降导致甲状腺结节的发生。吸烟还会刺激甲状腺激素的转化，抑制外周脱碘酶活性，直接刺激垂体，使促甲状腺激素水平升高，导致甲状腺结节的发生。所以，不管是否已经患有甲状腺结节，为了身体健康都应该积极戒烟。

远离噪声

噪声对人体健康有着潜在威胁，噪声通过听觉器官传入大脑皮质自主神经中枢，久而久之就会引起人体自主神经调节功能紊乱，使人情绪压抑、烦躁、焦虑，增加甲状腺结节的发病率。因此，不管是生活环境还是工作环境，都应该保持安静欢乐的氛围。

每天早上 5 分钟小运动，带来一天好心情

中医认为“怒则气上，喜则气缓，悲则气消，恐则气下，惊则气乱，思则气结”，因此有“百病生于气”的说法。也就是说开心、喜悦的良好情绪有助于养生保健和健康长寿。一天之计在于晨，每天早晨抽出 5 分钟做几个简单小运动，可以带来一天好心情。

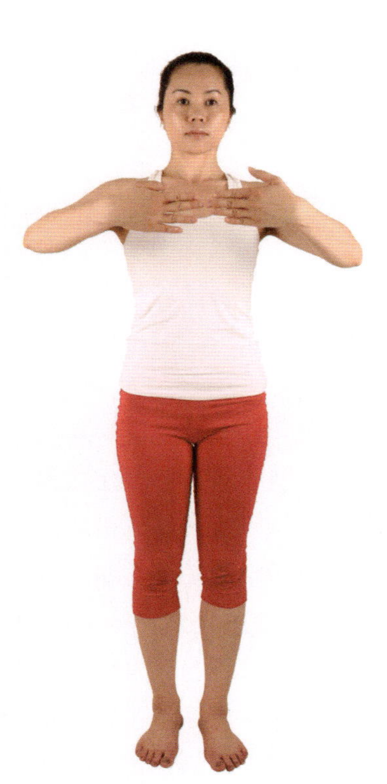

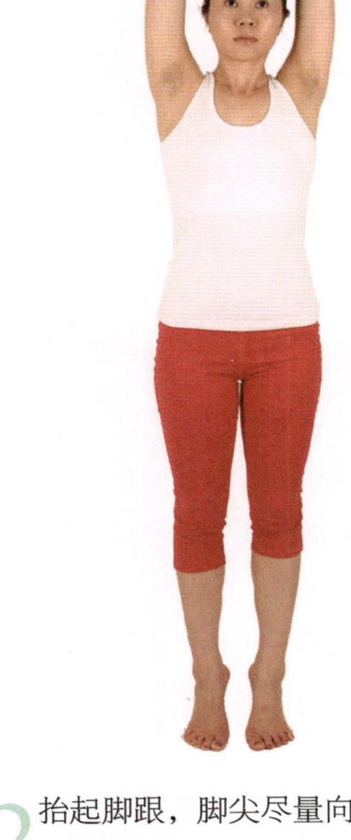

1 站立，双脚打开与肩同宽，收腹、夹紧臀部，双手在胸前呈抱球状，指尖微碰。注意，不要耸肩。

2 抬起脚跟，脚尖尽量向上拉的同时双臂向上伸展，双手逐渐合十，感觉从上到下身体绷紧成了一根线，站立 5 秒钟后放下脚跟。重复动作 10 次。

甲状腺结节的治疗

甲状腺长了结节是否采取药物等治疗方法，首先要确定结节的性质，根据良、恶性采取不同的处理手段。

甲状腺良性小结节的处理

大小：直径小于 1 厘米。

B 超显示：形态规则、边界清晰、无细小钙化等。

甲状腺功能：正常。

大多数甲状腺结节都属于良性小结节，是提醒你要注意身体了，但无须用药、无须手术，继续观察，6 ~ 12 个月复查一次。必要时可做甲状腺超声检查和重复甲状腺穿刺活检。

激进的良性结节的处理

大小：患者脖子粗大，结节大，压迫器官和周围组织，影响生活质量。

甲状腺功能：合并甲减或甲亢，炎症反复发作。

良性结节如果比较激进，患者出现局部压迫症状，影响甲状腺功能时，这时需要遵医嘱进行治疗，如进行外科手术治疗。但是，不适宜手术治疗或手术治疗复发者可选择放射碘 131 治疗。

毕竟还属于良性范畴，不用太过担心和焦虑。但是，如果在良性期不注意防治，也会有 5% ~ 15% 的良性转为恶性，所以在良性期要注意观察，定期复查。

恶性结节的处理

B 超显示：结节是低回声，形态不规则，边界不清，内部多钙化，纵横比大于 1，生长迅速。

大部分甲状腺的恶性肿瘤需首选手术治疗，甲状腺癌的侵袭和转移比较缓慢，通过早期手术大多能斩草除根。

如果是甲状腺未分化癌，由于恶性度极高，诊断时即已存在转移，单纯手术难于达到治疗目的，需要选用综合治疗的方法；而甲状腺淋巴瘤对放、化疗敏感，一旦确诊应选择放、化疗的方法。

第4章

甲状腺功能减退调养，帮一把衰弱的甲状腺

甲状腺功能减退（甲减）是一组由多种原因引发的具有共同病理基础的疾病群，表现为全身新陈代谢减慢，因此需要根据甲减的临床表现进行饮食、生活等方面的调养。

甲状腺功能减退的诊断

认识甲状腺功能减退

甲状腺功能减退又称“甲减”，与甲亢正好相反，是体内甲状腺激素合成、分泌不足导致全身新陈代谢减退的疾病表现，其实甲减不是单纯的一种疾病，是一组由多种原因引发的具有共同病理基础的疾病群。

引起甲状腺功能减退的原因

原发性甲减

原发性甲减比较常见，是因为甲状腺自身缺陷所致，以桥本甲状腺炎导致的甲减最为常见。原发性甲减甲状腺激素低下程度比中枢性甲减更为严重，需要补充的甲状腺激素剂量更多。

桥本甲状腺炎导致的甲减

甲状腺手术后甲减

先天性甲状腺发育不全

甲状腺过氧化物酶障碍

甲亢放射碘 131 治疗后，药物致甲减

碘缺乏

中枢性甲减

垂体促甲状腺激素缺乏

下丘脑促甲状腺激素释放激素缺乏

甲状腺激素抵抗致甲减

非常罕见，需要在有经验的专科医生指导下用药。

专家连线

甲减、甲低、钾低是一回事吗?

“甲减”和“甲低”都是甲状腺功能低下的简称;“钾低”则是血液中钾离子低于正常值，是低钾血症的简称。“钾低”听起来和“甲低”一样，却是两种不同的疾病，治疗手段也不同，所以为了区分清楚，甲状腺功能减退常用“甲减”称之。

甲状腺功能减退的临床表现

甲减一般不会导致死亡，但是由于甲减患者的代谢低减，身体各方面动力都不足，会严重影响身体健康和生活质量。了解甲减的临床表现有助于及时发现、及早治疗。

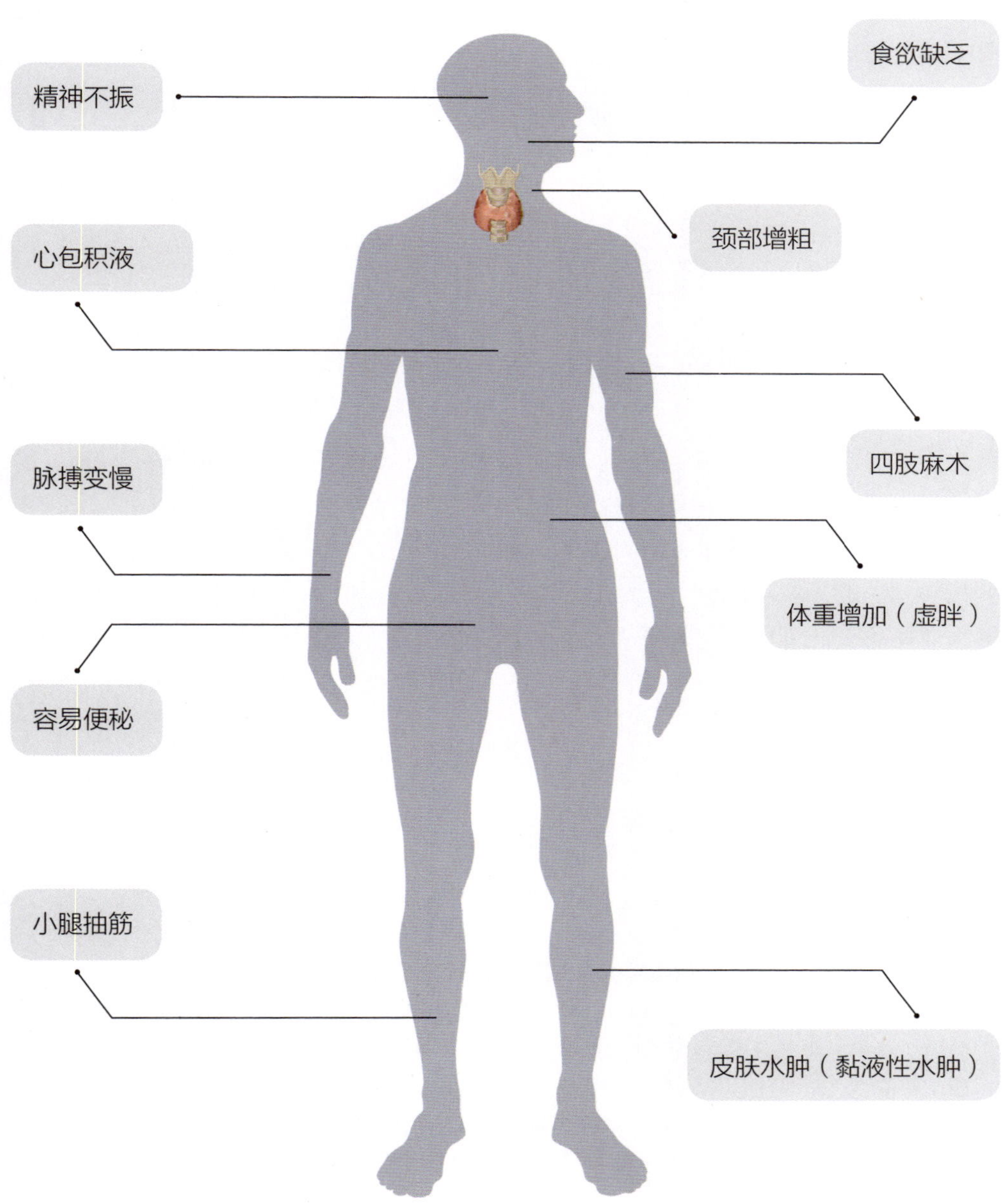

不容忽视的亚临床甲减

所谓的亚临床甲减，是指甲减的早期阶段，还没有出现甲减特殊症状，没有不舒服的感觉，或只有轻微的不适，也就是一种“将病还未病”的状态。正因为如此才更容易被忽视，而早发现、早治疗才有利于避免发展成真正的甲减。

要发现亚临床甲减，只能通过甲状腺功能检查。亚临床甲减时 TSH 升高，T3、T4 都在正常范围。

亚临床甲减常见于 4 种情况：

1. 亚急性甲状腺炎中期，桥本甲状腺炎中晚期。
2. 甲亢治疗期间药物减量不及时。
3. 放射碘 131 治疗后。
4. 甲状腺手术后。

亚临床甲减是否需要治疗，其实很难自行判断，应咨询内分泌科医生获得专业指导。一般来说年纪大、无症状、TSH 升高不明显、甲状腺过氧化物酶抗体阴性、血脂不高的亚临床甲减无须治疗。但是不能不闻不问，要定期复查甲状腺功能和彩超。

专家连线

桥本甲状腺炎是否会导致终身甲减？

最早发现桥本甲状腺炎的是一名日本学者，因此以他的名字命名，该病是一种自身免疫性疾病。大部分患者的甲状腺功能开始可保持正常，中晚期则由于免疫反应对甲状腺组织的持久破坏出现甲状腺功能低下，如逐渐出现怕冷、心动过缓、脱发、便秘、水肿等表现。虽然一般认为桥本甲状腺炎是不能完全治愈的，并且最终阶段会导致甲减，但是疾病进程也会因人而异，有些人可能长期维持在稳定的状态而不出现甲减。

TRH 兴奋试验

主要鉴别原发性甲减和中枢性甲减。静脉注射 TRH（促甲状腺激素释放激素）后，看血清 TSH 反应，不增高是垂体性甲减；延迟增高是下丘脑性甲减；在增高值上进一步增高是原发性甲减。

甲状腺功能减退的检查

甲状腺自身抗体

血清 TPOAb（甲状腺过氧化物酶抗体）和 TGAb（抗甲状腺球蛋白抗体）阳性，由于自身免疫性甲状腺疾病所致甲减。

血清甲状腺激素和血清促甲状腺激素

血清 TSH 增高，T4、FT4 降低是诊断甲减的必备指标。亚临床甲减时仅有血清 TSH 增高，T3、T4 正常；病情严重时 T3 和 FT3 降低。

Tips

甲减容易被误判的症状表现

1. 水肿：甲减时尝以胫前水肿为先，严重的会出现全身水肿，尝被误认为是肾脏或者心脏疾病所致，但是要注意甲减时会伴有畏寒、腰酸无力、精神不好、嗜睡等。

2. 易感冒，虚胖：甲减时体质下降常怕冷，爱感冒，会以为是肾虚或者风湿痛等，但甲减还会表现出体重增加，面白体胖。

3. 性情改变：甲减患者会出现记忆力减退、心情郁闷等症状，尝被误以为是压力大或者没休息好导致。

4. 月经失调：甲减患者可能会出现月经失调甚至闭经，所以中年女性要特别注意与更年期综合征相区别。

甲状腺功能减退的饮食调养

饮食宜“三高”

1. 高热量

甲减患者基础代谢低下，大多畏寒怕冷，需要摄入充足的高热量食物以保证身体的热量供给。谷薯类食物含有丰富的碳水化合物，可以提供丰富的葡萄糖，属于高热量食物。

2. 高蛋白质

甲减时，胃肠道“工作”变慢，吸收蛋白质的速度也减慢，因此可能造成体内蛋白质不足。丰富的蛋白质可以改善全身的营养状况，特别是有黏液性水肿的甲减患者更应该多食用优质蛋白质，以提高血浆蛋白，减少水肿。

蛋、奶、瘦肉、鱼类均是富含优质蛋白质的良好食物来源，大豆及豆制品是良好的植物性食物来源。

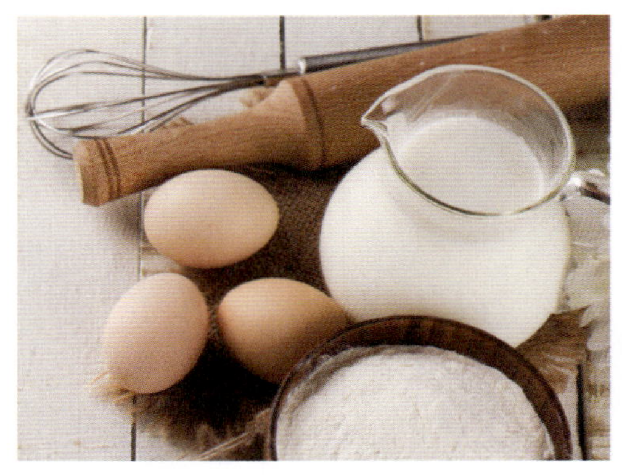

每人每天蛋白质摄入量应为每千克体重 1 ~ 1.2 克，比如一个 60 千克重的成年人，一天蛋白质的摄入量应该在 60 ~ 72 克。

3. 高维生素

甲减患者容易缺乏多种维生素，特别是维生素 A。因为甲减的甲状腺激素缺乏，导致皮下胡萝卜素转化为维生素 A 的能力减弱。如果身体缺乏维生素 A，易造成夜盲症或暗光中视物不清、结膜或角膜干燥、皮肤干燥，还会影响骨骼生长发育，甚至增加消化道、呼吸道发生感染的概率。因此，应通过每天摄入各种新鲜蔬果、每周吃 1 ~ 2 次猪肝来补充多种维生素，尤其是维生素 A。

维生素 A 只存在于动物性食物中，如动物肝脏、肉类等不但维生素 A 含量丰富，而且其中的维生素 A 能直接被人体吸收，是维生素 A 的良好来源。而深色蔬果中富含胡萝卜素，胡萝卜素在体内可转化为维生素 A，而且蔬果低脂肪，血脂异常者更适合。

通过尿碘来决定如何补碘

碘是制造甲状腺激素的原料，虽然甲状腺激素缺乏会导致甲减，但并不是甲减就一定要补碘。如果是缺碘引起的甲减，患者应该增加碘摄入，但对于碘充足的甲减患者，碘摄入过多反而会加重甲减症状。因此，需要通过检测尿碘来判断是否缺碘。

1. 缺碘的甲减患者：主要通过食用碘盐来补碘，同时可以多吃一些富含碘的食物，如海参、海杂鱼、海带、紫菜等海产品。

2. 桥本甲减患者：需要低碘饮食，可食用碘盐，但不要再食用海带、紫菜、海苔、虾贝等含碘高的海产品。

低盐饮食预防黏液性水肿

甲减患者不用严格限制食盐的摄入，但要少吃偏咸的食品。

甲减患者由于黏液性水肿常常手足肿胀、身体发胖。盐分摄入过多会引起水钠潴留而加重水肿。因此要低盐饮食，同时酱类调味品、加工肉制品、腌渍食品均应少吃。

补充膳食纤维预防便秘

甲减患者因甲状腺激素不足容易出现腹胀、便秘的症状，所以建议适量增加摄入富含膳食纤维的食物以促进胃肠道蠕动，膳食纤维还可以在大肠中吸收水分，软化大便，起到防治便秘的效果。全麦面粉、糙米、燕麦、豆类、薯类、蔬果等都是膳食纤维的良好来源。

要提醒大家，在增加膳食纤维摄入的同时，应适量增加水的补充。

甲减伴血脂异常应减少动物油、胆固醇和反式脂肪酸的摄入

脂类也是身体必不可少的，人体热量的供给、细胞膜以及各种激素的合成都需要脂类。但是甲减时，甲状腺激素分泌减少，血脂利用率下降，排泄也减少，容易导致血脂异常。因此当甲减又伴有血脂异常时，要减少动物油、胆固醇和反式脂肪酸的摄入，避免加重血脂异常而影响甲减治疗。甲减患者即使血脂正常，平时也应限制动物油和反式脂肪酸的摄入。

要做到：

1. 多选用植物油，而且每天烹调用油控制在25克以下。
2. 动物内脏、蟹黄、蛋黄、鱿鱼等高胆固醇食物要少吃。
3. 含人造奶油（也叫植物奶油）的食品，如蛋糕、饼干等，是反式脂肪酸的主要来源，购买前注意看一下成分表，尽量避免过量或经常食用。

适当补充造血原材料预防贫血

甲减患者容易发生贫血，因为甲状腺激素缺乏会影响骨髓造血，促红细胞生成素分泌减少，而且会影响胃酸分泌，胃酸缺乏会让人食欲下降，阻碍与造血有关的铁、叶酸、维生素 B_{12} 的吸收，久而久之贫血就会乘虚而入。特别是女性甲减患者会出现月经异常、经量多，而失铁、失血过多更容易造成贫血。所以，甲减患者在日常饮食中要适当多吃一些补铁、补血的食物，以缓解贫血症状。

铁元素分两种，血红素铁和非血红素铁，前者多存在于动物性食物中，后者多存在于深色蔬果和全麦食品中。血红素铁更容易被人体吸收，因此，补铁应该首选动物性食物，比如牛肉、动物肝脏、动物血等。深色蔬果如西蓝花、芥菜、猕猴桃等富含维生素C，有利于铁吸收，并且可以补充多种抗氧化物，也是日常饮食中少不了的。而严重的贫血需要在医生指导下服用铁剂。

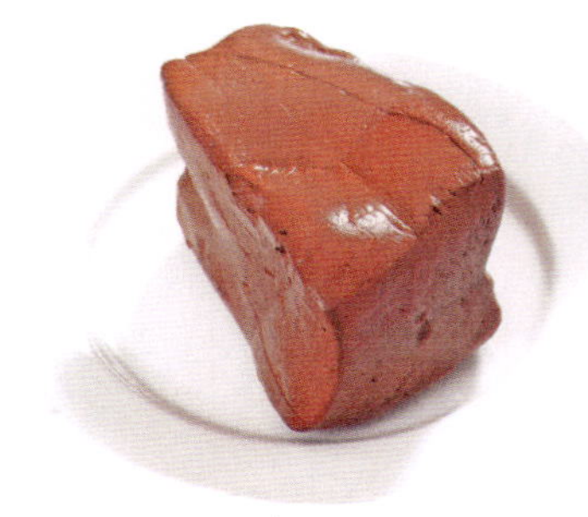

摄入足量钙预防骨质疏松

如果甲减长期得不到控制，骨代谢会随着体内代谢节奏放缓而减慢，渐渐出现骨质疏松。在控制好甲减的前提下增加富含钙和蛋白质食物的摄入，如牛奶、鸡蛋、豆制品等，少吃易引起骨质疏松症的食物，如咖啡、浓茶、碳酸饮料等。

在摄入富含钙的食物时，补充适量维生素 D，更有利于钙的吸收和利用。

肾功能不好的甲减患者宜清淡饮食

甲减使得身体代谢减慢，流经肾脏的血液减少，导致肾功能下降。所以，肾功能不好的甲减患者饮食宜清淡，要做到低脂低油低盐。优选禽肉和鱼肉，每天食盐摄入不超过 5 克，食用油每天控制在 25 ~ 30 克。

其实甲减患者即使肾功能正常，也应该清淡饮食，以免加重黏液性水肿。

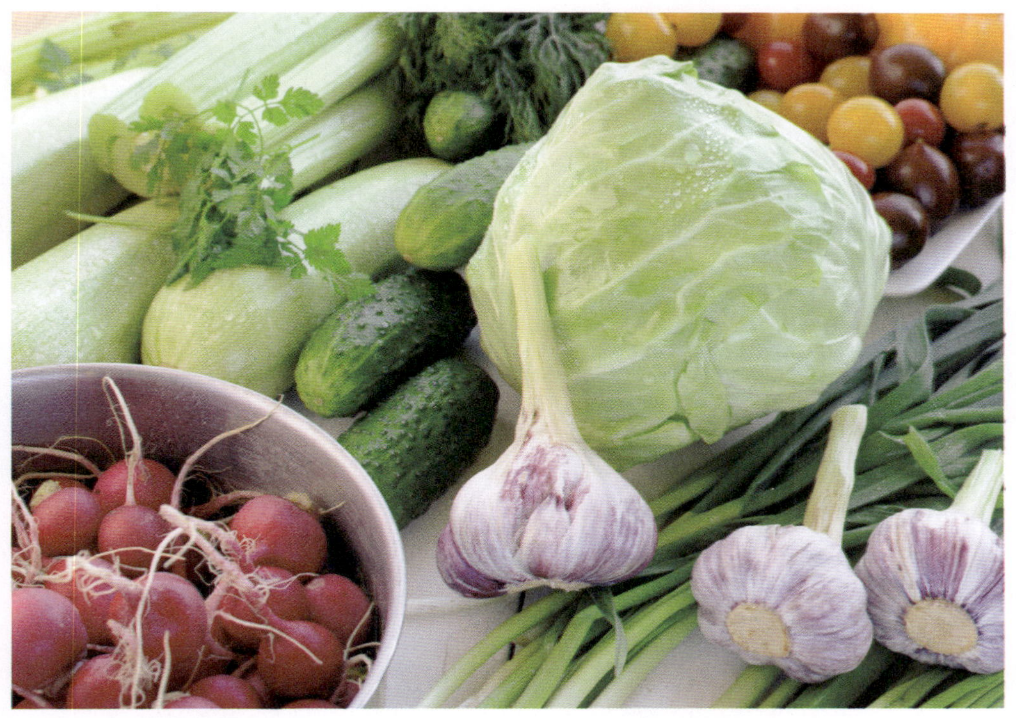

甲减患者每天保持 500 克左右的新鲜蔬菜，绿叶菜占一半以上，注意选择烹饪方式，这样可以提供丰富的胡萝卜素、维生素 C、钾、叶绿素、膳食纤维，有利于利尿消肿、促进排便、预防贫血。

养护甲状腺这样吃

推荐用量

30 ~ 50 克 / 日

黄豆

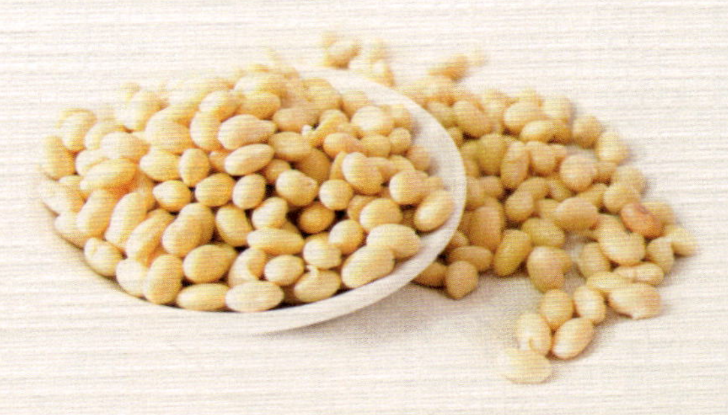

主要营养素 每 100 克含量	蛋白质	脂肪	碳水化合物	膳食纤维	钙
	35.0 克	16.0 克	34.2 克	15.5 克	191 毫克

对甲状腺的益处

黄豆富含的植物蛋白质是优质蛋白质，更利于甲减患者吸收利用。所含的钙有利于增强心肌收缩、强健骨骼。而膳食纤维有助于促进胃肠道蠕动，还可以在大肠中吸收水分，软化大便，起到防治甲减便秘的效果。

养护甲状腺关键营养物质

膳食纤维 ☑ 优质蛋白质 ☑

钙 ☑

这样吃才健康

1 黄豆制成豆腐、豆浆后，可以大大提高蛋白质在人体的吸收利用率，能维持肠道健康。

2 不要食用未熟透的黄豆，一定要彻底煮熟再吃，否则可能会出现腹胀、腹泻、呕吐等不适症状。

3 黄豆含有胀气因子，食积腹胀者不宜食用。

专家连线

甲减不治疗可以吗？

有人认为甲减只是让代谢缓慢一些，不治疗也没关系。这种想法是不对的，也非常危险。因为甲减可能会引起血脂升高，增加全身动脉粥样硬化的风险，严重者还会引起心脑血管梗死。如果发生黏液水肿性昏迷，则会危及生命。

推荐食疗方

茴香豆

材料 黄豆250克，小茴香25克。

调料 盐5克，大料1个。

做法

1. 黄豆洗净，用清水浸泡12小时，泡涨。
2. 锅中倒入适量水煮开，放入小茴香、大料、盐，再次煮开后放入黄豆煮熟，关火。
3. 待黄豆在大料茴香水中浸泡3小时入味后，捞出沥干即可。

茄汁黄豆

材料 黄豆100克，洋葱、番茄各30克。

调料 蒜末、盐各3克，番茄酱5克，苹果醋、水淀粉各适量。

做法

1. 黄豆洗净，煮软；番茄、洋葱洗净，切丁；苹果醋和番茄酱加水搅成酱汁。
2. 炒锅内放少许油，油热后放入蒜末和洋葱丁，翻炒至洋葱软，加入番茄丁、盐炒至软烂，倒入黄豆，大火煮开后转小火煮20分钟，倒入酱汁，继续煮至汤汁将干、豆子软糯，调入水淀粉即可。

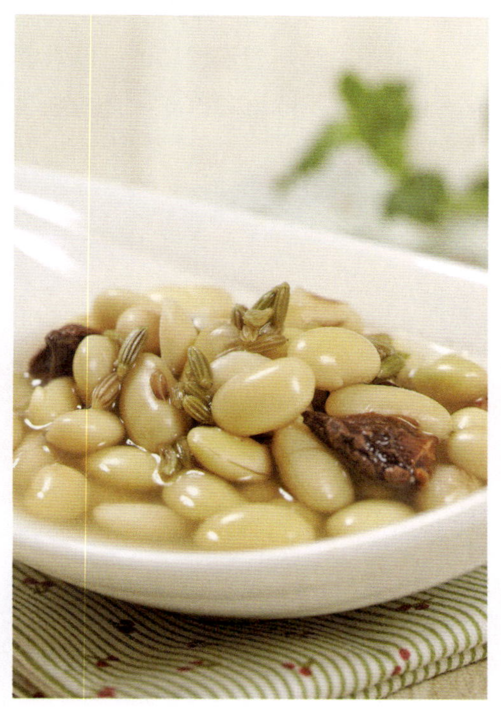

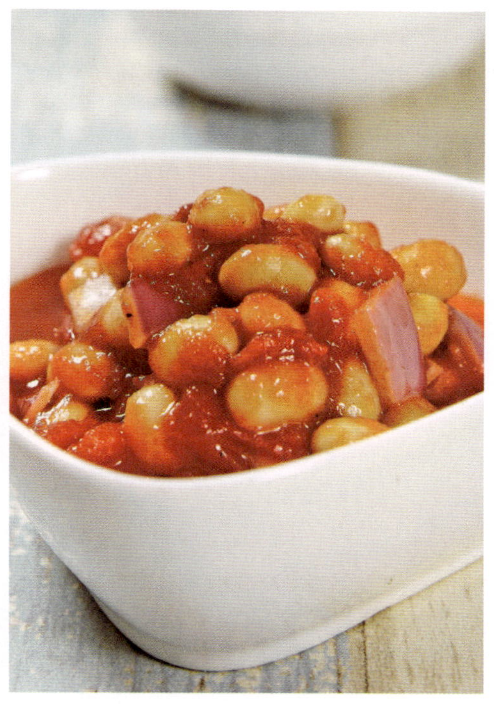

推荐用量

40 ~ 75 克 / 日

鸡肉

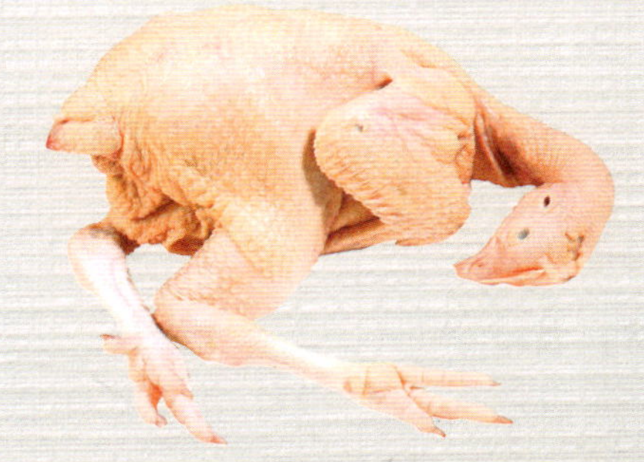

主要营养素 每 100 克含量	蛋白质	脂肪	钾	烟酸	硒
	19.3 克	9.4 克	251 毫克	5.6 毫克	11.8 微克

对甲状腺的益处

鸡肉富含优质蛋白质，更利于甲减患者吸收利用。所含的硒有防癌、抗氧化的作用，有利于保护甲状腺组织。所含的烟酸有利于脂质代谢，预防甲减引起的血脂异常。

养护甲状腺关键营养物质

优质蛋白质 ☑ 烟酸 ☑ 硒 ☑

这样吃才健康

1 蒸、炖、煮鸡肉，可提高营养价值；如果喝鸡汤，最好将浮油撇去，以减少脂肪的摄入。

2 鸡屁股是淋巴、细菌、病毒和致癌物最集中的地方，因此不宜食用。

3 鸡肉中的嘌呤含量较高，痛风患者不宜多食，否则会加重病情。

专家连线

为什么甲减还会掉眉毛?

这是甲减黏液性水肿造成的一种后果，不仅会掉眉毛，还会出现脱发和男性胡须稀疏，严重者发生秃顶。这是因为甲减患者容易贫血，从而影响毛囊的正常功能，而血液中甲状腺激素的缺少会减缓毛发生长更新的速度。

推荐食疗方

柚子炖鸡

材料 童子鸡1只（约750克），柚子200克。

调料 姜片、葱段各5克，盐4克，料酒10克。

做法

1. 将柚子去皮留肉；童子鸡宰杀后除毛、去内脏，沸水焯熟，冲去血沫。
2. 把柚子肉纳入鸡腹中，放入锅中，加入葱段、姜片、料酒和适量水，炖熟，加盐调味即可。

香菇蒸鸡

材料 鸡肉250克，泡发香菇100克。

调料 盐、料酒、酱油、葱丝、姜丝、水淀粉、清汤、香油各适量。

做法

1. 将鸡肉洗净，切片；香菇洗净，切丝，放入碗内，加入鸡片，加酱油、盐、葱丝、姜丝、料酒、清汤、水淀粉抓匀。
2. 上笼蒸熟，淋香油即可。

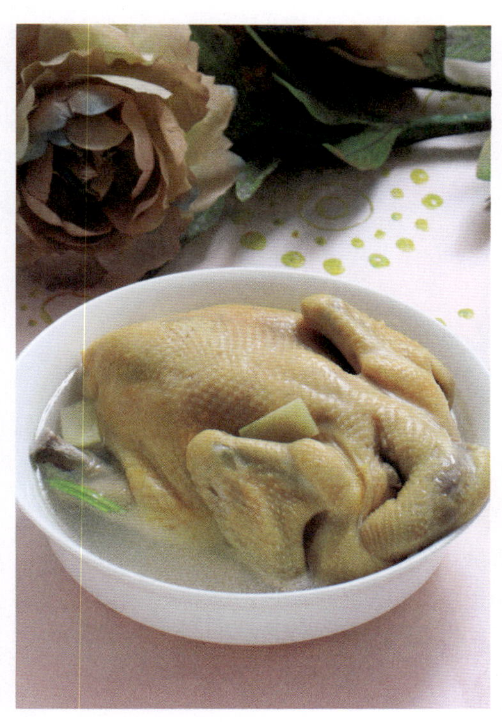

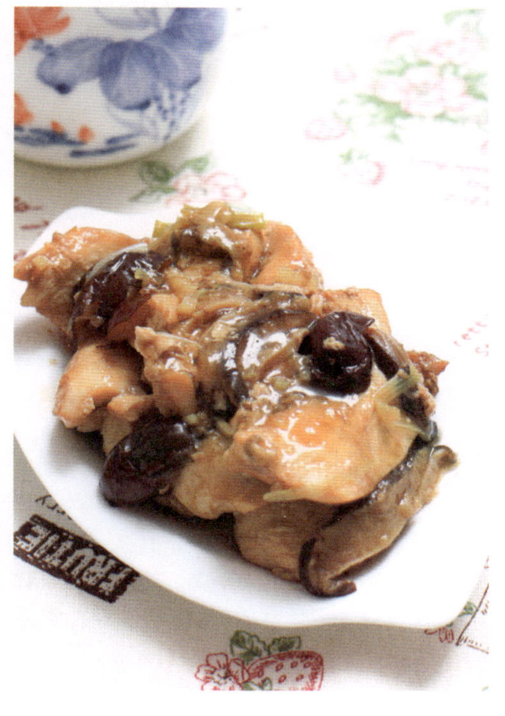

推荐用量

100 克 / 日

西蓝花

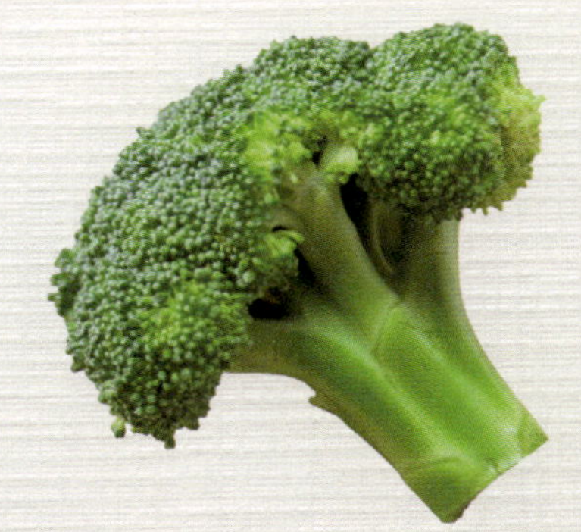

主要营养素 每 100 克含量	蛋白质	碳水化合物	膳食纤维	胡萝卜素	维生素 C
	4.1 克	4.3 克	1.6 克	7210 微克	51 毫克

对甲状腺的益处

西蓝花富含胡萝卜素、维生素 C，具有抗氧化作用，可清除自由基；含有的膳食纤维有通便、排毒的作用。

养护甲状腺关键营养物质

维生素 C ☑ 胡萝卜素 ☑

膳食纤维 ☑

这样吃才健康

1 西蓝花烹调前可以焯一下水，再用大火快炒，这样能使其中的抗癌成分更好地发挥作用，也可以去除里面的致甲状腺肿物质。

2 西蓝花所含的维生素 C 不稳定，遇热会被氧化破坏，所以加热时间不宜太长。

专家连线

缺碘就会患甲减吗？

缺碘和甲减之间有一定联系。成人饮食中缺碘，可能只引起单纯性甲状腺肿，除非严重缺碘，才会出现甲减。其实饮食中碘过量也是成人患甲减的一个很重要的原因，尤其是本身为患甲状腺疾病倾向的人。长期服用含碘的药物，如治疗心律失常的胺碘酮，也有诱发甲减的可能性。

推荐食疗方

蒜蓉西蓝花

材料 西蓝花 400 克，蒜 3 瓣。

调料 盐 3 克。

做法

1. 先将西蓝花放入盐水中浸泡 5 分钟，洗净，掰成小朵；蒜去皮，洗净，切蓉。
2. 锅中水烧开后，放入西蓝花略焯后捞出，浸入凉水中过凉。
3. 热锅放油，待油烧至七成热时，下蒜蓉翻炒出香味，倒入焯好的西蓝花翻炒 1 分钟，加盐出锅即可。

番茄炒西蓝花

材料 西蓝花 150 克，番茄 100 克。

调料 盐 3 克。

做法

1. 西蓝花去柄，掰小朵，洗净，放入沸水中焯一下，捞出，放入凉水中过凉；番茄洗净，去皮，切块。
2. 炒锅置火上，倒油烧热，放入西蓝花快速翻炒，倒入番茄块炒熟，放盐炒匀即可。

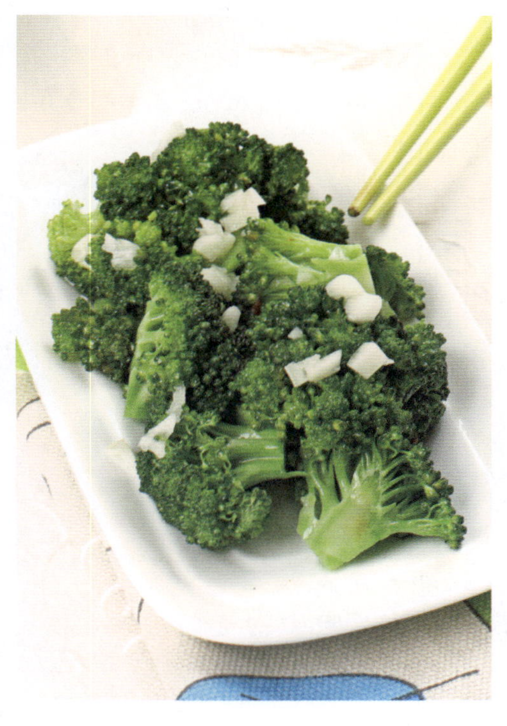

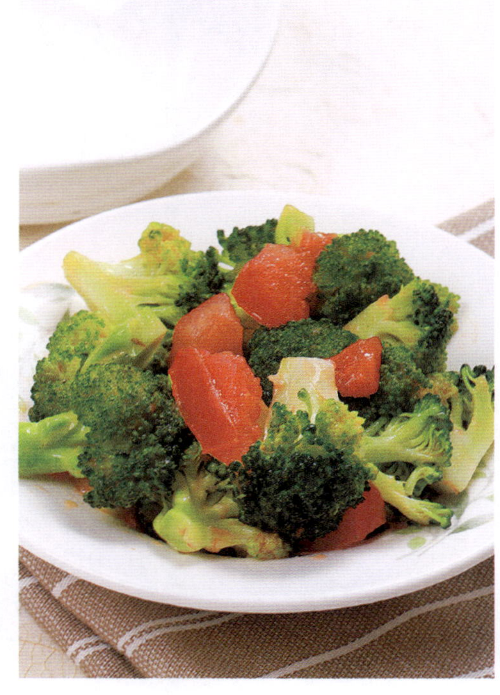

推荐用量

100 ~ 200 克 / 日

油菜

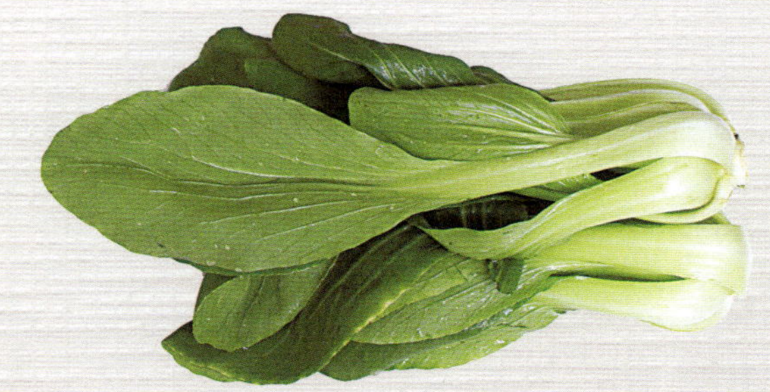

主要营养素 每 100 克含量	蛋白质	碳水化合物	维生素 C	胡萝卜素	钙
	1.8 克	3.8 克	36 毫克	620 微克	108 微克

对甲状腺的益处

油菜是低脂高钙蔬菜，且含有丰富的胡萝卜素和维生素 C，对甲减患者贫血、缺钙有预防作用。

养护甲状腺关键营养物质

胡萝卜素 ☑ 维生素 C ☑ 钙 ☑

这样吃才健康

1 烹调油菜时应现做现切，并用大火爆炒，这样既可使其保持鲜脆，又能避免维生素的流失。

2 隔夜的熟油菜不宜多食，以免摄入过多亚硝酸盐，诱发癌症。

3 油菜为十字花科植物，有致甲状腺肿的作用，所以建议煮熟后食用，不宜生食。

专家连线

TSH 升高就一定是患了甲减吗?

如果甲状腺检查显示 T3、T4 降低，TSH 升高表示可能患原发性甲减。但是中枢性甲减，如果病变位置位于垂体或者下丘脑，TSH 不仅不会升高，还有可能低于正常水平。

推荐食疗方

香菇油菜

材料 油菜300克，干香菇20克。

调料 葱花、盐各适量。

做法

1. 油菜洗净；干香菇泡发，切片。
2. 锅内倒油烧热，下入葱花炒香，放入油菜和香菇片翻炒4分钟，用盐调味即可。

海米拌油菜

材料 嫩油菜300克，海米30克。

调料 盐3克，醋10克，香油少许。

做法

1. 油菜洗净；海米用温水泡发洗净，煮熟。
2. 将油菜放入沸水中焯一下，捞出过凉，沥干水分，切段，放在盘中。
3. 海米放油菜段上，用盐、醋、香油调成调味汁，浇在海米和油菜上，拌匀即可。

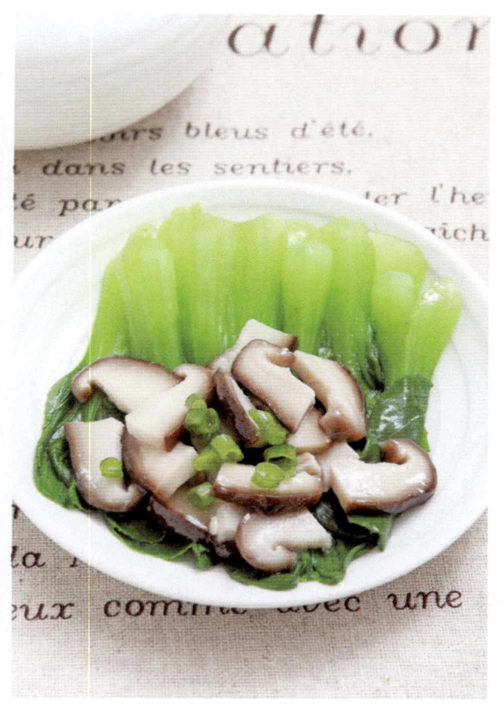

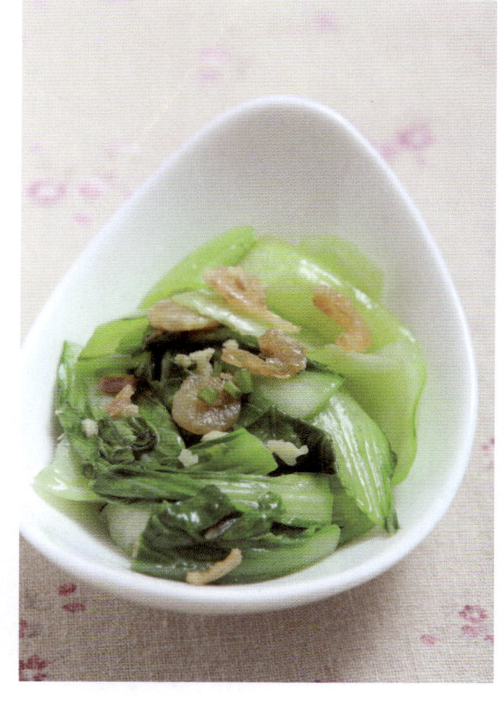

推荐用量

1～2次/周；50～100克/次

猪血

主要营养素 每100克含量	蛋白质	脂肪	铁
	12.2克	0.3克	8.7毫克

对甲状腺的益处

猪血补铁补血，可以帮助甲减患者缓解贫血症状。另外，猪血低脂、高蛋白，非常适合甲减患者食用。

养护甲状腺关键营养物质

铁 ☑ 蛋白质 ☑

这样吃才健康

1 猪血食用前需要用开水焯一下，去除腥气，减少猪血中的有害物质。

2 不要天天吃，大量食用会给身体带来负担，每周1～2次即可。

3 胃下垂、腹泻患者不宜多食。

专家连线

为什么有的甲减患者皮肤会变黄、泛白？

有的甲减患者无法将体内的胡萝卜素转换成维生素A，所以皮下积累的胡萝卜素会让皮肤呈现出黄色。有的患者如果并发贫血，皮肤还会苍白。等甲状腺激素得到补充之后，黄色就会变淡，症状较轻的患者可以完全恢复。

推荐食疗方

猪血炖豆腐

材料 猪血、豆腐各 150 克。

调料 葱花、姜末、盐、水淀粉各适量。

做法

1. 将猪血、豆腐放入清水中浸泡，洗净切块。
2. 炒锅置火上，倒入适量植物油烧至七成热，下葱花、姜末炒香，放入猪血块和豆腐块翻炒均匀，加适量清水炖熟，调入盐，用水淀粉勾芡即可。

青椒炒猪血

材料 猪血 300 克，青甜椒、红甜椒各 50 克。

调料 高汤 20 克，盐 3 克。

做法

1. 猪血洗净，切片，焯水；青、红甜椒洗净，去蒂及子，切块。
2. 油烧热，爆香甜椒块，盛出；再倒入猪血块拌炒几下，加高汤将猪血块焖软，放入甜椒块翻炒，加盐调味，收干汤汁即可。

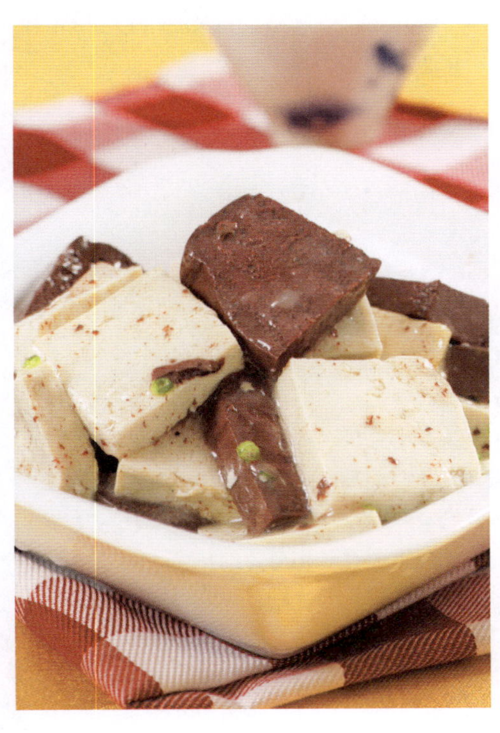

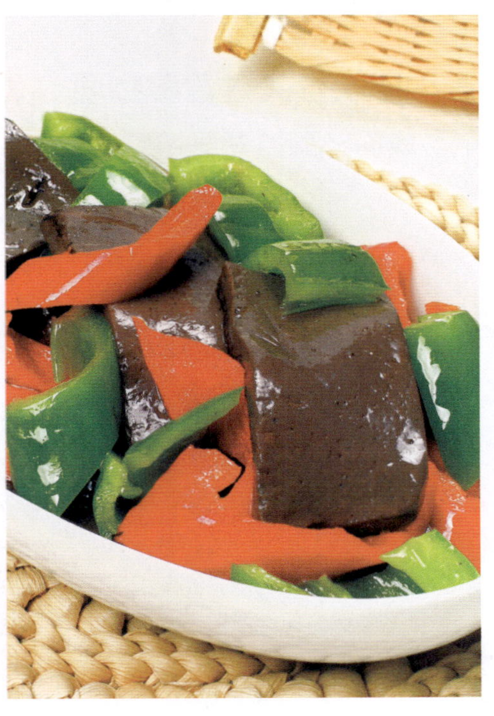

推荐用量

50 ~ 100 克（水发）/ 日

海带

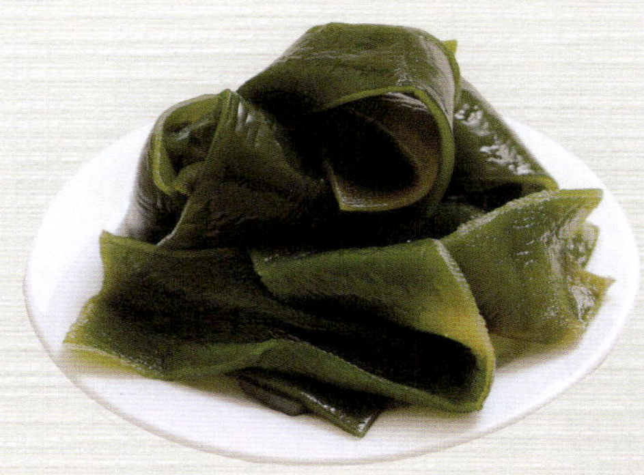

主要营养素 每 100 克含量	蛋白质	脂肪	胡萝卜素	碘	钙
	1.1 克	0.1 克	310 微克	113.9 微克	241 毫克

对甲状腺的益处

缺碘性甲减患者甲状腺激素分泌不足，饮食中需要增加碘的摄入以促进甲状腺激素的分泌。不管是干海带还是鲜海带，含碘量都很高，是甲减患者良好的补碘来源。

养护甲状腺关键营养物质

碘 ☑ 钙 ☑ 胡萝卜素 ☑

这样吃才健康

1 食用干海带前，用水清洗表面后入蒸锅蒸 30 分钟，再放入清水中浸泡一晚，这样烹饪后口感更爽脆。

2 进食海带后不宜马上喝茶或者立刻吃酸涩的水果，否则会阻碍海带中铁的吸收。

3 甲状腺功能亢进者不宜食用。

4 胃寒或肠胃不适者不宜多食。

专家连线

甲减患者终身服药会不会中毒？

常听说“是药三分毒”，因此有的甲减患者认为终身服药会“中毒”，在甲状腺功能正常后就自行停药，导致甲减复发。药是否变成毒，需要看药和身体的契合度，如果药的成分和身体内的成分完全相同，实际这种药就是身体需要的一种营养素。甲减时身体缺乏甲状腺激素，所以需要适量补充甲状腺激素。在医生的指导下服用适量甲状腺激素制剂没有任何毒副作用，育龄女性仍然可以怀孕、哺乳。

推荐食疗方

绿豆海带汤

材料 绿豆 60 克，干海带 30 克。

调料 醋、冰糖各适量。

做法

1. 淘米水中滴几滴醋，放入干海带泡发，洗去沙粒和表面脏污，再用清水漂净，捞出后切细丝，入沸水中稍焯，捞出沥水；绿豆淘洗干净，浸泡 2 小时。
2. 砂锅加适量清水，大火煮开后放入绿豆，再次煮沸后下海带丝，大火煮约 20 分钟，加入冰糖，转小火继续煮至绿豆软糯即可。

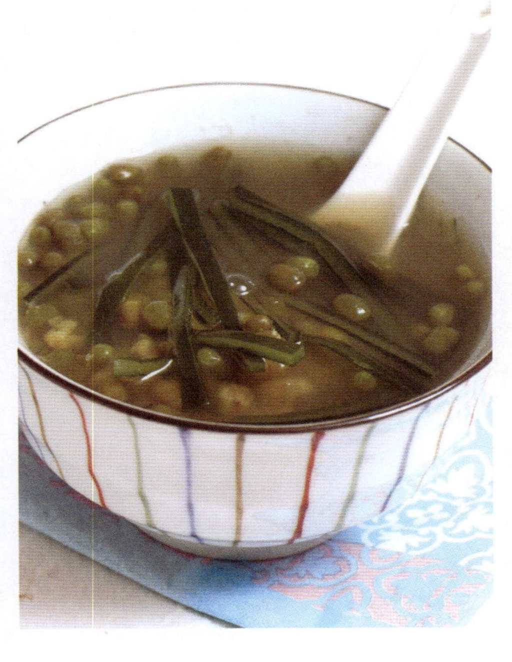

芹菜拌海带

材料 鲜海带 100 克，芹菜 80 克，海米 10 克。

调料 醋、香油、盐各适量。

做法

1. 海带洗净后切成丝；海米泡发，洗净后切碎；芹菜洗净后切成段。
2. 海带丝和芹菜段分别放入沸水中焯一下，捞出沥干；海米、海带丝和芹菜段一起放入盘内，加入醋、香油、盐拌匀即可。

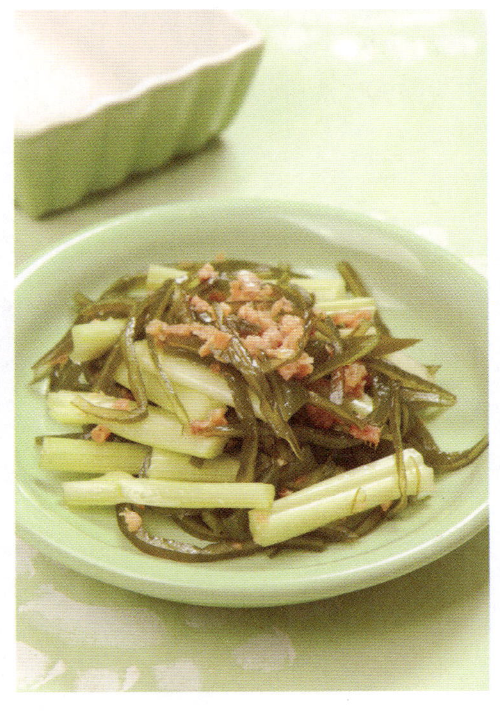

推荐用量

5～10克/日

紫菜

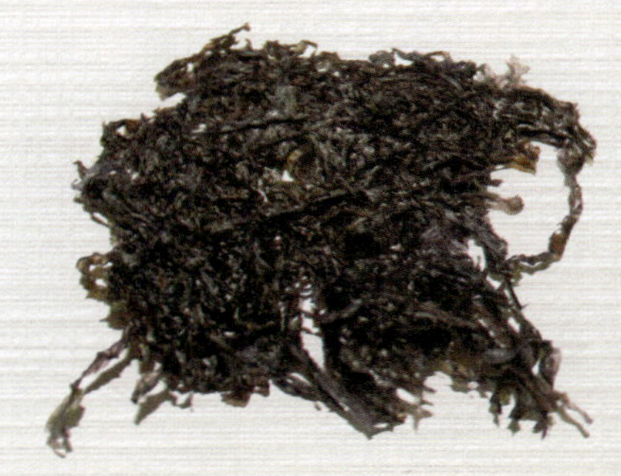

主要营养素 每100克含量	蛋白质	碳水化合物	膳食纤维	碘	钙	铁
	26.7克	44.1克	21.6克	4323微克	264毫克	54.9毫克

对甲状腺的益处

紫菜是高碘食物，是缺碘性甲减患者补碘的良好来源。另外，紫菜还含有丰富的铁、钙、膳食纤维等，有利于补铁、补钙、降血脂。

养护甲状腺关键营养物质

碘☑ 铁☑ 钙☑

这样吃才健康

1 紫菜一般都含有细沙，食用前应放在清水中浸泡，方便去除细沙。

2 熬汤时，如果汤过于油腻，可将紫菜用火烤一下，然后弄碎撒入汤内，可减少汤的油腻感。

3 脾虚者不宜多食；胃寒、肠胃功能不好的人不宜多食。

Tips

紫菜的多种营养价值

紫菜含有一定量的甘露醇，甘露醇是一种天然的利尿剂，可作为治疗水肿的辅助食品；紫菜富含钙、磷、铁等元素，可以促进儿童骨骼、牙齿生长。

推荐食疗方

紫菜鸡蛋汤

材料 紫菜10克，鸡蛋2个，虾皮少许。

调料 葱花、香油各适量。

做法

1. 紫菜洗净；鸡蛋磕入碗内，打散。
2. 汤锅内倒水烧沸，淋入蛋液搅成蛋花，放紫菜、葱花、虾皮煮1分钟，滴入香油即可。

紫菜包饭

材料 熟米饭100克，干紫菜适量，黄瓜、胡萝卜各50克，鸡蛋1个，熟白芝麻少许。

调料 盐、香油各适量。

做法

1. 熟米饭中加盐、熟白芝麻和香油搅拌均匀；鸡蛋煎成蛋皮，切长条；黄瓜洗净，切条；胡萝卜洗净，去皮，切条，焯熟。
2. 取一张紫菜铺好，放上米饭，用手铺平，放上蛋皮条、黄瓜条、胡萝卜条卷紧后，切成1.5厘米长的段即可。

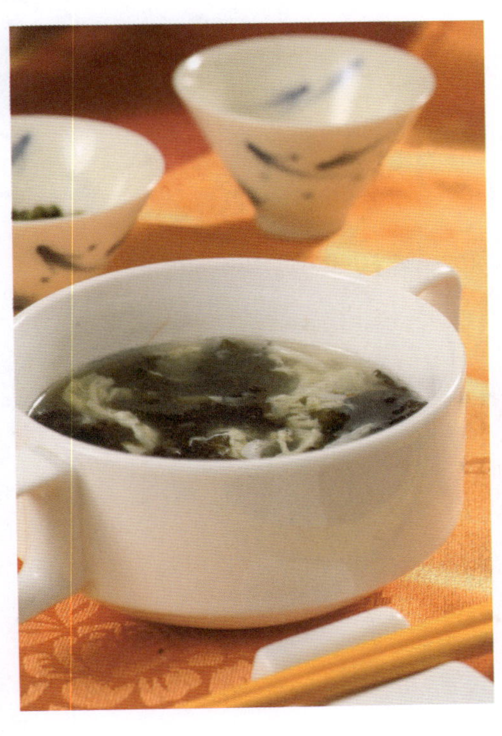

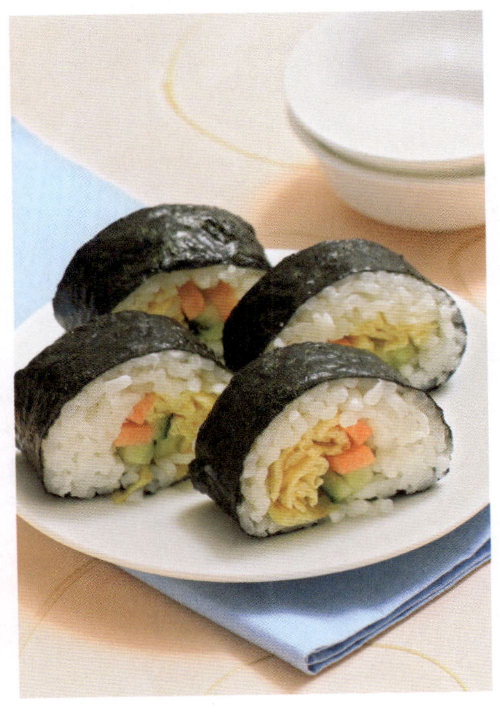

甲状腺功能减退的生活调养

适当进行户外运动和体育锻炼

甲减患者由于本身缺少甲状腺激素，身体产热量下降，免疫力及抵抗力较差，适当进行户外运动和体育锻炼有助于使经络、气血通畅，增强甲减患者的抵抗力和产热量。但是，因为甲减患者体温偏低、畏寒怕冷，所以进行户外运动时要注意防寒保暖。

可以选择上午 10 点前，下午 2 点后进行户外运动，因为这个时间段可以避开紫外线最强的时候，充分享受日晒，可促进人体维生素 D 的合成，帮助甲减患者提高对钙的吸收。

保证充足的睡眠

由于各种原因导致体内甲状腺激素不足，甲减患者就会表现出乏力、嗜睡、精神萎靡等症状，所以在治疗的同时保证充足的睡眠有助于缓解这些症状。

养成一些好习惯，对于提高睡眠质量很有帮助。

1. 固定每天睡觉和起床的时间。
2. 睡前可以通过读书、听听舒缓的音乐或者洗个温水澡帮助放松。但不要在睡前 1 小时做过于剧烈的运动。
3. 睡觉时可以把注意力集中到自己的呼吸上，慢慢数到 100，有助于促进睡眠。
4. 调暗卧室光线，并且尽可能保持安静。

甲状腺功能减退的治疗

甲状腺激素，价格便宜疗效好

甲减的治疗通常选择服用甲状腺激素制剂，服法方便，价格便宜，治疗效果也不错。

干燥甲状腺片： 来源广，价格便宜，好存放，不容易变质，但是效果不太稳定。

三碘甲状腺原氨酸： 人工合成，效果稳定，只有口服制剂。

左甲状腺素： 人工合成，效果稳定，有口服片剂和静脉注射两种。

治疗甲减的左甲状腺素如果过量，可能加重心脏负担，诱发冠心病。所以务必遵医嘱按时复诊，根据病情及时调整药物剂量。

服药后，需定期检测甲状腺功能指标

甲减患者补充甲状腺激素后，需要 4 ~ 6 周的时间重新建立下丘脑－垂体－甲状腺的平衡，因此在治疗初期需要每隔 4 ~ 6 周检测相关激素指标，根据检测结果调整用药剂量直至治疗达标，然后每 6 ~ 12 月复查一次相关激素指标。

甲减并发症用药遵医嘱

当甲减出现并发症时，不能擅自用药，是否使用治疗并发症的药物、何时使用，请遵医嘱。

1. 甲减开始治疗阶段慎用降压药，在甲状腺功能恢复正常后血压仍高时，才考虑使用降压药治疗。
2. 如果已经出现血脂异常，可短期服用降脂药物，服药期间遵医嘱，定期监测血脂、肝功。
3. 如果出现心绞痛，可用硝酸甘油及其长效制剂对症治疗甲减性心脏病。

专题

甲减最怕出现甲减危象

当甲减病情极其严重时出现的甲减危象，又叫黏液水肿性昏迷，是甲减最严重的并发症，即使及时治疗，死亡率也可达到 50%，治疗不及时死亡率更高。

甲减危象的症状

1. 明显的畏寒、虚弱、嗜睡、水肿。
2. 一般体温下降到 36℃ 以下。
3. 低血糖、低血压。
4. 呼吸又浅又快。
5. 皮肤出现瘀青，牙龈出血，大便发黑或有血便。
6. 从嗜睡到意识不清，逐渐进入昏迷。

甲减危象的诱因

1. 甲减控制不佳，病情加重。
2. 甲减未治疗或治疗不充分。
3. 低温环境，寒冷的冬天。
4. 感染。
5. 受到强烈的精神刺激。
6. 发生心脑血管意外。
7. 接受大手术。
8. 甲减患者使用镇静剂、麻醉药。
9. 老年甲减患者。

做好以下几点，有效防止甲减危象的发生

1. 遵医嘱用药，不擅自停药，不随便减少药量。
2. 按时复查甲状腺功能。
3. 冬天注意保暖，预防感冒。特别是老年人，黏液水肿性昏迷大多发生在老年人身上。
4. 做好个人防护，避免感染。注意饮食卫生，防止胃肠炎；勤洗澡、勤换衣被，保持皮肤清洁；多喝水、不憋尿，防止尿路感染等。
5. 如果需要做手术，术前告知医生自己的甲状腺问题，甲减控制良好后再接受手术。
6. 学会纾解不良情绪，避免大悲大喜。
7. 注意休息，避免过度劳累。

第5章

甲状腺功能亢进调养，让亢奋的甲状腺安静一下

甲状腺激素如果合成太多而出现供过于求的状态，身体就会出现甲亢的症状。甲亢时，不仅需要通过药物等手段治疗，更需要注意饮食和生活调养。

甲状腺功能亢进的诊断

认识甲状腺功能亢进

甲状腺功能亢进简称“甲亢”，简单理解就是多种原因引起甲状腺合成或释放了过多的甲状腺激素，让机体亢奋了。甲亢发病率比较高，每 100 ~ 200 人中就有一个甲亢患者。

引起甲状腺功能亢进的原因
遗传因素
部分甲亢患者有甲亢家族史。
感染因素
有些细菌、病毒会刺激甲状腺组织，诱发甲亢。
药物因素
经常服用含碘的药物会导致药源性甲亢。
性别和年龄因素
甲亢患者女性高于男性，中青年女性最容易发生甲亢。
精神因素
性格急躁、情绪不稳定、精神压力大、长期抑郁等都可能诱发甲亢。
饮食及环境因素
生活在富碘地区的人或者经常过多食用海产品等高碘食物的人群。

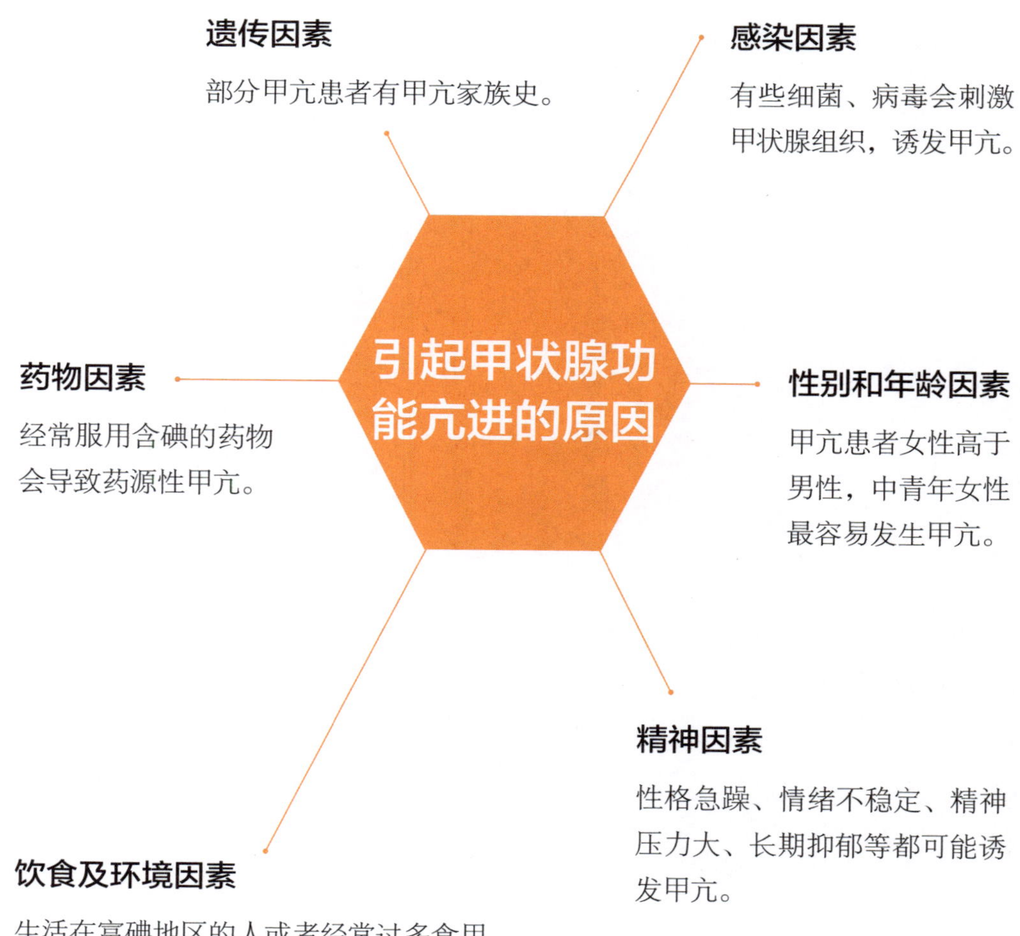

甲状腺功能亢进的临床表现

甲亢发病缓慢，一发病通常是全身多系统的症状，如果症状集中在某一系统，很容易与该系统的病症混淆，而造成漏诊、误诊，所以要辨清甲亢的主要临床表现。

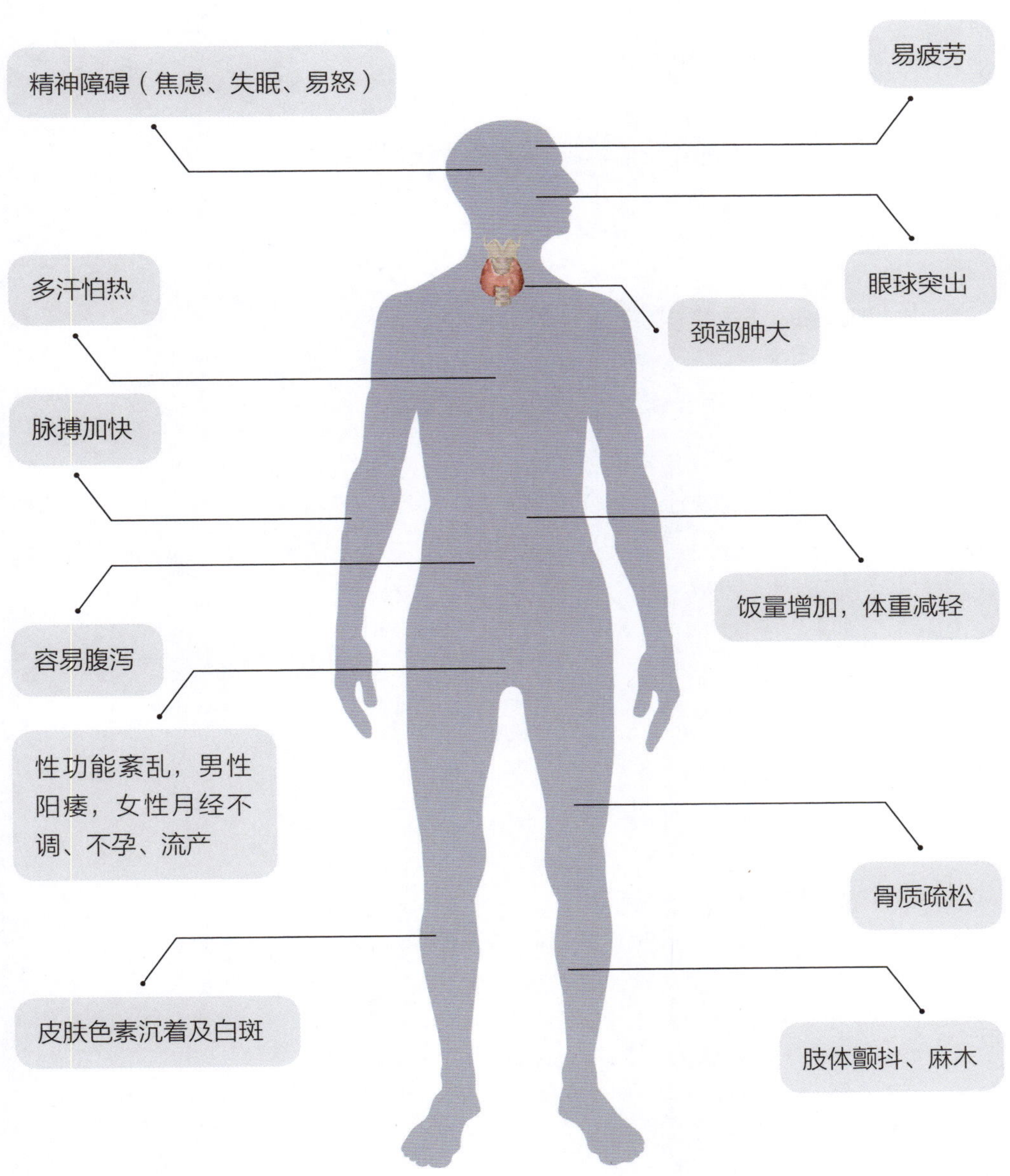

不容忽视的亚临床甲亢

亚临床甲亢和亚临床甲减一样，也是一种“将病还未病”的状态。

甲亢的早期阶段一般没有不舒服的感觉。但是需要提高警惕，避免发展成真正的甲亢。

只能通过甲状腺功能检查及早发现亚临床甲亢，所以定期体检时加入甲状腺的检查很有必要。亚临床甲亢时 TSH 降低，T3、T4 都在正常范围。

亚临床甲亢常见于 4 种情况：

1. 甲状腺炎早期，如桥本甲状腺炎、亚急性甲状腺炎等。
2. Graves 病、结节性毒性甲状腺肿。
3. 服用胺碘酮、干扰素等药物。
4. 甲状腺癌术后服用大剂量甲状腺素。

亚临床甲亢是否需要治疗，要根据年龄、病因、有无不适症状、TSH 的数值高低、是否怀孕等多种因素决定，一般来看年纪轻、无症状、TSH 降低不明显的亚临床甲亢无须治疗。但是需要由专业的内分泌科医生来诊断，而不是不懂医学知识的普通人自行判断。

专家连线

患了甲亢是不是一点碘都不能摄入？

甲亢患者如果摄入大量的碘，甲状腺会变硬，用药剂量会增大，不利于甲亢的治疗，因此甲亢患者应避免食用碘盐，但是不等于完全不需要摄入碘。甲亢患者虽然是功能亢进，但仍然需要甲状腺激素，因此需要制造甲状腺激素的原料——碘。所以，甲亢患者要选择无碘盐，同时仍然需要从其他食物中摄入碘，但饮食中要忌含碘丰富的食物如海带、紫菜等。

甲状腺功能亢进的检查

确诊甲亢需要查甲状腺功能，一般通过血液检测来诊断甲亢，在检查单上常常看到这些显示：T3 ↑，FT3 ↑，T4 ↑，FT4 ↑，TSH ↓，TRAb 正常或↑。这是因为甲亢就是由于甲状腺分泌的 T3、T4 过多，所以 T3、FT3、T4、FT4 数值是升高的，到一定程度会抑制 TSH 的分泌，即 TSH 降低。也有部分甲亢患者只表现 T3、FT3 ↑，T4、FT4 正常，TSH ↓。

甲亢时通常 FT3 和 FT4 升高，TSH 降低。但是要注意甲状腺炎也可能出现同样结果，因此需要做鉴别检查。TPOAb 和 TGAb 是甲状腺自身免疫抗体，也是提示自身免疫性甲状腺疾病的指标。根据患者病情，还会检测 TT3、TT4，以协助诊断。

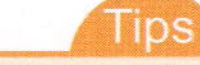

妊娠期 Graves 病

病理性所致的妊娠期甲亢，最常见的是弥漫性毒性甲状腺肿（即 Graves 病），在孕妇中发病率相当高，若不处理，会对孕妇、胎儿造成严重不良影响，因此需要用药治疗。

本病特征表现为：

1. 合并眼部症状，如浸润性突眼。
2. 存在弥漫性甲状腺肿，伴局部血管杂音和震颤。
3. 甲状腺自身抗体阳性，特别是 TRAb，其敏感度高达 95%、特异度 99%。

甲状腺功能亢进的饮食调养

限食含碘丰富的食物和药物

甲亢患者首先要做到“限碘饮食”，从源头上减少激素合成，包括限食含碘丰富的食物和药物。

1 避免高碘食物。按照每100克食物中含碘量，高碘食物可以分为三个级别：第一级含碘数千至数万微克；第二级含碘数百至上千微克；第三级含碘数十至上百微克。

第三级：包括部分海鱼、海虾等
第二级：包括海蟹、贻贝、虾皮等
第一级：包括海带、紫菜、海苔、海蜇等

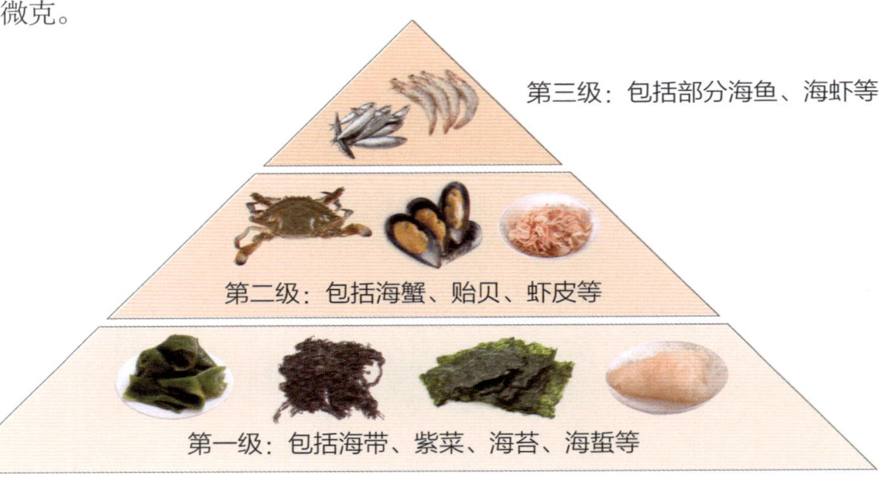

2 烹饪时需使用无碘盐。因为现在按照国家规定普遍使用碘盐，所以外出就餐很难实现无碘盐，所以建议甲亢患者尽量少外出就餐。

3 避免使用高碘药物、化妆品。高碘药物如胺碘酮、碘酒，以及含碘的维生素、润喉片和造影剂等要禁用；含海藻成分的洗面奶、面膜等化妆品，也要避免使用。

专家连线

甲亢治愈后还要限碘饮食吗？

如果经过药物或放射碘131等治疗后甲亢治愈了，可以解除限碘的禁令。烹饪时可以使用碘盐，可以吃海鲜。但是，因为身体内的碘过量是甲亢的诱发因素，所以为防止甲亢复发，甲亢治愈后短时间内需要低碘或适碘饮食，尽量避免在短期内进食过多高碘食物。

高蛋白质、适量碳水化合物饮食，保证充足的热能供给

甲亢患者蛋白质、脂肪和碳水化合物的代谢会加速，并且身体耗氧量和产热都有所增加，如果不注意补充，会导致身体热量摄入不足，出现营养不良。

1 甲亢患者通常伴有消瘦、肌肉萎缩等症状，需要额外补充蛋白质，每天蛋白质的供给量应根据自己的体重来计算，保证在每千克体重补充 1.5 克以上的蛋白质，其中，优质蛋白质的供应量在 60% 以上。如体重为 65 千克的甲亢患者，应每日补充蛋白质 97.5 克（65×1.5）以上，其中优质蛋白质要达到 58.5 克以上。富含优质蛋白质的食物有瘦畜肉、去皮禽肉、大豆及豆制品、奶类及奶制品、低碘鱼类等。

2 充足的碳水化合物可以提供人体所需热量，还可使蛋白质发挥其特有的生理功能，但是由于甲亢患者会出现类似糖尿病样的血糖变化，所以膳食中应适量控制碳水化合物的摄入，而不是完全通过增加碳水化合物来提供热量。

通常应保证每日碳水化合物的供给量占总热量的 60% ~ 65%，同时要控制摄入生糖指数高的食物，如减少一部分精制米面类主食，加入粗杂粮及南瓜、土豆、山药等富含淀粉的蔬菜，以更好地平稳血糖。

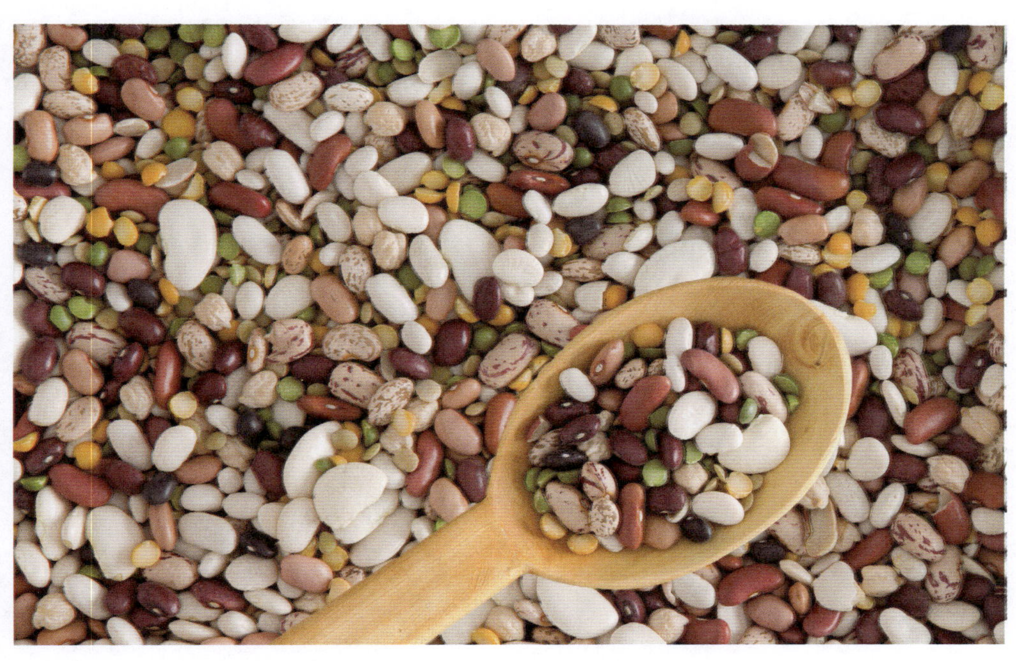

优化食物结构，防止血糖过高

甲状腺激素是一种“升糖激素”，它会促进葡萄糖吸收、加速糖原的合成与分解，因此甲亢状态下常会出现血糖偏高的情况。所以，甲亢患者要学会优化食物结构，少吃精制细粮，避免一次性摄入过多高生糖指数的食物以防血糖过高，特别是合并糖尿病的甲亢患者更需要注意。

限制膳食纤维的摄入

膳食纤维是一种重要的营养素，富含于粗粮、果皮和粗纤维蔬菜等食物中，有助于缓解便秘、防止脂肪堆积、降压调脂。

但是，因为甲亢患者的甲状腺激素分泌增多，消化功能增强，胃肠蠕动也会加快，排便次数会增多，膳食纤维摄入过多会增加排便次数，还会加速营养物质的流失，对甲亢患者的健康不利。

因此，甲亢患者不宜经常食用富含膳食纤维的食物。一般口感略粗糙的食物含有比较丰富的膳食纤维，应慎重选用。

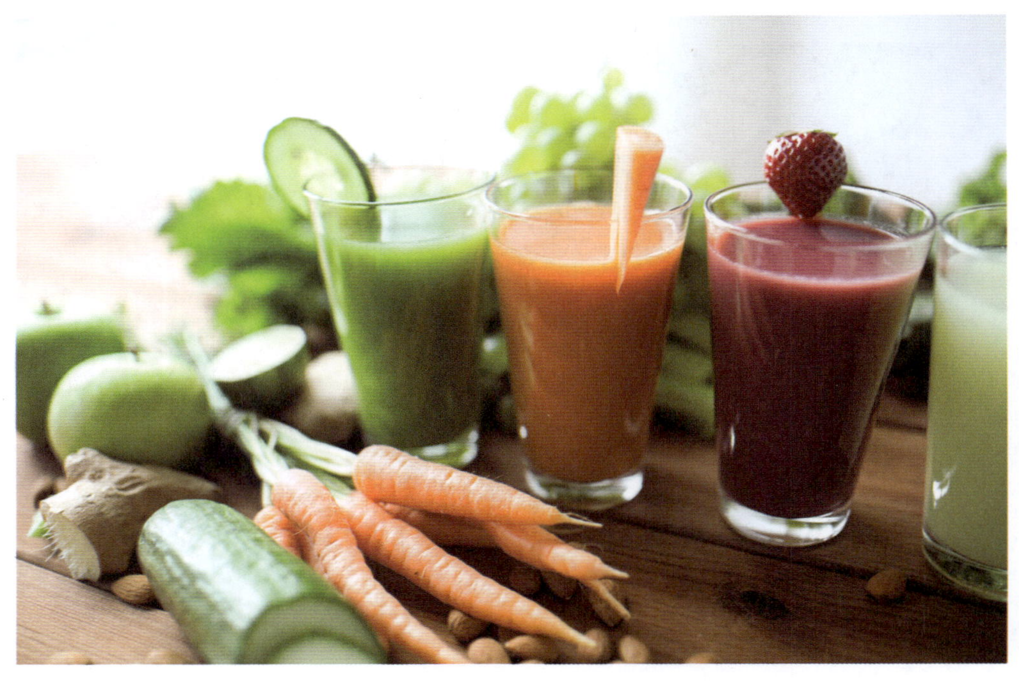

增加矿物质和维生素摄入

甲亢患者代谢快、消耗大，肠蠕动增加，排尿增加，B 族维生素、维生素 A、维生素 C 等多种维生素的消耗量明显增多，很容易导致缺乏。同时，钾、钙及磷等矿物质也很容易通过腹泻排出体外而造成营养不良。因此，甲亢患者要多选用维生素和矿物质丰富的食物，如新鲜蔬菜和水果（纤维过粗、膳食纤维含量高的品种应注意加工和烹调方式），保证增加维生素的供应量，特别是水溶性维生素。

甲亢会导致骨骼的更新率加快，出现骨质脱钙、骨质疏松等症状，所以每日补充足量的钙、磷及钾等矿物质十分重要，尤其是症状长期得不到控制的患者及老年甲亢患者。富含钙、磷的食物有牛奶、酸奶、奶酪、坚果等。另外，补充维生素 D 有助于促进钙的吸收。

补充水分很重要

由于甲亢患者的基础代谢加快，出汗增多，容易导致体内水和矿物质过度流失，因此甲亢患者应该多喝水，以补偿因大量出汗、呼吸加快以及腹泻所引起的水分丢失。白开水和淡茶水是最好的选择。

避免刺激性食物

甲亢患者应避免食用刺激性食物如生葱、大蒜、辣椒等，这些食物会使兴奋的身体代谢功能更加亢进。很多甲亢患者会有心率过快等症状，更应该禁止饮用提神饮料、酒、浓咖啡和浓茶等。

疾病控制后减少食量

甲亢患者随着治疗逐渐康复，身体的新陈代谢也会逐渐恢复正常，如果此时还是保持甲亢时的饮食量，不注意减少食量，很容易导致甲亢治好了却变成了肥胖人群。

养护甲状腺这样吃

推荐用量

40 ~ 75 克 / 日

牛肉

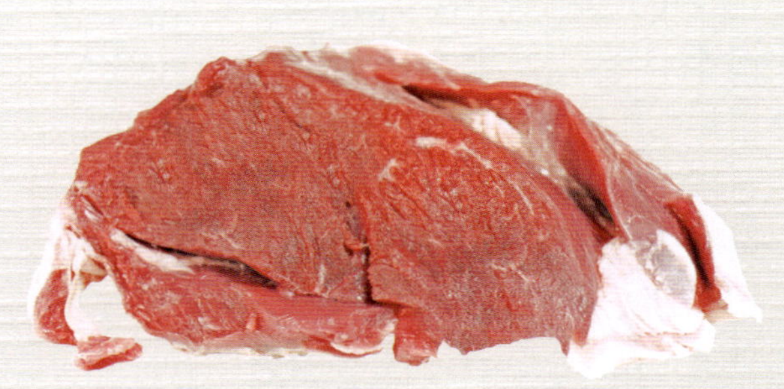

主要营养素 每100克含量	蛋白质	脂肪	碳水化合物	铁	锌
	19.9 克	4.2 克	2.0 克	3.3 毫克	4.7 毫克

对甲状腺的益处

牛肉富含优质蛋白质，容易被身体吸收，能很好地为甲亢患者补充营养和热量。同时，牛肉中富含锌和铁，有利于甲亢患者病情的好转和恢复。

养护甲状腺关键营养物质

优质蛋白质 ☑ **铁** ☑ **锌** ☑

这样吃才健康

1 牛肉宜横切，将长纤维切断，这样不仅易入味，也容易消化。

2 吃牛肉的时候可以喝一杯橙汁或酸梅汤，有利于营养吸收。

3 烹制牛肉时放一个山楂、一块橘皮或者一点茶叶，可以使牛肉更容易熟烂。

专家连线

甲亢时心悸就是甲亢性心脏病吗？

甲亢患者由于甲状腺激素分泌过多，对心血管会有这几方面影响：增加心肌耗氧量；增强儿茶酚胺对心肌的作用；对全身代谢的兴奋作用使身体各组织需氧量增加，因此会出现一系列心血管症状，如心悸、胸闷、气短，所以心悸是甲亢影响心血管所表现出来的一种症状。但是如果甲亢病情发展下去，心脏负荷进一步加重，则可能引发甲亢性心脏病。

推荐食疗方

茶树菇蒸牛肉

选择无碘盐

材料 牛肉 150 克，干茶树菇 30 克。

调料 料酒 2 克，盐、蚝油各 3 克，姜末、蒜蓉、水淀粉各 5 克。

做法

1. 牛肉洗净，切薄片，加料酒、蚝油、姜末、水淀粉腌渍 10 分钟。
2. 干茶树菇泡发，洗净，放盘中，撒少许盐拌匀。
3. 将牛肉片放在茶树菇上，再铺一层蒜蓉，入沸水锅大火蒸 25 分钟即可。

甜椒牛肉

选择无碘盐

材料 牛肉 300 克，青甜椒 100 克。

调料 淀粉、料酒各 15 克，蚝油、盐各 3 克，香菜段、姜末各适量。

做法

1. 牛肉洗净，切片，加料酒、盐、蚝油、淀粉腌入味；青甜椒洗净，去子，切丝。
2. 油烧至六成热，放牛肉片炒至变色，盛起；锅留底油，爆香姜末，放入青甜椒丝翻炒，加牛肉片快速翻炒匀，撒香菜段即可。

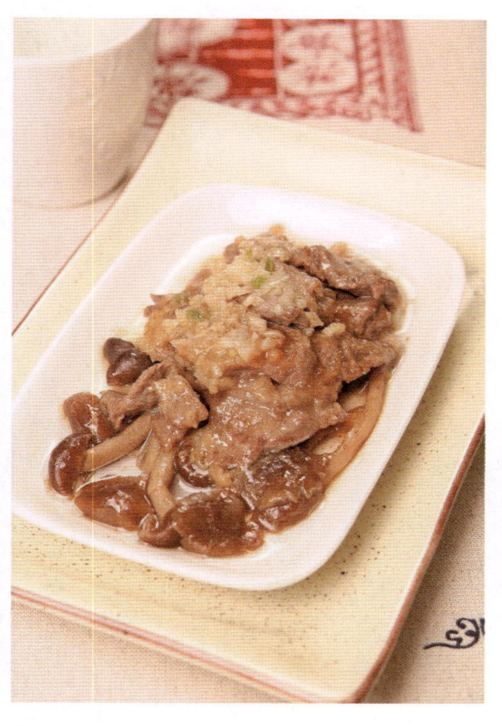

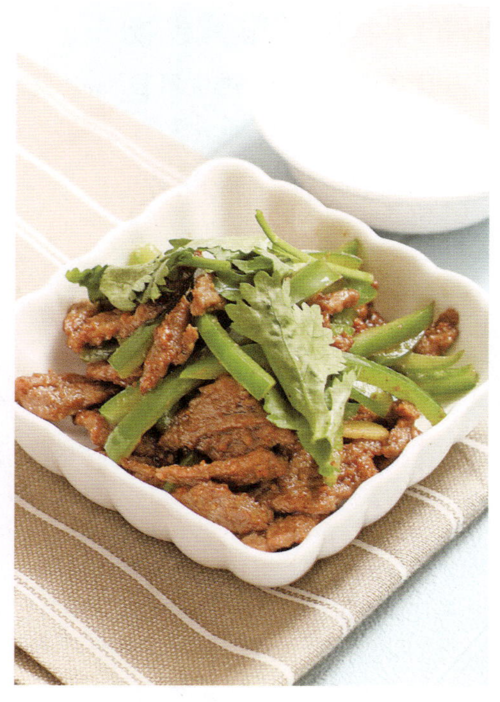

推荐用量

1个/日

鸡蛋

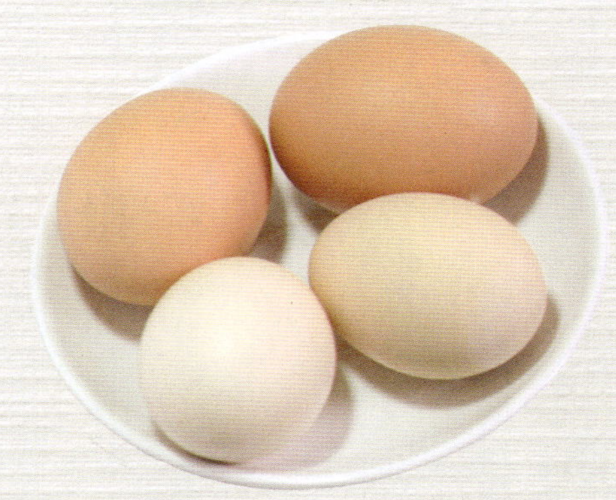

主要营养素 每100克含量	蛋白质	碳水化合物	维生素 B_2	硒
	13.3克	2.8克	0.27毫克	14.34微克

对甲状腺的益处

鸡蛋能为甲亢患者提供优质蛋白质和碳水化合物，进而提供充足的热量。

还能为甲亢患者补充B族维生素、钙、硒等，有利于缓解甲亢不适。

养护甲状腺关键营养物质

优质蛋白质 ☑ 维生素 B_2 ☑

硒 ☑

这样吃才健康

1 鸡蛋营养丰富，却缺乏维生素C，因此适宜搭配维生素C含量丰富的甜椒等一起食用，以获得更全面的营养。

2 鸡蛋不宜生吃，因为生鸡蛋中的抗生物素蛋白和抗胰蛋白酶会妨碍人体对营养素的分解和吸收，还容易因摄入病菌而引起食物中毒。

专家连线

碘盐防辐射吗？

有人说“碘盐防辐射”，给出了看似很科学的理论：通过食用碘盐让身体中的碘饱和，这样在接触放射性碘的时候使其无法在甲状腺沉积，因此可避免辐射伤害。碘盐真的防辐射吗？单从让身体中的碘饱和这一点就不科学。国家规定碘盐标准中碘含量上限是30毫克/千克，想要达到饱和状态至少每人每天要食用4千克以上的碘盐，完全超出身体的承受范围。所以用碘盐防辐射不科学。

推荐食疗方

蟹味炒蛋

选择无碘盐

材料 鸡蛋3个。

调料 醋10克，料酒5克，盐少许。

做法

1. 鸡蛋打入碗中，分开蛋黄和蛋清，各放少许盐、料酒搅打均匀。
2. 油烧热，下蛋黄炒熟盛出备用。
3. 留底油烧热，倒入蛋清稍炒，再放入蛋黄，倒入醋，炒至水汽渐干、发亮时即可。

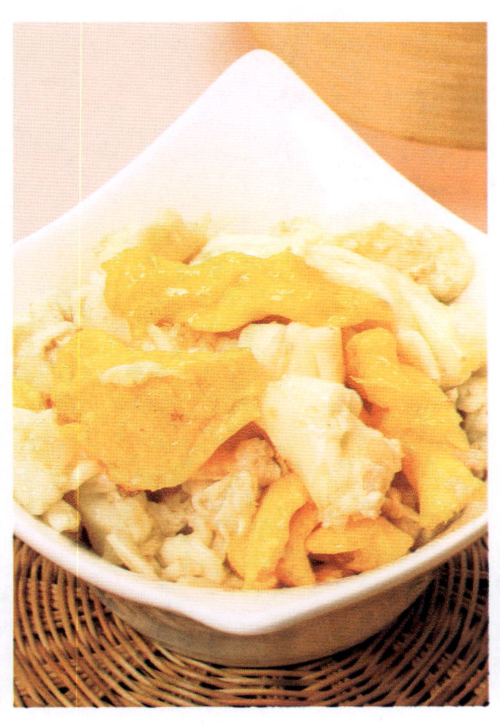

豆渣蒸蛋

选择无碘盐

材料 豆渣50克，鸡蛋2个。

调料 盐2克，葱花、香油各适量。

做法

1. 豆渣沥干水分后装入干净的盘内备用。
2. 鸡蛋磕入碗中，加盐搅散，再倒入适量温水，加入豆渣，搅拌均匀，撒上葱花。
3. 锅中水烧开，将盛有鸡蛋液的碗放入锅内，盖上锅盖，中火蒸约10分钟，取出淋上香油即可。

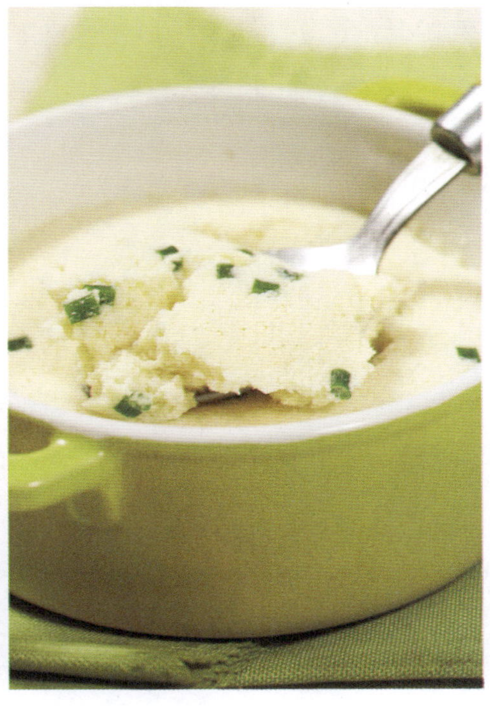

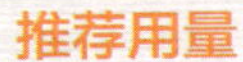

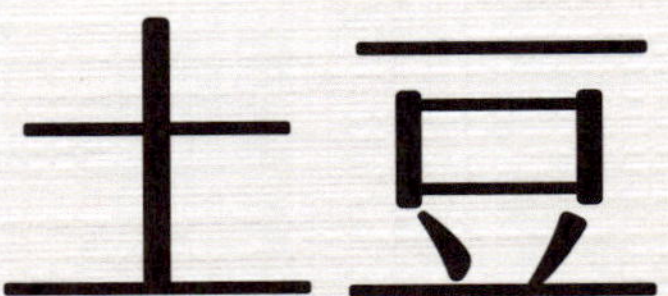

土豆

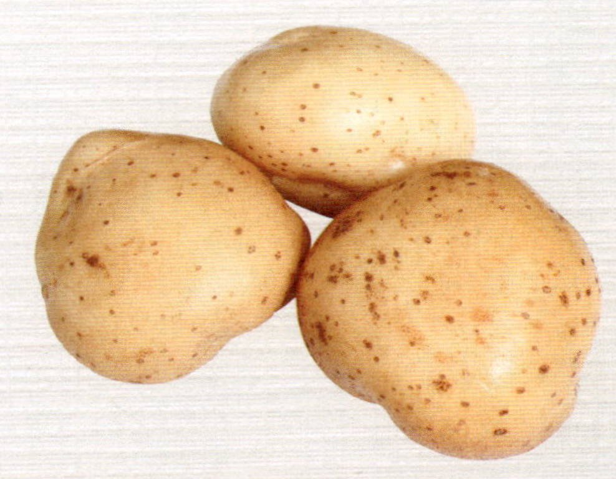

主要营养素 每100克含量	蛋白质	碳水化合物	钾	维生素C
	2.0克	17.2克	342毫克	27毫克

对甲状腺的益处

土豆能为甲亢患者提供碳水化合物，保证身体的热量供给。同时，土豆中富含钾，有利于平衡身体钾钙水平，帮助甲状腺患者强壮骨骼。

养护甲状腺关键营养物质

碳水化合物 ✔ 钾 ✔

这样吃才健康

1 土豆宜蒸、煮、炒食，避免油炸，以免摄入过多油脂。

2 发芽或未成熟的土豆不可食用。

3 削土豆时不宜削得太狠，刮掉薄薄一层即可，因为土豆皮下面的汁液中含有丰富的营养物质。

4 高血压患者宜适当多食土豆，有助于平稳血压。

专家连线

甲亢好了，“突眼”就好了吗？

如果是单纯性突眼，在甲状腺功能恢复正常后能够缓解。但如果是Graves眼病导致的突眼，很多时候不能缓解，需要接受额外治疗，如激素治疗甚至手术治疗等。

推荐食疗方

土豆鸡肉粥

选择无碘盐

材料 鸡肉50克，土豆、大米各100克。

调料 盐适量。

做法

1. 将大米淘洗干净，浸泡备用；鸡肉洗净，切块，焯水；土豆洗净，去皮，切块待用。
2. 锅中加水煮沸，放入鸡块，小火煮20分钟，捞出沥干；把大米、土豆块倒入鸡汤锅中，煮沸后用小火熬至黏稠，放入鸡块，加盐略煮即可。

醋熘土豆丝

选择无碘盐

材料 土豆300克。

调料 醋、盐、葱段、花椒各适量。

做法

1. 土豆洗净去皮，切细丝，放入凉水中浸泡5分钟，沥干水分。
2. 锅内放油烧热，爆香花椒，立即倒入土豆丝，翻炒几下，放入醋、盐，继续翻炒至土豆丝将熟时加入葱段，拌匀即可盛出。

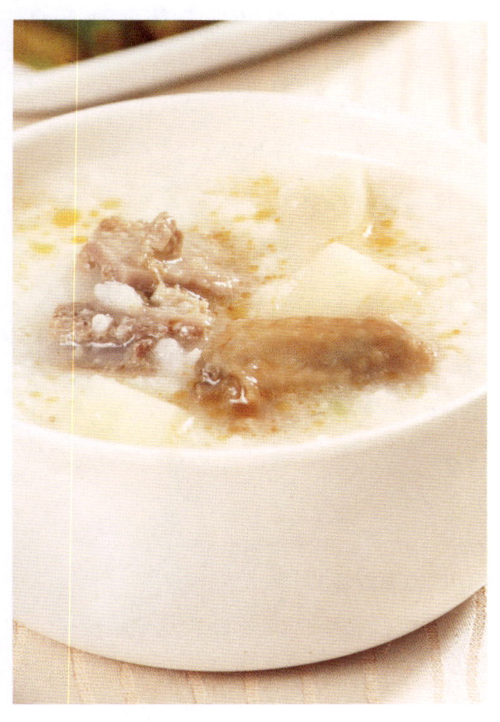

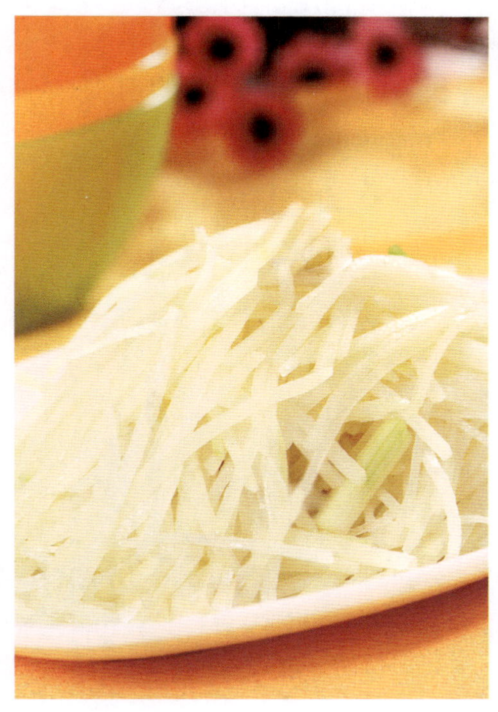

推荐用量

50 ~ 100 克 / 日

山药

主要营养素 每 100 克含量	蛋白质	碳水化合物	钾
	1.9 克	12.4 克	213 毫克

对甲状腺的益处

山药富含植物多糖，可调节人体免疫力，帮助甲亢患者强体补虚。同时山药也是甲亢患者摄取碳水化合物、补充热量的良好来源。山药富含钾，有利于补充因代谢旺盛而丢失的钾。

养护甲状腺关键营养物质

植物多糖 ☑ 碳水化合物 ☑

钾 ☑

这样吃才健康

1 同一品种山药，须毛越多的越好，这种山药口感更面，植物多糖含量更丰富。

2 山药皮中含有植物碱，会引起皮肤过敏发痒，去皮时不宜直接接触，最好戴手套。

3 山药有收涩、通便的双重作用，大便干燥者、燥热体质者和肠胃易胀气者不宜过多食用。

专家连线

为什么甲亢还要检查肝功能和血常规？

两种常规抗甲状腺药物有一定的不良反应，最常见的是肝功能损害和粒细胞减少，所以在服用抗甲状腺药物前以及服药过程中应定期检查血常规和肝功能。

推荐食疗方

鸡肉山药粥

选择无碘盐

材料 大米 60 克，鸡胸肉 50 克，山药 100 克。

调料 盐 2 克，葱末 3 克，料酒少许。

做法

1. 大米淘洗干净；鸡胸肉洗净，切碎；山药洗净，去皮，切丁。
2. 砂锅置火上，将鸡肉碎和大米放入锅里煮至熟烂，然后放入山药丁，煮至熟软，加盐、料酒调味，撒上葱末即可。

山药胡萝卜玉米羹

选择无碘盐

材料 玉米 150 克，山药、胡萝卜各 80 克，鸡蛋 1 个。

调料 水淀粉适量，葱花 5 克，盐 3 克。

做法

1. 玉米洗净，剥粒，捣成酱状；山药洗净，去皮，切小块；胡萝卜洗净，去皮，切丁；鸡蛋磕开，打散。
2. 锅中倒适量清水烧开，加入山药块、胡萝卜丁煮沸，加入玉米酱煮熟，用水淀粉勾芡，缓缓倒入蛋液，待煮沸后加盐调味，撒入葱花即可。

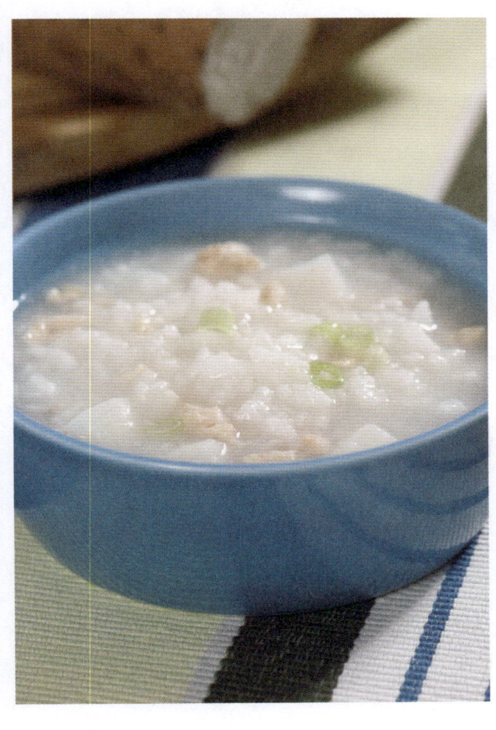

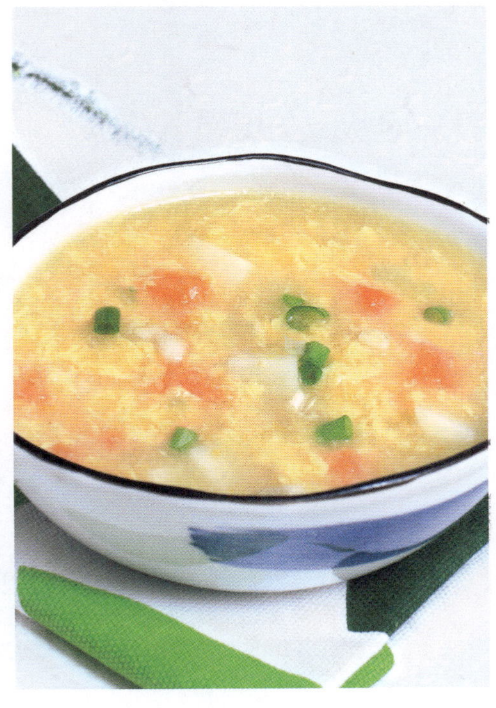

推荐用量

100 ~ 200 克 / 日

苹果

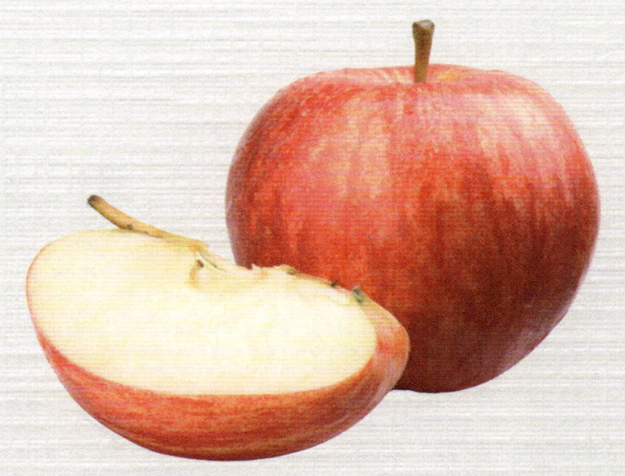

主要营养素 每 100 克含量	碳水化合物	膳食纤维	维生素 E	钾
	13.5 克	1.2 克	2.1 毫克	119 毫克

对甲状腺的益处

甲亢患者代谢快、消耗大、排尿增加，维生素、矿物质的消耗量明显增多，而苹果可以为甲亢患者补充维生素和矿物质。同时，苹果中含有的果胶可以帮助人体清除体内的垃圾，减少血液中的胆固醇含量。

养护甲状腺关键营养物质

果胶 ☑ 钾 ☑

这样吃才健康

1 饭后不宜立即吃苹果，不利于消化。苹果在饭前 1 小时或饭后 2 小时吃最为合适。

2 胃寒者、糖尿病患者不宜多食。

专家连线

如果肝功检查或者血常规不正常，还要继续服用抗甲状腺药吗？

具体情况需要咨询医生。一般来说，轻度不正常是可以继续服用抗甲状腺药。如果过度异常比如肝功损害和粒细胞缺乏，应该立即停药，对症治疗。

推荐食疗方

苹果玉米鸡丁汤

选择无碘盐

材料 苹果、玉米粒、鸡腿肉各 100 克。

调料 姜片 3 克，盐少许。

做法

1. 鸡腿肉去皮，切丁，焯一下；苹果洗净，去皮、去核，切成块；玉米粒洗净。
2. 锅置火上，倒入适量清水，然后放入鸡丁、玉米粒、苹果块和姜片，大火煮沸，再转小火煲 40 分钟，调入盐即可。

胡萝卜苹果汁

材料 苹果 200 克，胡萝卜 100 克。

做法

1. 苹果洗净，去皮、去核，切丁；胡萝卜洗净，去皮，切丁。
2. 将苹果丁、胡萝卜丁放入果汁机中，加入适量饮用水搅打均匀即可。

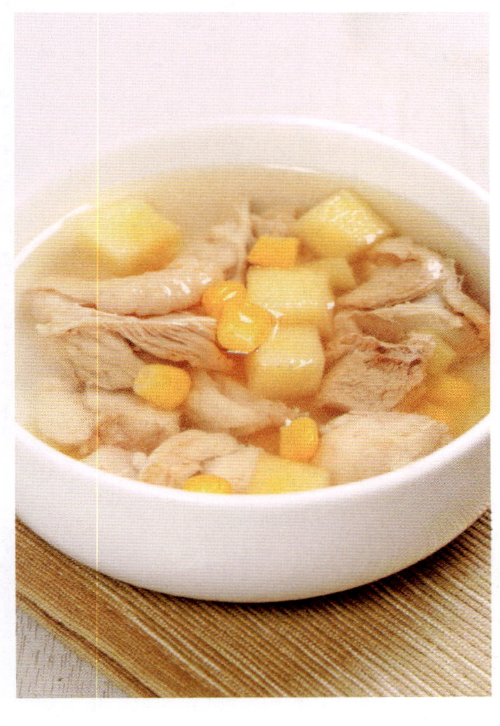

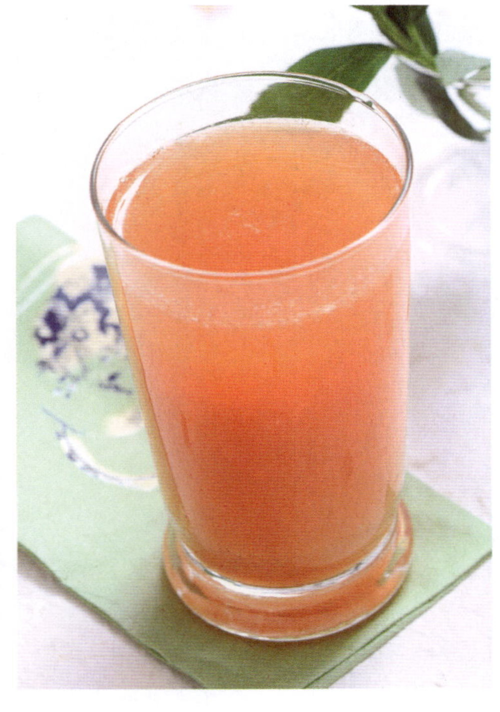

推荐用量

300 克 / 日

牛奶

主要营养素 每 100 克含量	蛋白质	脂肪	碳水化合物	钙	维生素 B_2
	3.0 克	3.2 克	3.4 克	104 毫克	0.14 毫克

对甲状腺的益处

牛奶可为甲亢患者补充优质蛋白质，同时牛奶中富含易被身体吸收、利用的钙，可帮助甲亢患者强健骨骼，预防骨质疏松。

养护甲状腺关键营养物质

优质蛋白质 ☑ 钙☑

这样吃才健康

1 牛奶宜放在阴凉干燥处，如果光照时间太长，会破坏牛奶中的维生素。

2 牛奶不宜长时间高温加热，否则营养价值会降低。

3 胃切除、胆囊炎及胰腺炎患者不宜饮用。

专家连线

服用抗甲状腺药，为什么还要加服甲状腺激素?

当抗甲状腺药物用量在减量的过程中，会出现 T3，T4 接近下限，而 TSH 高于上限的情况。这时，医生可能会加用小剂量的甲状腺激素，是这为了把 TSH 控制在正常范围内。

推荐食疗方

牛奶南瓜羹

材料 牛奶 200 克，南瓜 100 克。

做法

1. 南瓜去皮、去子，切成小块，上锅蒸熟，凉凉，捣成泥状。
2. 将南瓜泥倒入小锅中，倒入牛奶搅拌均匀，小火烧开即可。

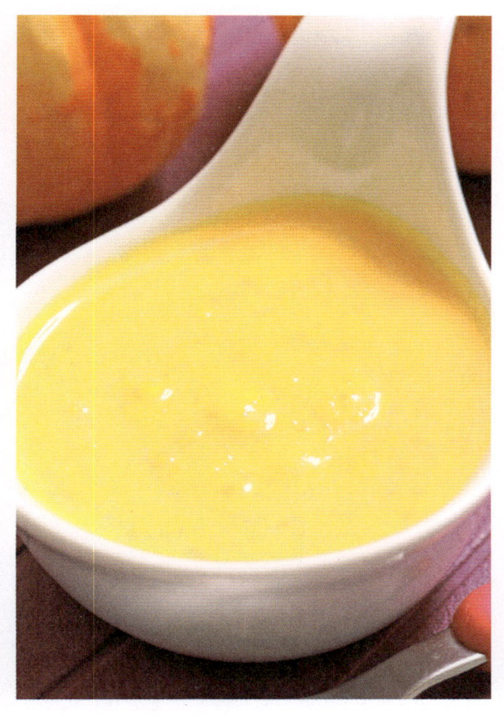

花生核桃奶糊

材料 牛奶 300 克，米粉 100 克，花生米、核桃仁各 20 克。

做法

1. 花生米、核桃仁洗净。
2. 用牛奶将米粉调匀，然后将调好的米粉、花生米、核桃仁倒入全自动豆浆机中，加水至上下水位线之间，按下“米糊”键，直至豆浆机提示米糊做好即可。

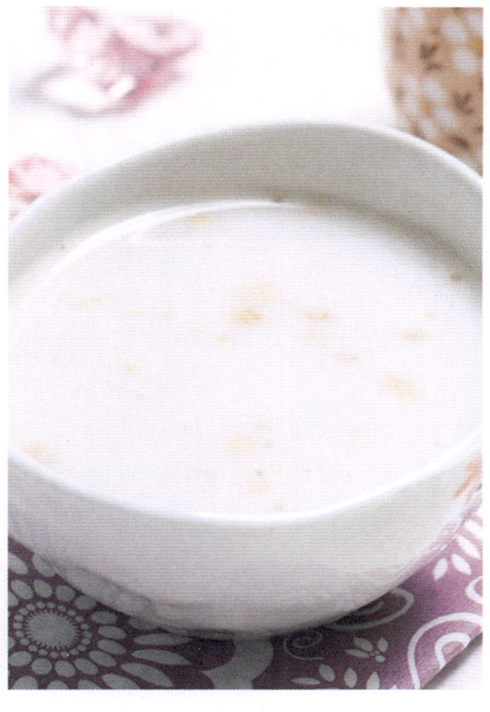

甲状腺功能亢进的生活调养

保护眼睛，防止眼部并发症

有突眼症状的甲亢患者应注意眼部的保护。首先甲亢患者应避免长时间盯看电子屏幕，如电视、电脑、手机等，避免眼部过度疲劳。出门最好佩戴墨镜，避免眼睛受到强光刺激和灰尘的侵害。睡觉时垫高头部，以便减轻眼部肿胀，如果眼睛闭合不全，睡觉时使用眼罩。如果眼睛有异物感、感觉不适，不能用手直接揉眼，可以做转动眼球等运动。定期去医院做检查，避免并发症的发生。

另外，饮食中要限制钠盐的摄入，以减轻球后水肿。

保持平稳的情绪

甲亢患者由于病情的影响，情绪波动大，极易暴躁、发怒，所以保持平稳的情绪对甲亢患者的病情恢复很有好处。平时应注意调适自己的心情，保持良好而平稳的情绪，尤其应该避免不良的精神刺激，以免加重病情。

同时，要学会舒缓压力。由于现代社会生活节奏快、工作压力大，长期精神紧张很容易导致内分泌失调，甲状腺激素释放增多，精神压力和情绪不稳定是引发甲亢或甲亢复发的诱因。

戒烟、忌酒

患有甲亢时，会引起全身各个系统、组织、器官代谢功能增高，最常见的是神经、循环、消化系统功能亢进，而烟酒对身体许多器官、组织有明显的兴奋和刺激作用，久而久之会加重病情。

同时，吸烟不利于甲状腺相关性眼病的治疗，会延长治疗时间、降低治疗效果。因此，无论是对甲亢本身病情的变化还是治疗效果，吸烟喝酒都会产生不利影响。所以，甲亢患者应该戒烟、忌酒。

猫伸展式瑜伽，舒缓身体、缓解压力

甲亢时会让身体功能处于一种亢奋状态，也会让情绪波动比较大，做舒缓的瑜伽练习，可以帮助身心平稳下来，辅助治疗甲亢。

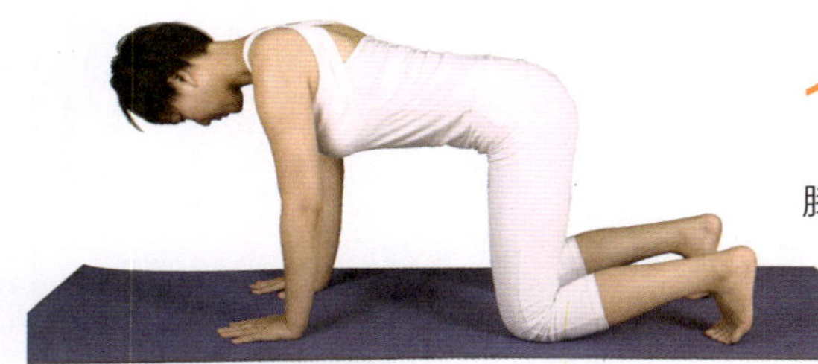

1 跪坐在地板上，双手扶地，自然呼吸。抬起臀部，两手掌在膝盖前方着地，双膝和小腿也着地，做动物爬行的姿势。

2 吸气，抬头，臀部上提，双臂直撑于地，收紧背部肌肉，保持该姿势 5 秒。

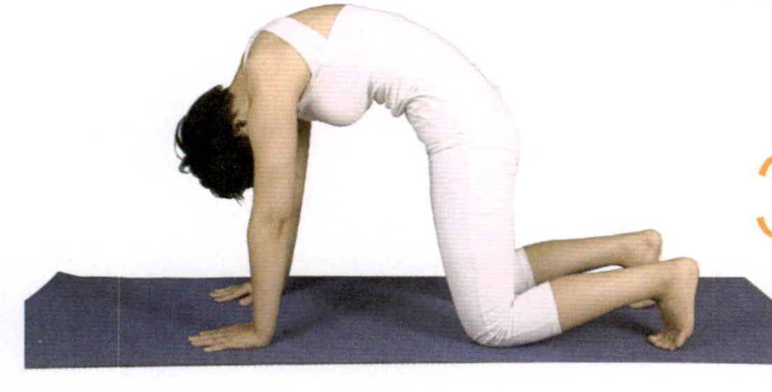

3 呼气，小腹后缩，垂头，背部拱成圆形，保持该姿势 5 秒。

4 两臂伸直，垂直于地面，回到先前动物爬行的姿态，重复这个动作 5 ~ 10 次。

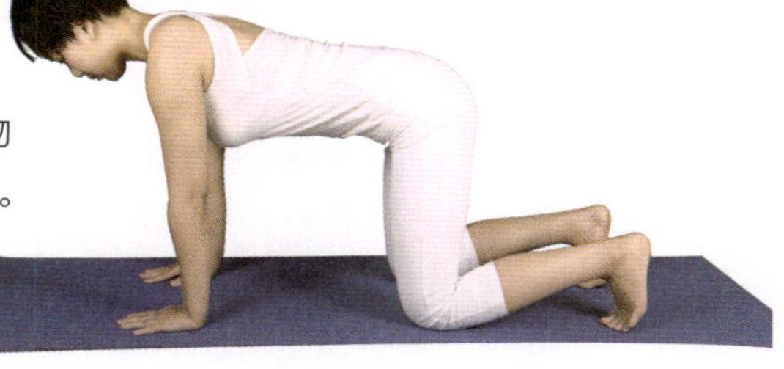

甲状腺功能亢进的治疗

甲亢的治疗一般有三种手段，即药物、同位素、手术，对付绝大多数甲亢已绰绰有余。临床医生会根据不同甲亢患者的个体特点选择最合适的一种。

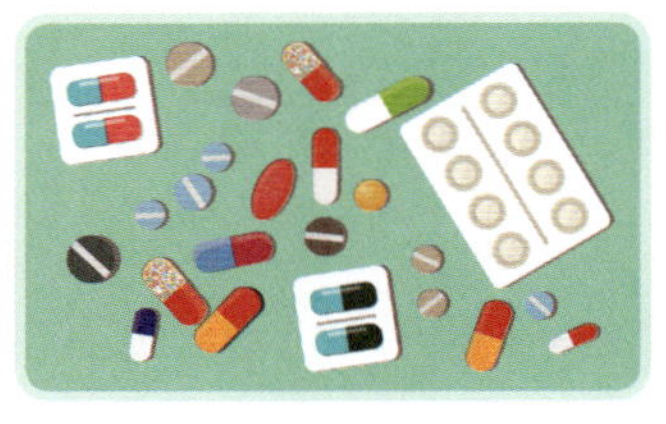
药物

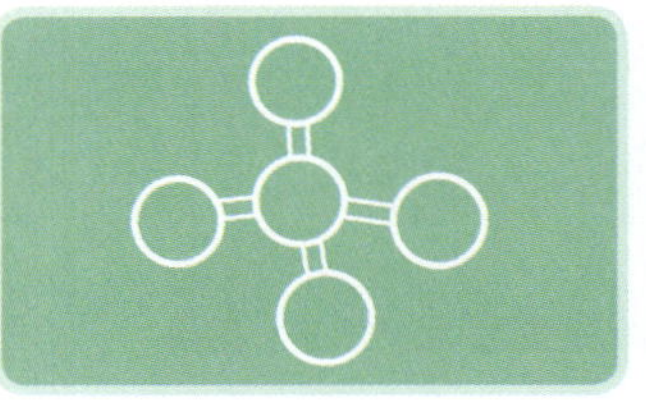
同位素

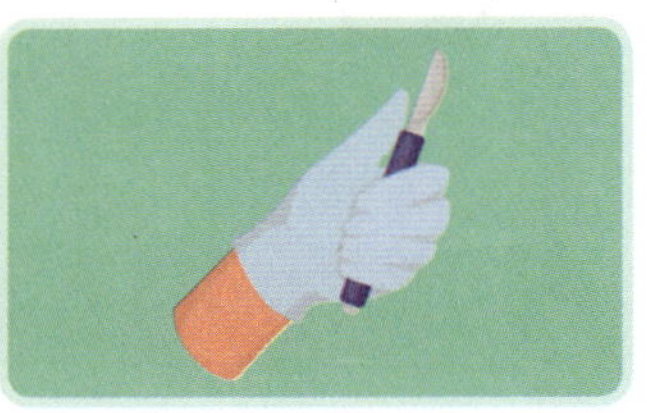
手术

药物治疗

吃药治疗甲亢就是抗甲状腺激素治疗，即 ATD。适用于青少年、孕妇和不能手术的人群，甲巯咪唑和丙硫氧嘧啶是较为常用的两种治疗甲亢的药，两种药在功能上没有太大差别。因为甲亢可能会带来全身各个系统的症状，所以除了这两种药以外，医生还会开一些护心药、维生素、护肝药等来辅助治疗。

吃药治疗的好处是比较方便，但是疗程长，一般需要 1 ~ 2 年，而且容易复发。

甲巯咪唑

（1）起效快

（2）不良反应小

（3）目前为临床一线用药

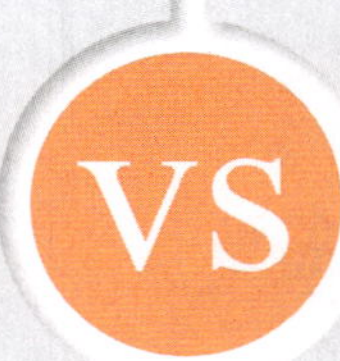

丙硫氧嘧啶

（1）因为致畸性小于甲巯咪唑，一般用于甲亢孕妇在孕早期的治疗

（2）甲亢孕妇在孕中晚期，可换回甲巯咪唑

Tips

药物治疗甲亢的原理

甲状腺激素是碘和甲状腺球蛋白在甲状腺过氧化物酶的作用下结合生产出来的产物，治疗甲亢就要少生产甲状腺激素，简单的办法就是限碘。但是完全限碘只是一种理想状态，因为生活中或多或少都可能有碘的摄入，所以还有一个方法就是“绑走”甲状腺过氧化物酶，碘和甲状腺球蛋白也就发生不了反应了，这就是利用药物治疗甲亢的原理。

药物治疗分三期

控制期

开始治疗时，按医嘱服用甲巯咪唑或者丙硫氧嘧啶。2 周后甲状腺激素水平会有所下降，2 ~ 3 个月后甲亢症状能得到有效控制。

减量期

甲亢症状得到控制后需要及时减量，每 2 ~ 4 周减量一次，每次减量至原来药量的 1/4 ~ 1/3，整个减量期需持续 2 ~ 4 个月。

维持期

甲状腺功能维持在正常范围时，仍然需要坚持服药 1 ~ 2 年。最后是否停药应遵医嘱。

在用丙硫氧嘧啶治疗时，需 6 ~ 8 小时用一次药

丙硫氧嘧啶在肝脏中的代谢较快，在体内的药效时间较短，服药间隔时间短。一般采用 6 ~ 8 小时的吃药间隔，如果是一日 3 次吃药，建议安排在早上 7 点、下午 3 点和晚上 11 点。

定期复查很重要

治疗甲亢的药物多少有些不良反应，首先影响肝功能导致转氨酶升高、影响血液系统导致粒细胞减少，还可能会出现药疹，也就是常说的过敏。因此，甲亢患者服药后出现任何不适，不论症状大小，都一定要告诉医生，更应该听从医生的安排定期复查。

放射碘 131 治疗

放射碘 131 治疗，是一种“不开刀的甲状腺切除手术”。我们知道甲状腺有超级聚碘能力，碘进入身体后会自动跑到甲状腺，放射碘 131 也一样，但是放射碘 131 一进入甲状腺组织就会对甲状腺细胞用放射线轰炸，细胞伤亡惨重自然激素量就下降了，这就是放射碘 131 治疗甲亢的原理和方法。

相对于抗甲状腺药物治疗的疗程漫长、不良反应多和复发率高，放射碘 131 治疗简单、治愈率高，安全性也比较好。但是，相当一部分甲亢患者会在治疗后转为终身性甲减，需要长期补充甲状腺激素。

另外，放射碘 131 治疗也不是任何甲亢患者都合适的。

适合放射碘 131 治疗的甲亢患者

1. 对抗甲状腺药物过敏，或者有其他药物不良反应的人。
2. 抗甲状腺药物治疗效果差，或者曾多次复发的人。
3. 有手术禁忌证或手术风险高，不适合手术治疗的人。
4. 有颈部手术或外照射病史的人。
5. 老年甲亢患者，特别是有心血管疾病风险的老人。
6. 甲亢病程较长的人。
7. 甲亢患者合并肝功能损伤；合并白细胞或血小板减少；合并心脏病。

不适合放射碘 131 治疗的甲亢患者

1. 在未来 6 个月内有妊娠计划的女性。
2. 处于妊娠、哺乳期的女性。
3. 甲亢患者合并中重度活动性眼部病变。
4. 甲亢合并甲状腺癌的患者。

手术治疗

手术治疗不是治疗甲亢的首选，但是也适用于一部分甲亢患者，如甲亢合并肿瘤、药效不好、不适合放射碘 131 治疗的患者。手术治疗甲亢也存在并发症、后遗症的风险。

声音嘶哑
影响颜值
手术风险
上肢麻木
出血量大
切除的量难以估计

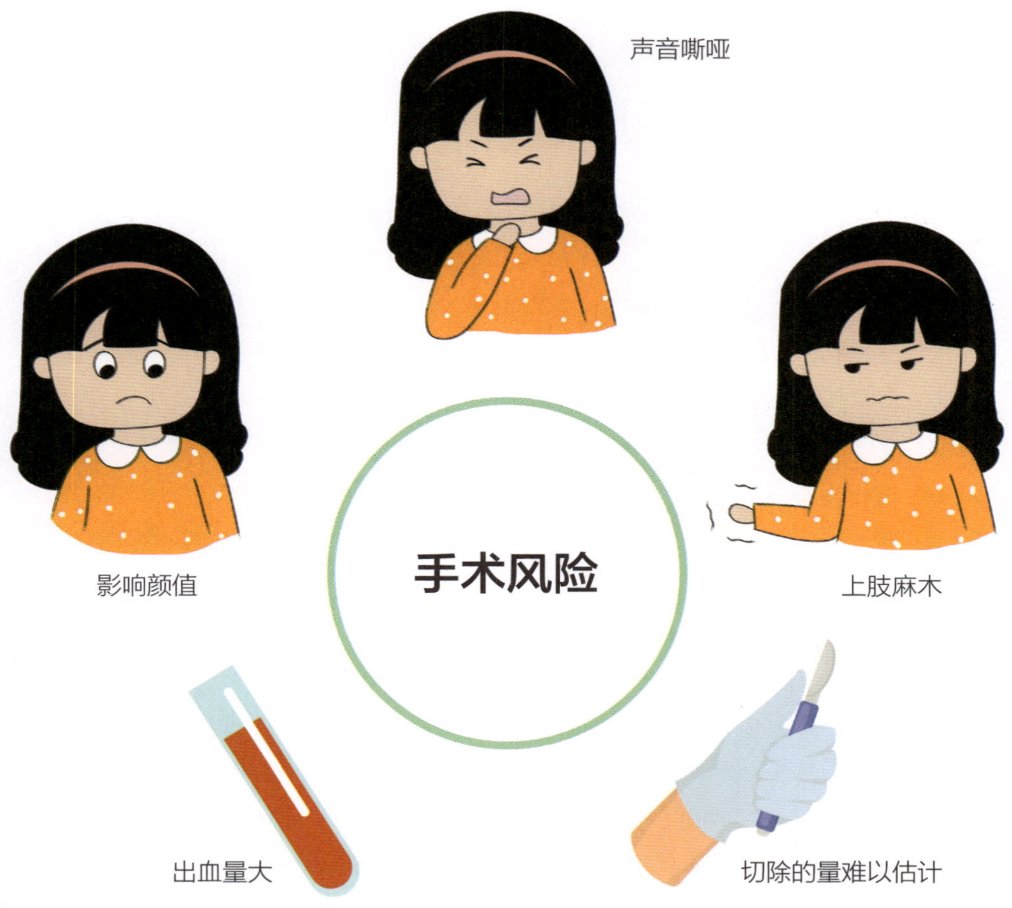

专家连线

为什么治疗甲亢必须要知道什么是“碘脱逸现象”？

甲亢患者在治疗过程中，如果吃了高碘食物或服用了高碘药物，甲亢症状可能会暂时得到改善，但是 2 ~ 3 周后，甲亢病情反而加重，这就是碘脱逸现象的表现。所以，一般甲亢患者在药物治疗时要避免服用含碘药物和高碘食物。

专题

甲亢最严重的急性并发症——甲亢危象

病情严重的甲亢患者没有给予治疗或治疗不充分，会在某些应激因素下导致病情突然恶化，出现高热、心动过速、意识混乱、神志恍惚、昏迷等，危及生命安全，这是甲亢最严重的急性并发症——甲亢危象。

怎么发现甲亢危象？

甲亢危象先兆

（1）原有甲亢症状突然加重。
（2）发热，体温 38 ~ 39 ℃。
（3）心慌、心跳明显加快。
（4）烦躁不安。
（5）食欲减退。
（6）恶心呕吐或腹泻。
（7）乏力。
（8）多汗。

甲亢危象表现

（1）高热或超高热。
（2）大汗淋漓。
（3）心动过速，一分钟内心跳超过 140 次。
（4）烦躁，焦虑不安。
（5）意识混乱，神志恍惚。
（6）恶心、呕吐。
（7）腹泻。
（8）心力衰竭。
（9）昏迷，休克。

发生甲亢危象怎么办？

如果出现疑似甲亢危象时，需要立即就医，告知医生甲亢的病史。医生会根据具体情况给予对应的治疗：

1. 排除导致发病的原因。
2. 输液，保证足够的热量供应及液体补充。
3. 降温。
4. 治疗心力衰竭。
5. 积极治疗甲亢。
6. 严重时可能还需要透析治疗。

预防甲亢危象的发生

1. 如有感染，应积极治疗。
2. 避免强烈的精神刺激。
3. 避免过度劳累。
4. 进行外科手术前，告知医生患有甲亢，避免因手术诱发甲亢危象。
5. 选择放射碘 131 治疗前，依情况给予抗甲状腺药物治疗。

第6章

甲状腺肿的调养，甲状腺看不到摸不着最好

甲状腺肿不仅会影响美观，重度的肿大还会压迫气管、食管。因此了解如何正确选择含碘食物、十字花科食物来防治甲状腺肿尤为重要。

甲状腺肿的诊断

认识甲状腺肿

甲状腺肿更准确地说应该是“单纯性甲状腺肿”或“非毒性甲状腺肿”。不是由于炎症、肿瘤而导致的肿大，不伴随甲状腺功能异常，简单来说就是甲状腺体积大于正常范围。多发生于青春期、妊娠期、哺乳期和绝经期。

正常人甲状腺在合成甲状腺激素的时候，需要促甲状腺激素（TSH）的刺激，但是如果因为某些原因干扰了甲状腺激素的合成，人体为了应付这些干扰会额外分泌更多的促甲状腺激素，如果没有足够材料合成甲状腺激素，多余的促甲状腺激素仍会刺激甲状腺组织生长，导致甲状腺出现增生和肥大。

一些甲状腺疾病也会伴有甲状腺肿。如桥本甲状腺炎，甲状腺弥漫性肿大，质地较韧；亚急性甲状腺炎，甲状腺肿大，质地韧或偏硬，压痛感明显；结节性甲状腺肿，甲状腺呈结节样肿大，随着病程的延长，可能会发展为毒性多结节性甲状腺肿。

引起甲状腺肿的原因

总的来说，干扰甲状腺激素合成的原因都是导致单纯性甲状腺肿的病因，其中碘缺乏是最主要的病因。

1. 甲状腺激素合成原料缺乏，如碘缺乏、硒缺乏。

2. 摄入抑制甲状腺激素合成的药物或者食物，如过量碘制剂、锂盐、过氯酸盐等。

3. 先天性甲状腺激素合成缺陷，包括多种参与甲状腺激素合成的酶或者蛋白的缺失或异常等。

甲状腺肿的临床表现

单纯性甲状腺肿最常见的表现就是颈部肿大而影响美观，重度的肿大会压迫气管、食管，出现吞咽困难、堵塞感、憋气、呼吸不畅、头晕、昏厥等。如果压迫到喉返神经，还会导致声音嘶哑。

正常的甲状腺是看不到也摸不到的，甲状腺肿根据严重程度可以分为三度：

Ⅰ度：看不到但能摸到。

Ⅱ度：能看到但是没有超过胸锁乳突肌。

Ⅲ度：肿大超过胸锁乳突肌。

胸锁乳突肌是颈部众多肌肉中最大最粗的一条肌肉，负责头颈向各方向运动，左右各一条。从耳朵后面凸起的骨头（即乳突）开始，到前颈部的胸骨及锁骨处称为胸锁乳突肌，用力把头转到一侧，就可以看到或摸到。

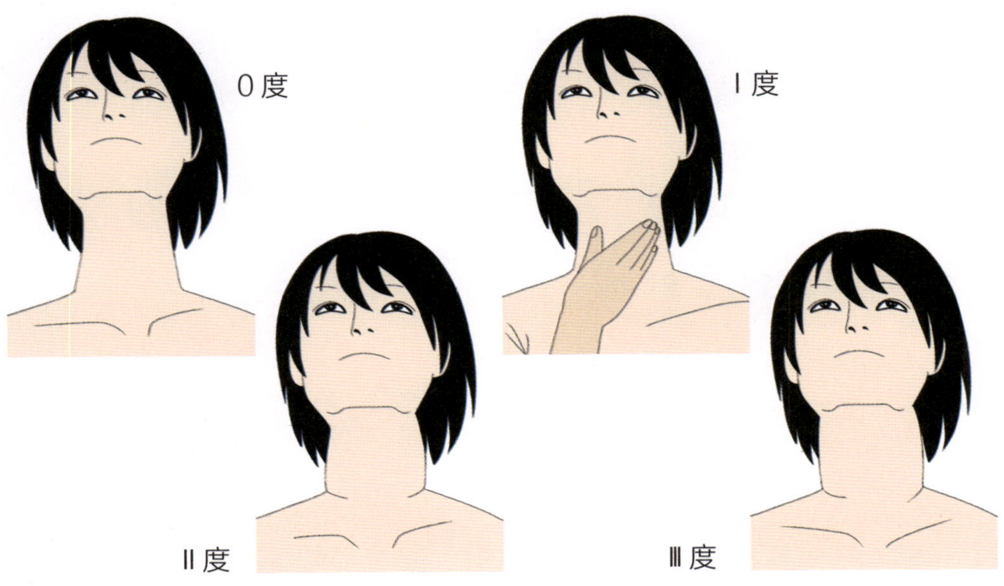

专家连线

单纯性甲状腺肿遗传吗？

是否遗传要根据病因分析。如果是与地域环境有关，如碘缺乏导致的甲状腺肿，呈人群聚集性发病，通过改善碘摄入量，可以终止甲状腺肿流行，不会代代遗传。但是，如果是因为先天性原因导致的甲状腺肿，且在家族中聚集性发病，是会遗传的。

甲状腺肿的检查

甲状腺肿的检查首先需要区别是单纯的甲状腺肿大，还是因为其他甲状腺疾病导致的甲状腺肿大。需要通过甲状腺功能、甲状腺抗体水平、甲状腺彩超、核素扫描、细针穿刺细胞学检查等手段进行鉴别。

甲状腺功能检查结果诊断

T3，T4 在正常范围之内，T4/T3 的比值下降 ,TSH 正常或轻度升高	单纯性甲状腺肿
T3、T4 升高，TSH 下降	甲亢或者亚急性甲状腺炎导致的甲状腺肿

甲状腺抗体检查结果诊断

甲状腺抗体阴性	单纯性甲状腺肿
TSH 受体抗体（TRAb）阳性	Graves 病导致的甲状腺肿
甲状腺过氧化物酶抗体（TPOAb）和抗甲状腺球蛋白抗体（TGAb）阳性	桥本甲状腺炎导致的甲状腺肿

甲状腺彩超检查结果诊断

甲状腺彩超报告通常是弥漫性甲状腺肿大，病程长者也可以表现为多发结节性甲状腺肿大	单纯性甲状腺肿
会有相对特异的超声表现	Graves 病、亚甲炎或者桥本甲状腺炎等其他甲状腺疾病

专家连线

核素扫描、细针穿刺什么时候做?

甲状腺肿时，如果甲状腺超声检查发现有结节改变，而且通过超声无法明确结节性质时，需要进行核素扫描来判断结节是否能够分泌甲状腺激素，或者细针穿刺来判断结节内细胞的良恶性。

甲状腺肿的饮食调养

地方性甲状腺肿适当多吃含碘丰富的食物

地方性甲状腺肿俗称“粗脖子病”，主要是因为摄碘不足，引起甲状腺代偿性增大，多发于山区和远离海洋的地区。防治地方性甲状腺肿最有效的方法是补碘，让身体摄入足够的碘。

我国成人碘摄入量推荐标准是120微克/天。食用碘盐是预防碘缺乏病的有效措施，我国也立法推行普遍食盐碘化防治碘缺乏病，食盐中含碘的标准是20～30毫克/千克。除了食用碘盐外，还可以通过适量摄入含碘丰富的食物如海带、紫菜、虾皮等补碘。

十字花科蔬菜煮熟再吃

研究表明，十字花科蔬菜中含有的某些物质会和甲状腺竞争碘，从而减少甲状腺对碘的摄取，最终减少甲状腺激素的合成，导致甲状腺肿大。

但是，这并不意味着禁食十字花科蔬菜，而是不宜多吃，最好烹熟后再吃。因为烹熟后十字花科蔬菜中的致甲状腺肿物质会大大减少，适量食用对身体十分有益。

常见十字花科蔬菜
西蓝花
菜花
甘蓝
圆白菜
大白菜
青菜
油菜
芥菜
白萝卜

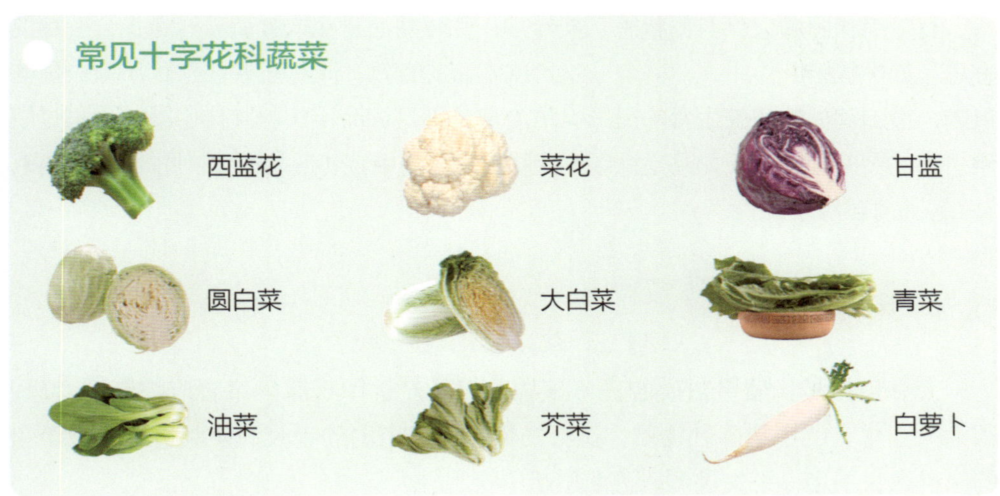

适当食用清热消肿的食物

甲状腺肿从中医角度叫“瘿病”，适当食用清热消肿、软坚散结的食物，对甲状腺肿有辅助治疗的作用。

莲藕
清热利湿，还能预防高血压
丝瓜
活血通络、解毒消肿
龙须菜
清热去火、通便
茭白
利尿消肿，通便排毒
西瓜
可清热除烦、利尿消肿
梨
清火润燥，还可以止咳

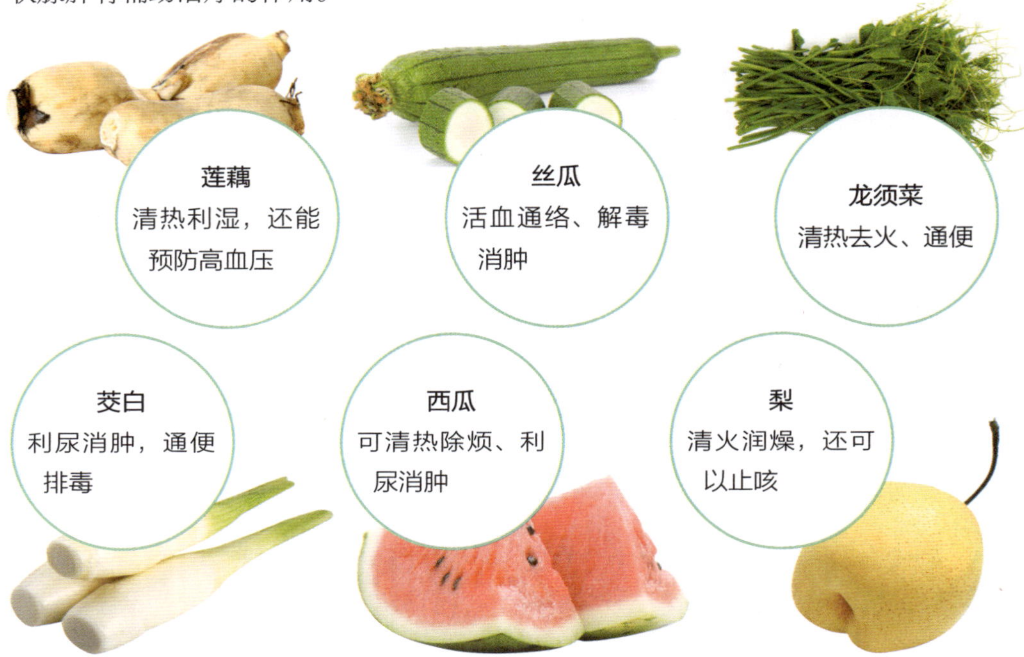

甲状腺肿伴甲亢或甲减，饮食参考并发症

有些甲状腺肿会伴有甲状腺功能异常，此时要注意在饮食调养时考虑合并症的宜忌。如甲状腺肿伴甲亢，需要忌吃含碘丰富的食物，同时还要注意优质蛋白质的摄入，增加钙、铁和维生素的摄入，防治营养不足。而甲状腺肿伴甲减，如果是缺碘引起的甲减要补碘，如果是桥本甲状腺炎引起的甲减要低碘饮食，同时低盐饮食、补充膳食纤维等。

大豆不宜多吃

大豆虽然是优质蛋白质的良好来源，但是对于甲状腺肿患者应控制进食量。因为大豆含有致甲状腺肿物质，还会妨碍碘在肠道内的吸收，使制造甲状腺激素的原料回收不足，丢失过多，进而引起甲状腺肿大。

满足身体蛋白质的需求，预防甲状腺肿

长期蛋白质摄入不足会减少甲状腺激素的合成与分泌，诱发甲状腺肿大。我国最新膳食营养素参考摄入量推荐，对于健康成人来说，成年女性每天蛋白质摄入量是 55 克，男性 65 克。同时，每日摄入优质蛋白质应占到每日蛋白质总量的 1/3 ~ 1/2，每天 300 克牛奶，同时注意增加瘦肉、去皮禽肉等的摄入。

优质蛋白质的四个主要来源

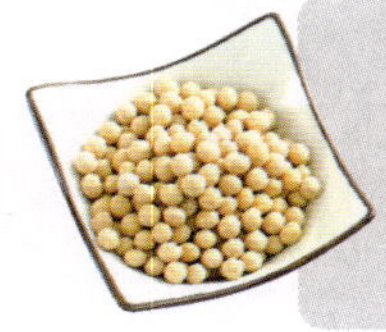

大豆及其制品

黄豆、黑豆、豆腐等。

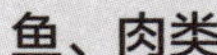

鱼、肉类

瘦畜肉，去皮禽肉，各类鱼、虾等。

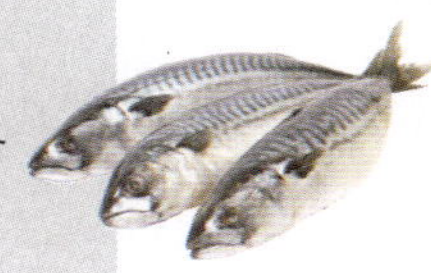

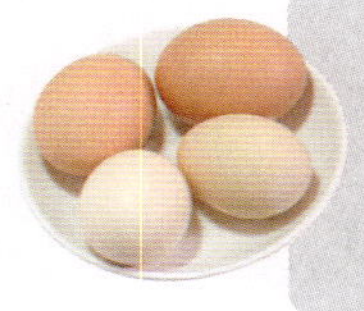

蛋类

鸡蛋、鸭蛋、鹌鹑蛋等。

奶及奶制品

牛奶、奶酪、酸奶等。

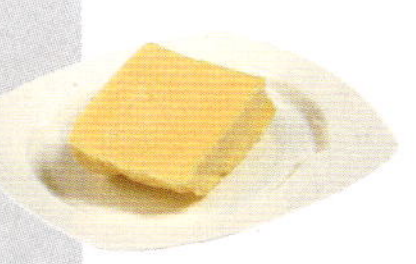

需要指出的是，虽然谷薯类等植物性食物中含有的蛋白质没有动物性蛋白质容易吸收，却是必不可少的主食，每天进食量较大。要想提高这类食物的营养价值，最好的做法是不同食物搭配食用，坚持食物多样化。

一日蛋白质饮食搭配

如果一日三餐善于搭配食材，要获得足够的蛋白质其实并不难。

每天吃 250 克左右谷物，含蛋白质约 20 克；
畜禽肉类 50 ~ 100 克，含蛋白质约 15 克；
1 个鸡蛋含蛋白质约 7 克；
100 克鱼肉含蛋白质约 18 克；
500 克豆腐含蛋白质约 6 克；
300 克牛奶含蛋白质约 9 克。

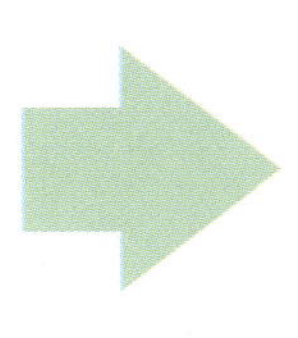

分配到一日三餐中
就能获得
75 克蛋白质

针对甲状腺肿患者，在选择优质蛋白质时可“多蛋奶，适量肉，少大豆”。

推荐用量

10 ~ 20 克 / 日

虾皮

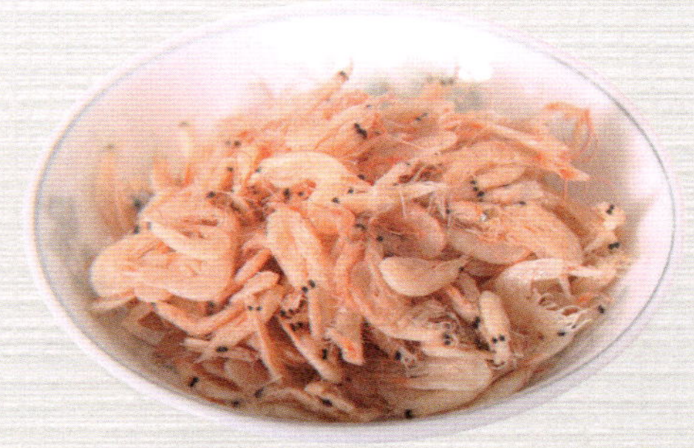

主要营养素 每 100 克含量	蛋白质	钙	碘	镁
	30.7 克	991 毫克	264.5 微克	265 毫克

对甲状腺的益处

虾皮富含碘，能避免机体碘摄入不足，有利于维持甲状腺正常功能，对碘缺乏引起的甲状腺肿有食疗作用；其含有的钙、蛋白质、镁等有助于强健骨骼、提高免疫力、稳定情绪。

养护甲状腺关键营养物质

蛋白质 ☑ 钙 ☑ 碘 ☑

这样吃才健康

1 虾皮太咸，无意间容易摄入过多的盐，吃之前可以用温水浸泡去盐分，再多次清洗后加入醋食用。

2 痛风、高尿酸血症、高血压、肾功能损害患者不宜食用虾皮。

3 虾皮适合缺碘引起的甲状腺肿。如果是高碘引起的甲状腺肿，则不宜食用。

专家连线

需要额外补碘预防单纯性甲状腺肿吗？

按照当前食盐加碘的比例，以及每日正常摄盐量计算，碘盐中的碘已经可以满足成人每日需求量，不需要额外补碘。虽然女性在妊娠期需要补充更多的碘，但是食用碘盐，加上每周 1 ~ 2 次食用海带、紫菜等富含碘的食物，一般都能满足碘的摄取要求。

推荐食疗方

虾皮炒鸡蛋

材料 鸡蛋2个，虾皮10克。

调料 葱花、姜末各少许。

做法

1. 虾皮洗净，略泡去盐分；鸡蛋磕入碗中，打散成蛋液。
2. 油烧热，炒香葱花、姜末，倒入蛋液翻炒至蛋熟，加入虾皮略炒即可。

清炒冬瓜虾皮

材料 冬瓜400克，虾皮10克，枸杞子少许。

调料 葱花、姜片、蒜片、水淀粉各适量。

做法

1. 冬瓜去皮、瓤，洗净，切条；虾皮洗净，略泡。
2. 油烧热，下入姜片、蒜片、虾皮炒香，倒入适量清水，放入冬瓜条烧至汁浓时，放入枸杞子，用水淀粉勾薄芡，起锅装盘撒上葱花即可。

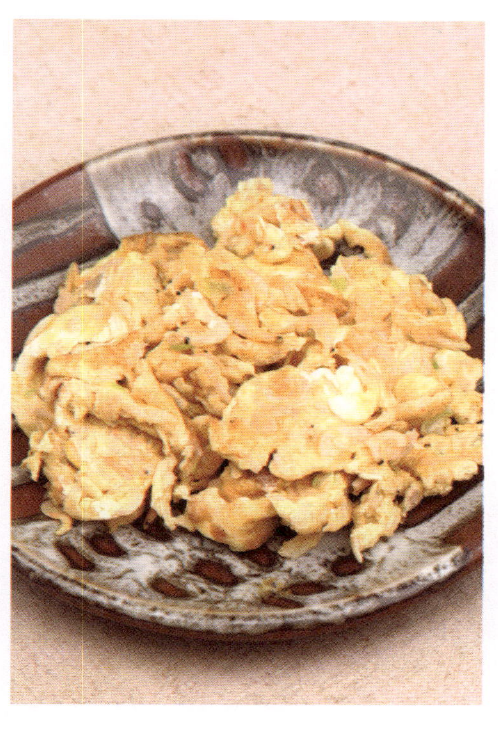

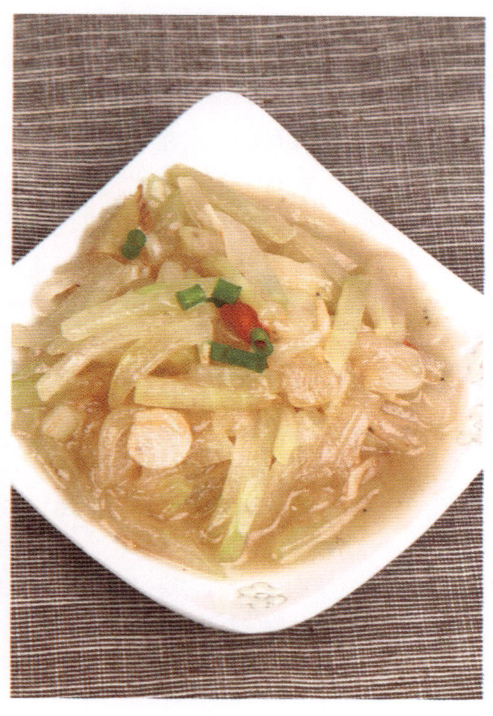

推荐用量

6 个左右 / 日

鹌鹑蛋

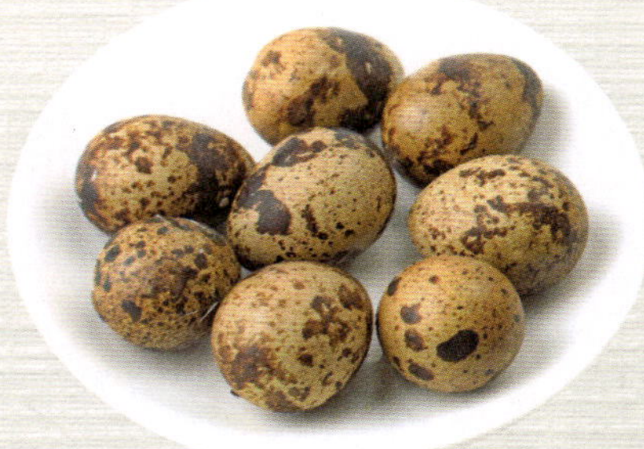

主要营养素 每 100 克含量	蛋白质	脂肪	维生素 A	硒
	12.8 克	11.1 克	337 微克	25.48 微克

对甲状腺的益处

鹌鹑蛋含碘较丰富，所含的氨基酸种类齐全，对于因缺碘导致的单纯性甲状腺肿有很好的食疗效果。含有的硒和维生素 A 有助于抗氧化，避免甲状腺细胞的破坏。

养护甲状腺关键营养物质

维生素 A ☑ 硒 ☑ 碘 ☑

这样吃才健康

1 鹌鹑蛋煮熟后放入冷水稍稍浸泡，可以使蛋壳很容易剥离。

2 煮鹌鹑蛋不要拿来就煮，宜先用冷水泡一会儿，可以避免其在煮的过程中开裂。

3 冠心病患者、痰热痰湿者不宜多食。

专家连线

用甲状腺激素治疗单纯性甲状腺肿有风险吗?

如果用药剂量合适，一般不会出现不良反应。但如果长期使用且不注意及时调整剂量，则可能会有一定的风险：表现为甲状腺功能亢进的症状。因此需要定期复查甲状腺功能，高危人群如绝经期女性、老年人，应该注意补充钙剂和维生素 D。还应该注意有没有心慌、气短等症状，定期检查心电图或心脏超声等。

推荐食疗方

鹌鹑蛋红烧肉

材料 五花肉400克，鹌鹑蛋10个。

调料 冰糖、生抽各8克，老抽4克，葱段、姜片各5克。

做法

1. 鹌鹑蛋洗净，煮熟，去壳；五花肉洗净，切小块，焯烫去血水，捞出。
2. 锅置火上，倒油烧热，加入五花肉炒出油后，加入冰糖上色，加老抽、生抽、葱段、姜片、水略翻炒，倒入砂锅，用中火煮50分钟，加入鹌鹑蛋煮至收汁即可关火。

香菇烧鹌鹑蛋

材料 水发香菇250克，熟鹌鹑蛋10个。

调料 酱油、水淀粉、料酒、鲜汤、香油各适量。

做法

1. 香菇洗净，切四半，焯熟；鹌鹑蛋去壳，加酱油腌好。
2. 锅中倒入鲜汤、鹌鹑蛋、酱油、料酒、香菇烧开，改小火烧入味，中火收汁，用水淀粉勾芡，淋上香油炒匀即可。

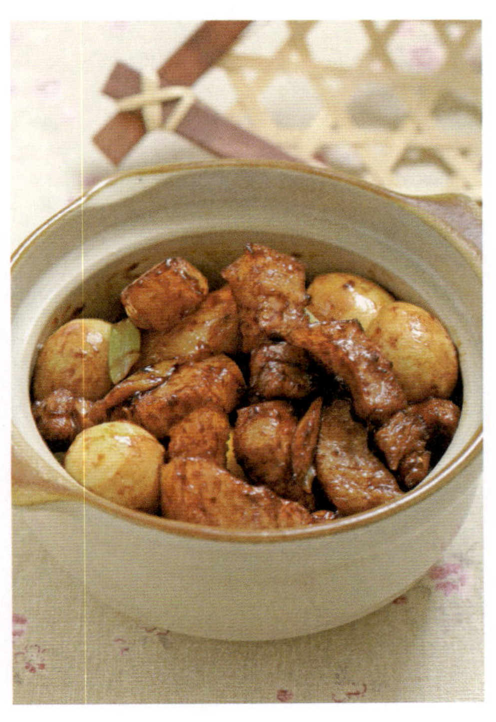

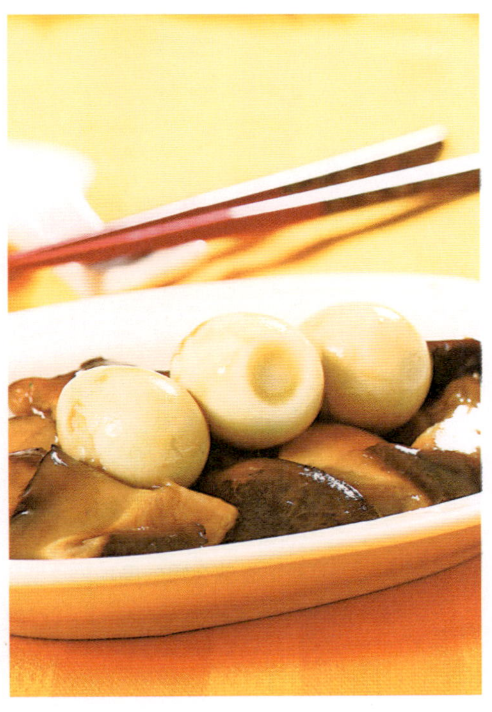

推荐用量

1～2次/周；30～50克/次

鸡肝

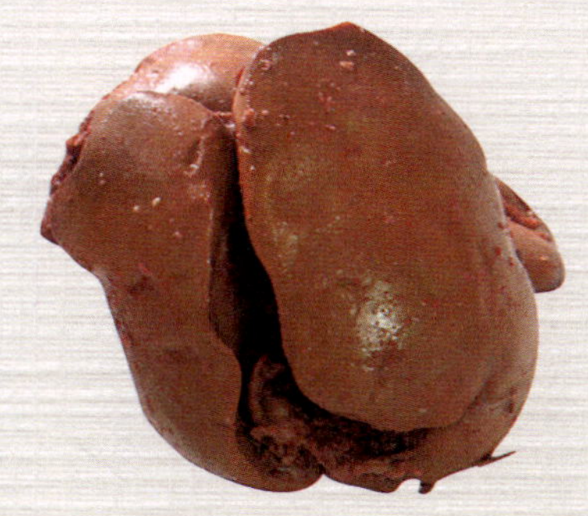

主要营养素 每100克含量	蛋白质	脂肪	维生素A	铁	硒
	16.6克	4.8克	10414微克	12毫克	38.6微克

对甲状腺的益处

鸡肝中含有丰富的硒和铁，能为硒缺乏导致的甲状腺肿补硒，同时又有补铁的作用。含有的维生素A有助于提高免疫力。

养护甲状腺关键营养物质

维生素A ☑ 铁 ☑ 硒 ☑

这样吃才健康

1 鸡肝是解毒器官，买回的新鲜鸡肝不要立即烹调，应用水冲洗10分钟，然后放在水中浸泡半小时。

2 吃鸡肝的时候不宜喝茶，茶水中含有单宁酸会降低人体对铁的吸收率。

3 血脂异常、脂肪肝、高血压、冠心病患者应少食。

专家连线

怎么知道是不是缺碘导致的单纯性甲状腺肿呢？

通过尿碘检测来判断，但需要注意尿碘与当日的饮食碘含量以及尿量关系很大，应多次检测综合判断。

推荐食疗方

鸡肝小米粥

材料 鲜鸡肝、小米各 50 克。

调料 香葱末适量。

做法

1. 鸡肝洗净，切碎；小米淘洗干净。
2. 锅中倒水烧开，放入小米煮开，转小火煮约 15 分钟，放入鸡肝碎煮至小米开花。
3. 粥煮熟后，撒上香葱末即可。

青椒炒鸡肝

材料 鸡肝 250 克，青椒、红椒各 50 克。

调料 水淀粉 30 克，料酒 10 克，葱末、姜末、蒜末各 5 克，盐 3 克。

做法

1. 将鸡肝放在自来水下冲洗 10 分钟，然后用水浸泡 30 分钟，捞出沥干，切片，加水淀粉、料酒抓匀上浆；青、红椒去子，洗净，切块。
2. 锅置火上，倒油烧至六成热，炒香葱末、姜末、蒜末，放鸡肝片炒散，放青椒块、红椒块、盐翻匀即可。

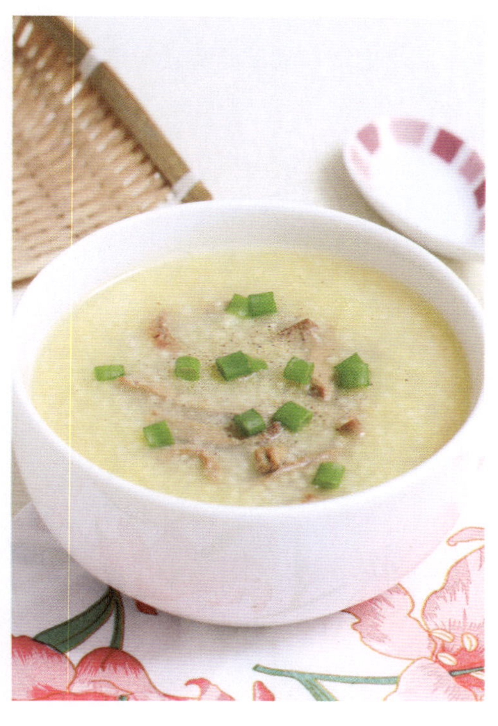

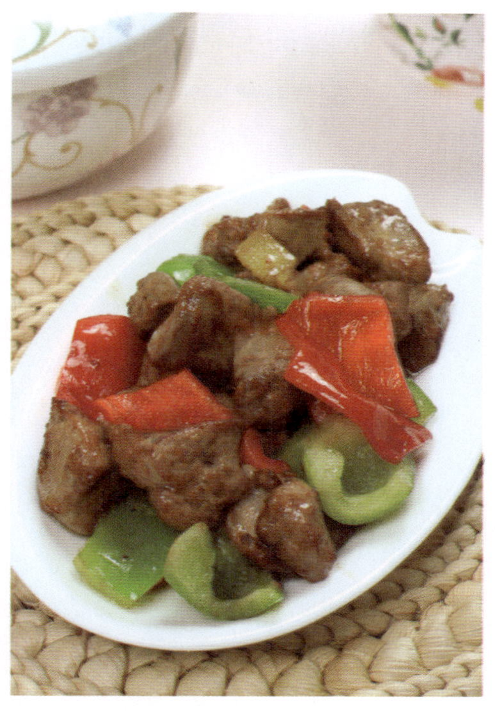

推荐用量

80 ~ 120 克 / 日

丝瓜

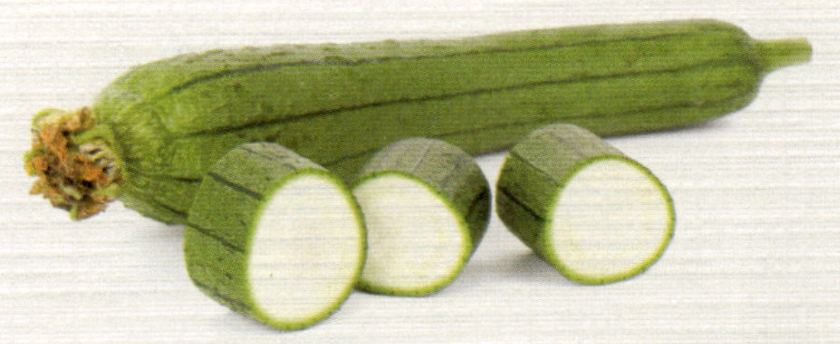

主要营养素	碳水化合物	钾	胡萝卜素
每 100 克含量	4.2 克	115 毫克	90 微克

对甲状腺的益处

丝瓜含有钾、胡萝卜素等多种营养素，有助于利尿消肿、清火降压。另外，丝瓜含有皂苷类物质，具有一定的强心作用。

养护甲状腺关键营养物质

钾 ☑ 胡萝卜素 ☑

这样吃才健康

1 丝瓜汁水丰富，宜现切现做，以免营养成分随汁水流失。

2 丝瓜的味道清甜，烹煮时不宜加酱油、豆瓣酱等口味较重的调味料，以免抢味。

3 脾胃虚寒、大便溏薄者尽量少吃。

推荐食疗方

木耳烩丝瓜

材料 丝瓜 250 克，水发木耳 50 克。

调料 葱花、花椒粉、盐各适量。

做法

1. 木耳洗净，撕成小片；丝瓜刮去老皮，洗净，切片。
2. 锅内倒入植物油烧至七成热，加入葱花、花椒粉炒香，将丝瓜片和木耳倒入锅内翻炒至熟，用盐调味即可。

丝瓜炒鸡蛋

材料 丝瓜 200 克，鸡蛋 2 个。

调料 盐、葱段各适量。

做法

1. 丝瓜去皮洗净，切成滚刀块，放入开水中焯一下；鸡蛋打散。
2. 锅中放油，将鸡蛋炒熟后盛出备用。
3. 另起锅，爆香葱段，加入焯过水的丝瓜，加盐翻炒 30 秒，加入炒好的鸡蛋，翻炒均匀即可。

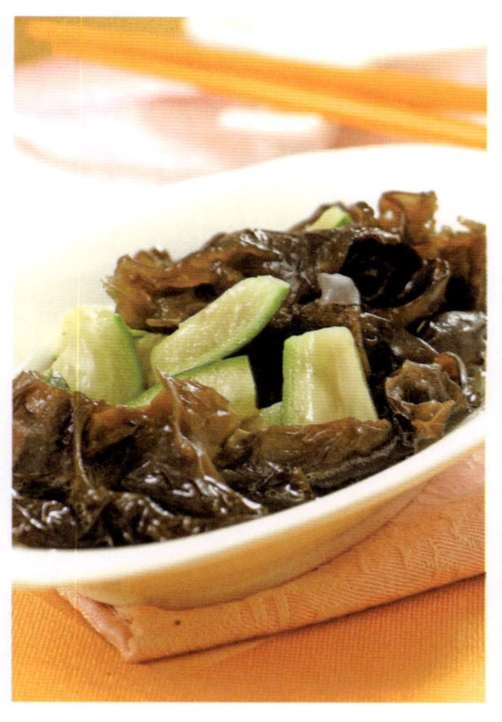

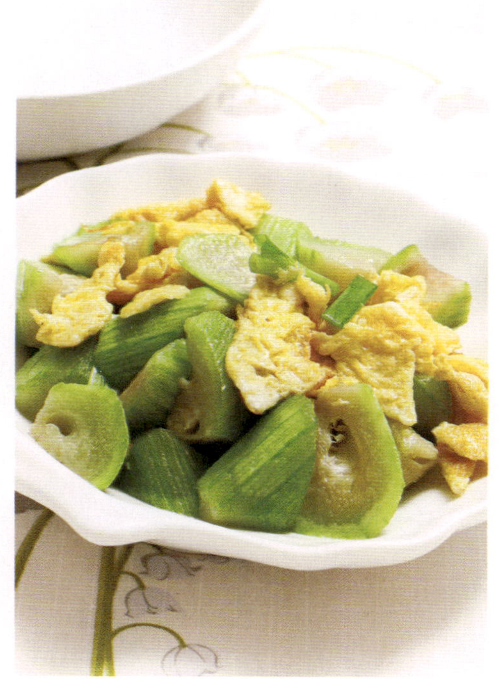

推荐用量

鲜玉米 100 克 / 日 | 玉米面、玉米糁 50 ~ 100 克 / 日

玉米

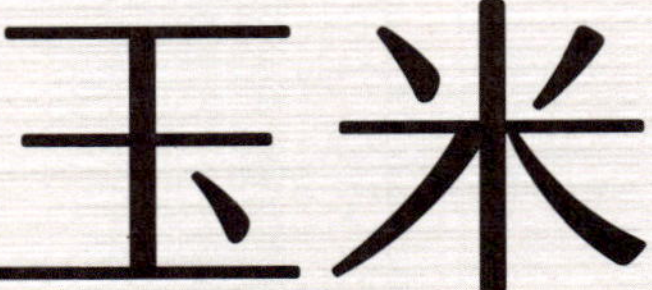

主要营养素 每 100 克含量	蛋白质	碳水化合物	膳食纤维	维生素 B_1
	4.0 克	22.8 克	2.9 克	0.16 毫克

对甲状腺的益处

玉米含有的碳水化合物和膳食纤维，是甲状腺肿伴甲亢或甲减患者的良好食物选择，同时玉米富含 B 族维生素，有助于改善身体素质。

养护甲状腺关键营养物质

碳水化合物 ☑ 膳食纤维 ☑

B 族维生素 ☑

这样吃才健康

1 吃玉米最好选择蒸煮食用，这样可最大限度地激发其抗氧化活性，有利于糖尿病患者的健康。

2 玉米蛋白质中缺乏色氨酸，所以适合跟富含色氨酸的豆类食物一起食用。

3 玉米胚尖含有丰富的营养物质，可增强人体新陈代谢，所以吃玉米的时候一定不要舍弃胚尖。

Tips

玉米可以改善葡萄糖耐量

玉米富含膳食纤维，具有调血脂及改善葡萄糖耐量的功效。所含的镁，能强化胰岛素功能；谷胱甘肽则能清除破坏胰岛素的自由基，延缓糖类吸收，稳定糖尿病患者的血糖水平。

推荐食疗方

蒸玉米棒

材料 鲜玉米棒 1 根。

做法

1. 将玉米棒去皮和须，洗净。
2. 蒸锅置火上，倒入适量清水，放上蒸屉，放入玉米棒蒸制，待锅中的水开后再蒸 20 分钟即可。

蔬菜玉米饼

材料 鲜玉米 1 根，鸡蛋 1 个，面粉 100 克，韭菜、胡萝卜各 50 克。

调料 葱花 5 克，盐 3 克。

做法

1. 韭菜洗净，切段；胡萝卜洗净，切丝；玉米煮熟，掰成玉米粒；面粉加温水、鸡蛋调成糊，放韭菜段、葱花、胡萝卜丝、玉米粒、盐搅匀。
2. 用刷子在锅底刷一层油烧热，将面糊舀出平摊在锅中，小火煎至两面金黄即可。

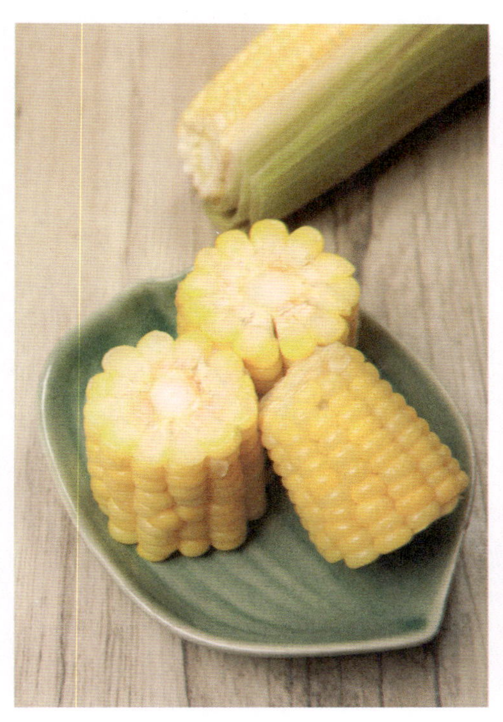

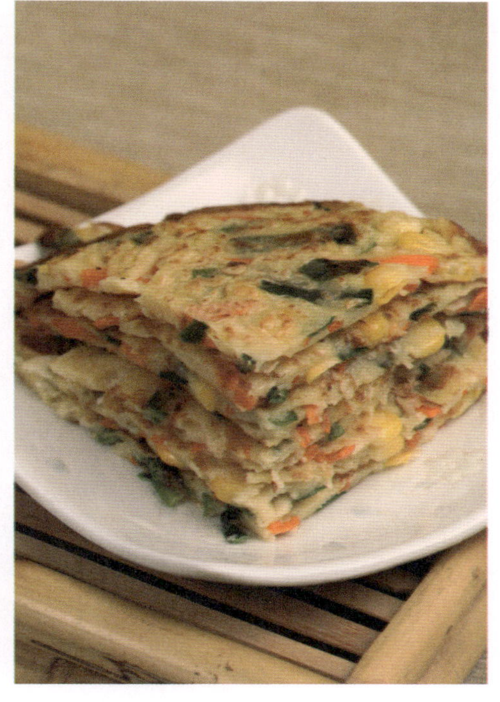

推荐用量

40 ~ 75 克 / 日

猪肉

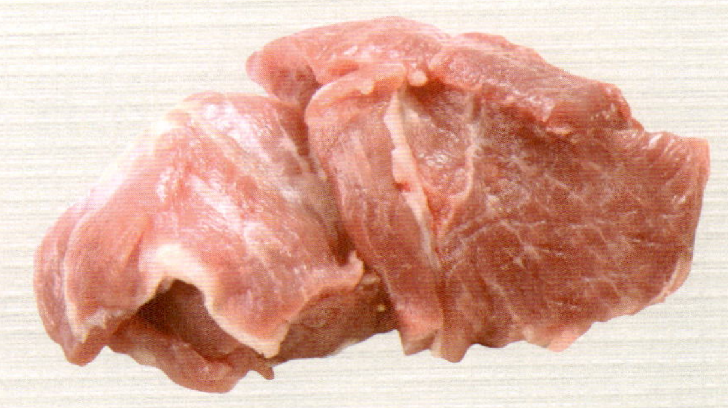

主要营养素	蛋白质	脂肪	碳水化合物	烟酸	铁
每 100 克含量	20.3 克	6.2 克	1.5 克	5.3 毫克	1.6 毫克

对甲状腺的益处

猪肉能提供优质蛋白质、铁、钾、硒等多种营养素，有助于增强身体素质，预防甲状腺疾病，补血养血。

养护甲状腺关键营养物质

蛋白质 ☑ 铁 ☑ B 族维生素 ☑

这样吃才健康

1 切猪肉时应顺肉纹理方向切，烹调易熟烂。

2 猪肉烹调前不要用热水洗，因为猪肉中含有一种肌溶蛋白的物质，遇热易溶解，用热水洗营养易流失，口感也差。

3 肥胖、血脂异常及心血管疾病患者不宜多吃；生病初愈、肠胃虚弱的人少吃。

专家连线

甲状腺炎和甲状腺肿是一回事儿吗？

甲状腺炎可能会出现甲状腺肿大，但甲状腺炎和甲状腺肿不是一回事儿。甲状腺炎的甲状腺肿大是由于甲状腺组织的炎症反应引起的，如急性或亚急性甲状腺炎发作，大多伴有疼痛。而甲状腺肿是形态上的异常增大，不属于炎症病变，虽然肿大但可能不伴有疼痛。

推荐食疗方

酱爆肉丁

材料 猪瘦肉250克，胡萝卜100克，青椒30克。

调料 甜面酱、葱末、盐各适量。

做法

1. 猪瘦肉洗净，切丁；胡萝卜洗净，去皮，切丁；青椒去蒂及子，洗净，切丁。
2. 将肉丁用葱末、盐拌匀；胡萝卜丁放油锅中煸软，盛出。
3. 锅内倒油烧热，放肉丁炒至变色，加甜面酱煸炒，放胡萝卜丁和青椒丁炒熟，放盐炒匀即可。

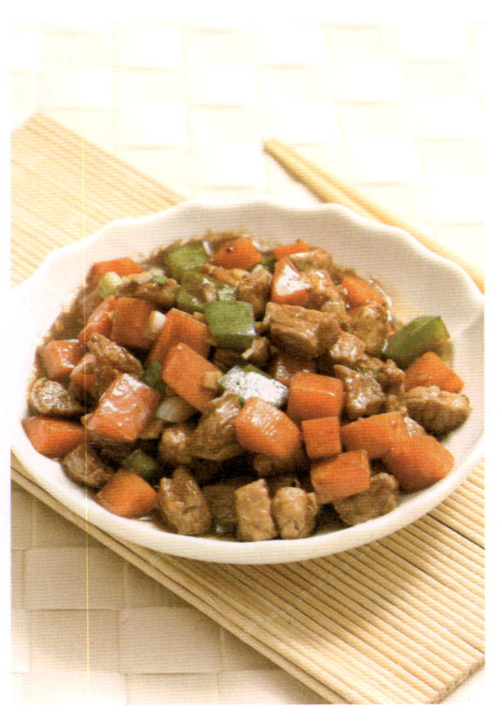

海带莲藕排骨汤

材料 猪排骨400克，水发海带、莲藕各100克。

调料 葱段、姜片、盐、料酒、香油各适量。

做法

1. 海带洗净，蒸30分钟后切长方块；排骨洗净，横剁成段，焯水后捞出，用温水洗净；莲藕去皮，洗净，切块。
2. 排骨段、莲藕块、葱段、姜片、料酒放入锅中加适量清水，大火烧沸，去浮沫，转中火烧50分钟，倒入海带块再大火烧沸10分钟，加盐、淋入香油即可。

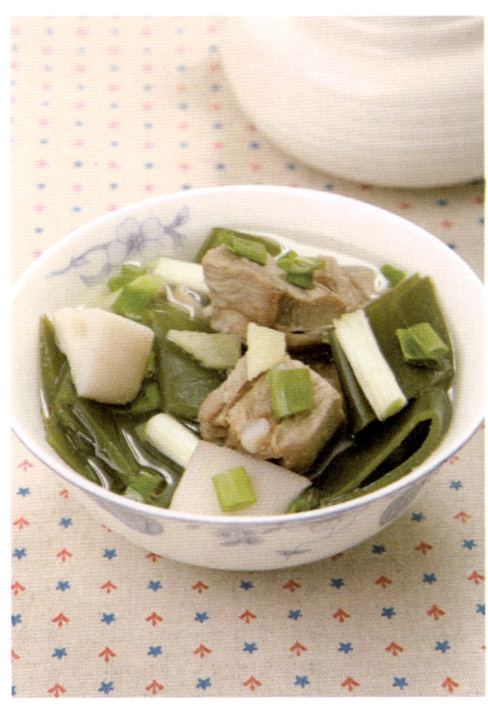

推荐用量

100 克 / 日

菠菜

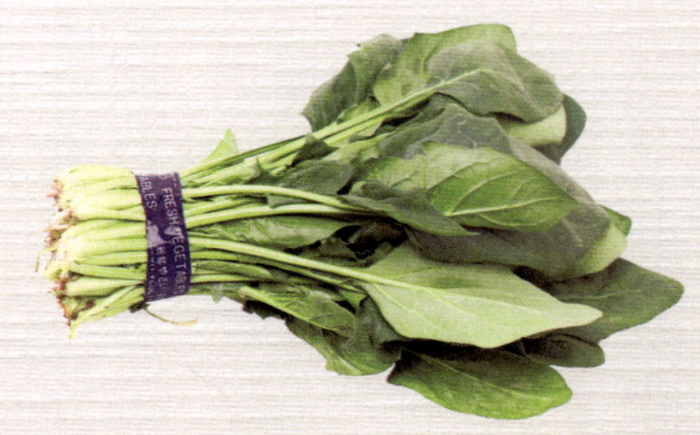

主要营养素 每 100 克含量	蛋白质	碳水化合物	胡萝卜素	维生素 C	铁
	2.6 克	2.8 克	2920 微克	32 毫克	2.9 毫克

对甲状腺的益处

菠菜富含胡萝卜素、维生素 C，有助于甲状腺肿患者消肿、延缓细胞衰老、抑制肿瘤细胞形成。

养护甲状腺关键营养物质

胡萝卜素 ☑ 维生素 C ☑

这样吃才健康

1 烹调菠菜前宜用沸水将其焯透，因为菠菜富含草酸，草酸会影响人体对钙、铁的吸收，焯水可以减少菠菜中草酸的含量。

2 在焯烫菠菜的水中加少许盐和香油，可使焯出的菠菜色泽鲜绿不发黄。

3 结石尤其尿路结石患者慎食；肾炎患者也不宜多食。

Tips

菠菜有助于控糖降压

菠菜中含有一种类似胰岛素的物质，作用与胰岛素接近，能使血糖保持稳定。菠菜中含有的镁能稳定血管平滑肌细胞膜的钙通道，排出钙离子，泵入钾离子，加上菠菜本身也含钾，能限制钠内流，减少应激诱导的去甲肾上腺素的释放，从而起到降压的作用。

推荐食疗方

花生菠菜

材料 熟花生米50克，菠菜300克。

调料 蒜末、盐、香油各适量。

做法

1. 菠菜择洗干净，入沸水中焯30秒，捞出，凉凉，沥干水分，切段。
2. 取盘，放入菠菜段、花生米，用蒜末、盐和香油调味即可。

菠菜炒鸡蛋

材料 菠菜300克，鸡蛋2个。

调料 葱丝、盐各适量。

做法

1. 菠菜洗净，切段，用沸水焯一下后捞出，沥干水分，凉凉；鸡蛋搅打成蛋液。
2. 油烧至八成热，倒入蛋液，炒成鸡蛋块后盛出。
3. 另起锅，倒入适量油，烧至七成热，下入葱丝炝锅，然后倒入菠菜段和炒好的鸡蛋翻炒片刻，加盐炒匀即可。

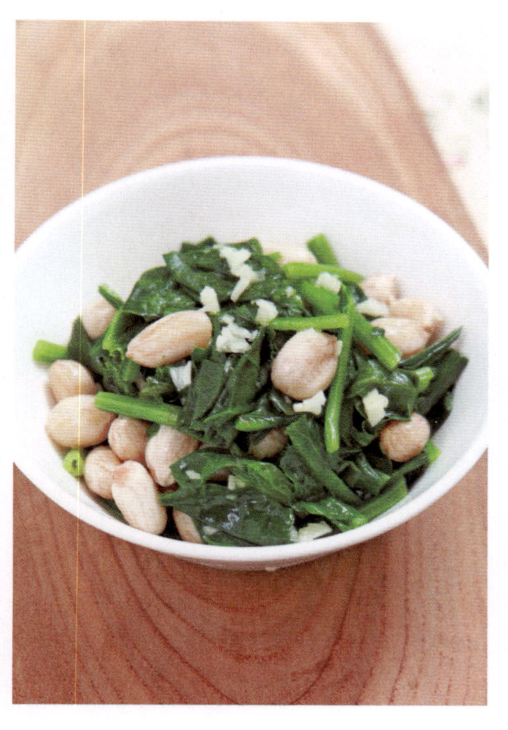

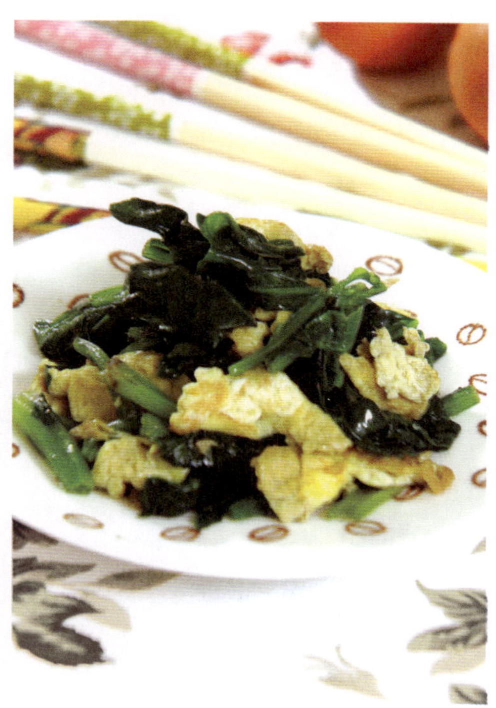

甲状腺肿的生活调养

避免过度劳累

甲状腺肿患者如果不注意劳逸结合导致过度劳累，不仅会加剧甲状腺肿，还可能引发其他甲状腺疾病。

因此，要学会合理安排工作和休息时间，养成良好的作息，不熬夜，同时适当进行体育锻炼。

趣味手指操帮助调节不良情绪，保持良好心情

医学研究显示，很多生理疾病都会受到情绪的影响，当愤怒、悲伤、忧思、焦虑、恐惧等不良情绪压抑在心中而不能充分宣泄时，便会损害健康，引起疾病，甚至加重疾病。因此，不管是单纯性甲状腺肿还是甲状腺疾病伴有的甲状腺肿，都应该把保持良好心情作为日常护理的一部分。

调节不良情绪可以通过培养多方面的兴趣，如养花、书法、绘画、养鸟、钓鱼等。这些兴趣爱好可以陶冶情操、开阔胸怀、缓解身心疲劳，对调节情绪大有益处。还可以通过音乐疗法消除焦虑、愤懑、忧愁等情绪。对于音乐的神奇功效，有这样的解释：当音乐刺激大脑时，大脑会分泌多巴胺，而多巴胺是一种神经传导递质，主要负责愉悦情绪的信息传递。

同样，一些趣味性小活动比如趣味手指操，也能促进大脑分泌多巴胺，愉悦心情。

平时可以随时随地做“剪子包袱锤”的手部运动，双手按照“包袱、剪子、锤”“剪子、锤、包袱”“锤、包袱、剪子”的顺序来做。也可以左右手分别做出不同的姿势，如左手“包袱、锤、剪子”，右手“锤、剪子、包袱”。

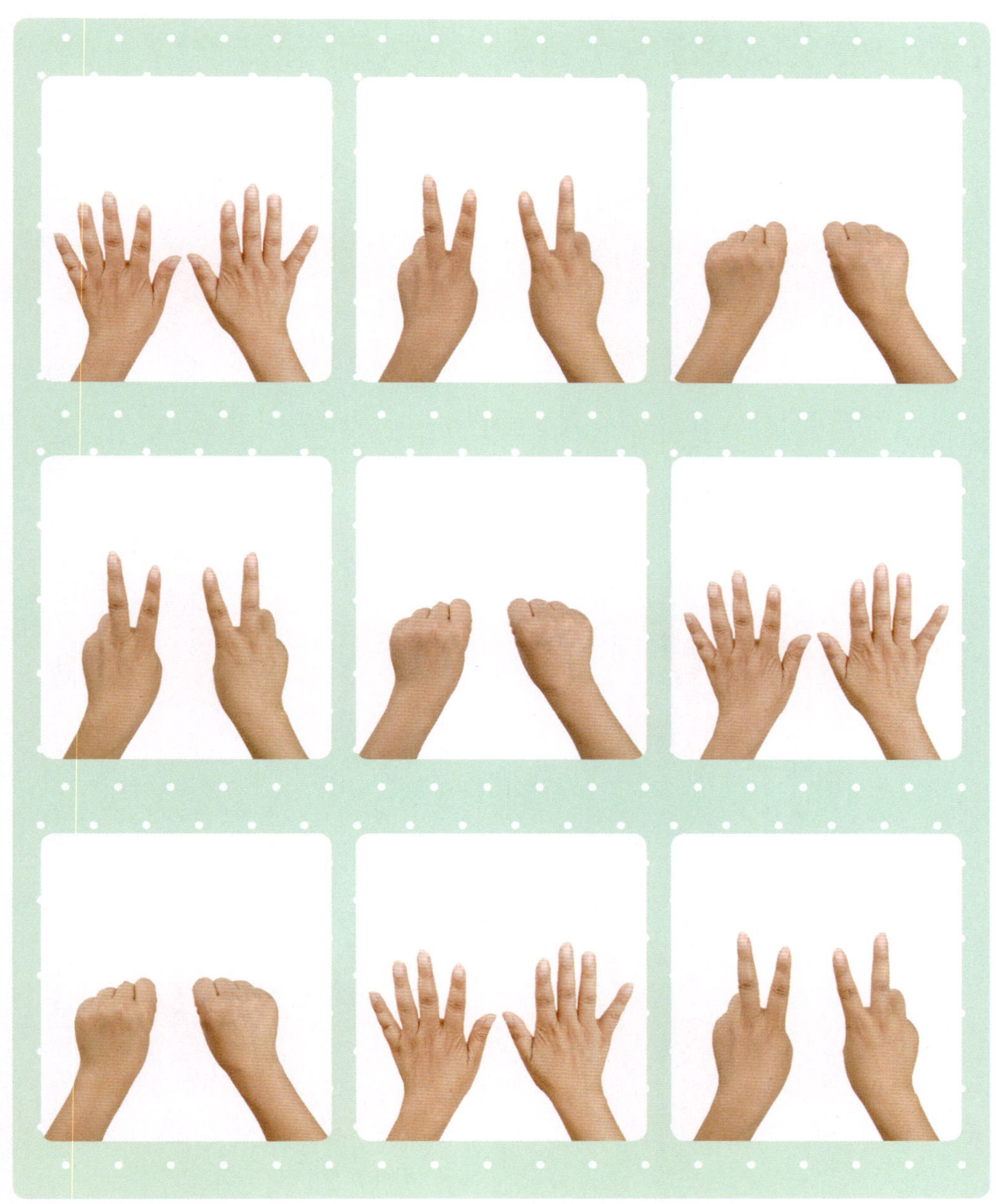

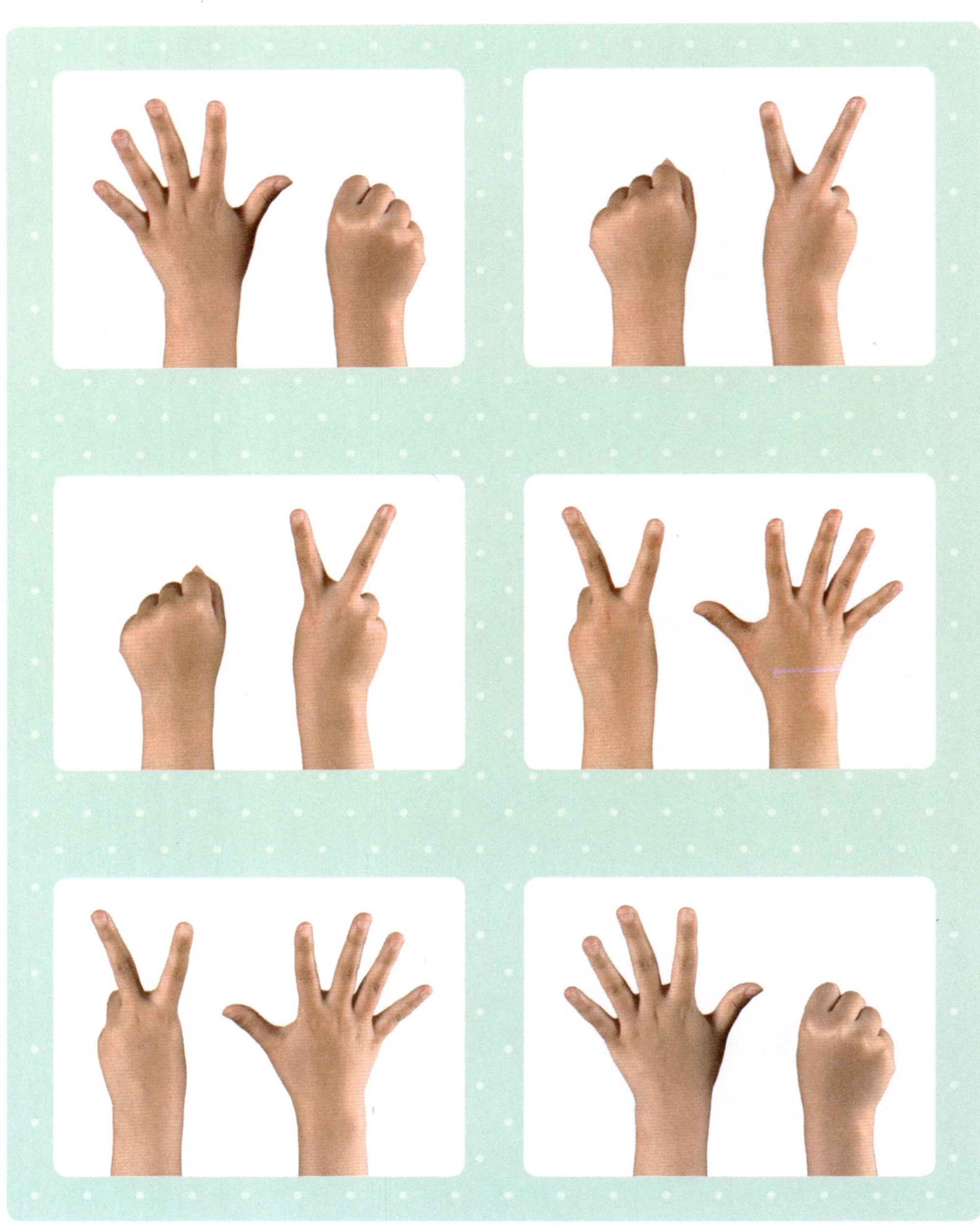

甲状腺肿的治疗

除有压迫症状者可手术治疗外，甲状腺肿本身一般不用治疗，主要是改善碘营养状态。缺碘性甲状腺肿目前以食用碘盐为公认的有效防治手段。

手术治疗

单纯的甲状腺肿，如果甲状腺肿大明显压迫气管、食管等周围器官组织，影响正常的生活，或者病程长有恶变的可能时，需要采取手术治疗。

放射碘 131 治疗

单纯性甲状腺肿时，甲状腺肿伴局部压迫或患者高龄伴心血管病，特别是不能耐受手术治疗的患者宜采用放射碘 131 治疗。但是，妊娠及哺乳期女性、严重肝肾功能不全者、甲状腺极度肿大且有压迫症状者，不能接受放射碘 131 治疗。

药物治疗

甲状腺肿不明显，排除肿瘤可能，在医生指导下服用甲状腺激素进行观察，每年复查 1 ～ 2 次甲状腺 B 超检查。甲状腺肿明显，特别是局部肿块，手术切除后继续服用甲状腺激素。

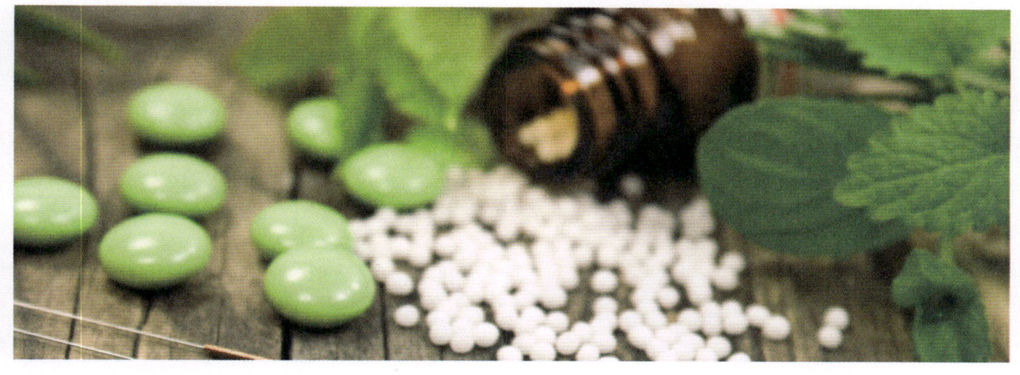

专题

警惕结节性甲状腺肿引起的并发症

单纯性甲状腺肿的后期有时会表现为结节性甲状腺肿。甲状腺肿开始是弥漫性、均匀的肿大，这时也称为弥漫性甲状腺肿，随着病程的延长，甲状腺在肿大的过程中会产生一个或多个结节。

缺碘、碘过量、摄入致甲状腺肿物质、家族遗传、先天性缺陷、自身免疫异常等都可能导致结节性甲状腺肿。结节性甲状腺肿时可以摸到一个或者数个结节，但是没有痛感。如果肿大特别严重，压迫神经和气管，会出现喉部紧缩感、呼吸不畅、面部青紫、一侧瞳孔变小、一侧眼球下陷、一侧眼睑下垂等表现。

结节性甲状腺肿引起的并发症

1. 结节内出血。表现为颈部突然出现肿块伴疼痛，增大的肿块在数周后变小。
2. 甲亢。
3. 甲状腺腺瘤，一般是良性肿瘤。
4. 少数结节会发生恶变，转为甲状腺滤泡癌或未分化癌。

结节性甲状腺肿的治疗方法

对于大多数结节性甲状腺肿患者，只要没有明显的压迫症状，不缺碘、没有甲亢，医生更倾向于选择观察疗法，需要定期复查，根据病情调整治疗方案。

1. 如果确定是缺碘导致的结节性甲状腺肿，可以口服碘化钾、复方碘溶液等补碘。
2. 如果结节性甲状腺肿并发甲亢，可以用放射碘131治疗，但是孕妇禁用。但是有可能会导致永久性甲减，需终身服药治疗。
3. 如果肿大明显压迫周围器官组织，或是药物治疗没有效果，怀疑结节恶变，才考虑手术治疗。

第7章

甲状腺炎的调养，对症消炎防复发

甲状腺炎是由感染、自身免疫等多种原因引起的，以炎症为主要表现的甲状腺疾病，根据不同原因有不同分类，所以要针对性地进行饮食和生活调养。

甲状腺炎的诊断

认识甲状腺炎

甲状腺炎是由感染、自身免疫等多种原因引起的，以炎症为主要表现的甲状腺疾病，有的患者甲状腺功能正常，有的可能会出现一过性（短时间内）甲亢或甲减。甲状腺炎根据不同原因有不同分类，按照发病缓急可分为急性甲状腺炎、亚急性甲状腺炎；按照病因可分为感染性甲状腺炎、自身免疫性甲状腺炎、放射性甲状腺炎，其中又以自身免疫性引起的桥本甲状腺炎最为常见。

引起甲状腺炎的原因

感染性甲状腺炎

由细菌、病毒、真菌等病原体感染导致。

自身免疫性甲状腺炎

由自身免疫调节异常导致的，与遗传、环境、特殊的生理阶段（如妊娠等）都有关系。

放射性甲状腺炎

由放射性核素照射引起。

专家连线

甲状腺炎会遗传吗?

自身免疫性甲状腺炎有一定的遗传倾向，有本病家族史的人更容易患病。但也不是说有家族史的人一定会患病。

桥本甲状腺炎是自身免疫惹的祸

桥本甲状腺炎，又叫桥本病，它的“炎”不是外界伤害导致的，而是一种自身免疫性炎症。

早期没有什么症状，多数人是因为甲状腺肿、甲减就诊才发现的，有一过性甲亢期、稳定期、甲减期等不同阶段表现。

一过性甲亢期

大部分没有临床症状，但是与甲状腺破坏速度有关，破坏速度快，短时期释放的FT4多，就容易产生甲亢的症状。一般为一过性甲亢，通过摄碘率检查可以与真甲亢进行区分。

稳定期

一过性甲亢过后，会出现稳定期。虽然这个阶段甲状腺遭受持续破坏，但还能勉强维持正常功能。

甲减期

当甲状腺最终无法维持正常功能时，即走向甲减期。这个阶段极有可能持续终身。

亚急性甲状腺炎多是病毒惹的祸

亚急性甲状腺炎，简称亚甲炎，又被称为“病毒性甲状腺炎”，多是由病毒感染引起的，症状类似感冒，但是这种“感冒”不会传染。常发生于中年女性，儿童少见。

第一阶段 病毒入侵 → 病毒入侵的初级阶段，通常会出现如畏寒、头疼、发热等类似感冒的症状。

第二阶段 甲亢 → 初期的感冒症状持续一段时间后会慢慢升级，出现多汗、容易发火、脖子肿大、颈部发硬疼痛等症状，除疼痛外和甲亢症状一模一样。这是因为甲状腺细胞遭受大面积破坏，甲状腺激素一下子全流进了血液里，造成短时间内血液里甲状腺激素暴增，引起甲亢。

第三阶段
甲减

甲状腺细胞遭受大面积破坏后死伤惨重，需要时间修复，所以无法吸收利用碘，导致无法制造充足的甲状腺激素，这种现象被称为甲状腺激素水平和甲状腺摄碘功能的“分离现象”。就是说，虽然血液中的甲状腺激素激增，但是甲状腺聚碘能力下降，所以就从甲亢变成了甲减。

第四阶段
恢复

身体强大的免疫系统最终会打败病毒，甲状腺激素生产慢慢恢复正常，甲减症状最终消失。

甲状腺炎的检查

1 **甲状腺彩超：** 可以发现形态变化，如甲状腺增大，在发生炎症的区域一般血流会增多。

2 **甲状腺功能三项：**

早期：FT3 ↑，FT4 ↑，TSH ↓。

后期：FT3 ↓，FT4 ↓，TSH ↑。

3 **甲状腺摄碘率测定：** 与甲状腺激素测定值结合，二者结果呈分离现象（即血清 T3、T4 升高，TSH 降低，甲状腺摄碘率降低），是诊断甲状腺炎的特异性证据。

4 **血常规检查：** 如果白细胞增高，可能是急性化脓性甲状腺炎。

5 **放射性核素扫描**

6 **甲状腺穿刺活检：** 有助于桥本甲状腺炎的确诊。

7 **TGAb、TMAb 检查：** 有助于明确诊断桥本甲状腺炎。

甲状腺彩超，放射性核素扫描和摄碘率检查可以用于诊断亚甲炎。尤其是摄碘率的“分离现象”是亚甲炎的特征性表现。

甲状腺炎的饮食调养

桥本甲状腺炎患者，低碘补硒

对于已经确诊的桥本甲状腺炎患者，应适当减少碘的摄入了，碘盐依然可以吃，但是含碘丰富的食物如海带、紫菜等应少吃，以免加重病情。

硒有助于维持甲状腺功能正常，身体缺硒会导致有害的自由基增多，从而损伤甲状腺组织，引起腺体的免疫性破坏，损害甲状腺的正常功能。日常饮食可以通过食用富含硒的食物如牛肉、蘑菇等来辅助治疗桥本甲状腺炎。因为桥本甲状腺炎不宜高碘饮食，所以在选择海产品时要避免含碘高的品种。

补充富含维生素 C 的食物，有助于预防亚急性甲状腺炎

平时多吃一些富含维生素 C 的食物，有助于增强身体抵抗力，避免上呼吸道感染，不给病毒可乘之机，有助于预防亚急性甲状腺炎。

人体不能合成维生素 C，必须从食物中摄取。蔬菜和水果中的维生素 C 含量很丰富，如鲜枣、甜椒、猕猴桃、草莓、橙子、葡萄、白菜、苦瓜等。维生素 C 是水溶性的，在体内的储存非常有限，需要及时补充。

疼痛明显者宜选择流质饮食

甲状腺炎会有不同程度的疼痛，如果随着吞咽疼痛比较严重，进食时要选择营养高、易消化的流质饮食或者膳食纤维含量少的食物，避免吞咽困难，以利于缓解病情。

养护甲状腺这样吃

推荐用量

100 克 / 日

苦瓜

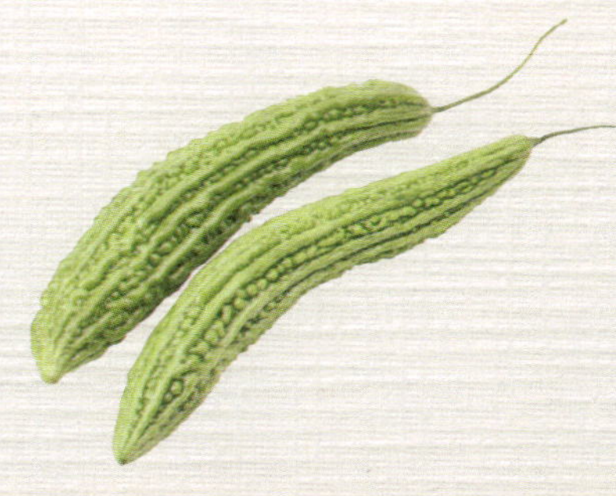

主要营养素 每 100 克含量	碳水化合物	维生素 C	胡萝卜素	钾
	4.9 克	56 毫克	100 微克	256 毫克

对甲状腺的益处

苦瓜中的苦瓜苷能开胃健脾，有利于营养物质的吸收利用；维生素 C 和胡萝卜素能提高免疫力，有助于预防亚甲炎。

养护甲状腺关键营养物质

苦瓜苷 ☑ 胡萝卜素 ☑
维生素 C ☑

这样吃才健康

1 烹调苦瓜最好用大火快炒或凉拌，因为烹调的时间过长，水溶性维生素会释出而流入菜汁中，不但影响口感，也会造成营养成分流失，降低营养价值。

2 慢性胃肠炎患者、脾胃虚寒者不宜多食。

专家连线

甲状腺炎患者可以怀孕生育吗？

无论是男性还是女性患者，甲状腺炎导致甲功异常的情况下不建议要小孩，因为无论是甲亢还是甲减，都会对怀孕和胎儿造成不良影响。但是如果甲状腺炎已经在恢复期，或者成为永久甲减，经替代治疗后甲功正常时，是可以要小孩的。

推荐食疗方

苦瓜番茄玉米汤

材料 苦瓜200克，番茄100克，玉米半根。

调料 盐2克。

做法

1. 将苦瓜洗净，去瓤，切段；番茄洗净，去皮，切大片；玉米洗净，切小段。
2. 将玉米段、苦瓜段放入锅中，加适量水没过材料，大火煮沸后改小火炖10分钟，再加入番茄片继续炖，待玉米完全煮软后，加盐调味即可。

苦瓜柠檬蜂蜜汁

材料 苦瓜200克，柠檬30克。

调料 蜂蜜适量。

做法

1. 苦瓜去子，切小块；柠檬洗净，去皮及子。
2. 将上述食材倒入全自动豆浆机中，加入适量饮用水，按下“果蔬汁”键，搅打均匀后倒入杯中，加入蜂蜜搅匀即可。

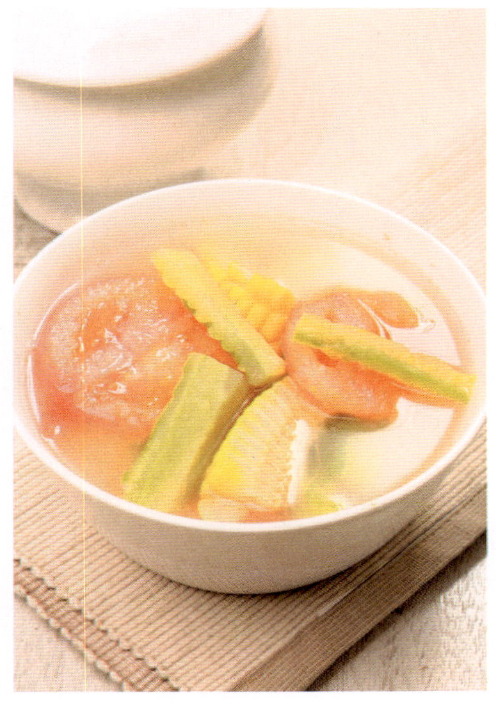

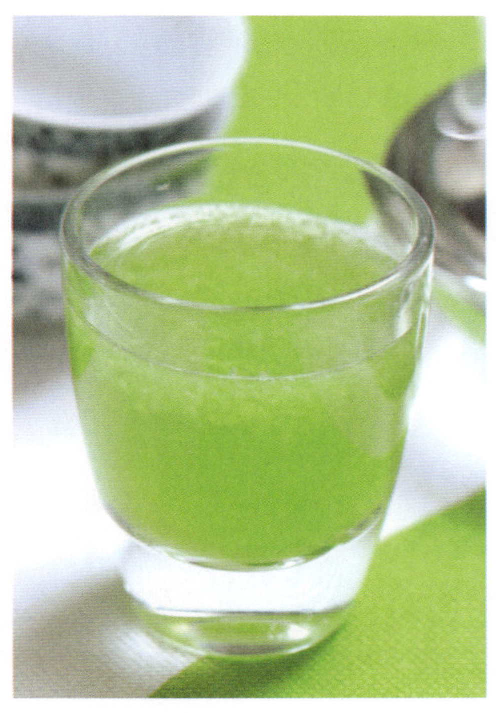

推荐用量

100 ~ 200 克 / 日

草莓

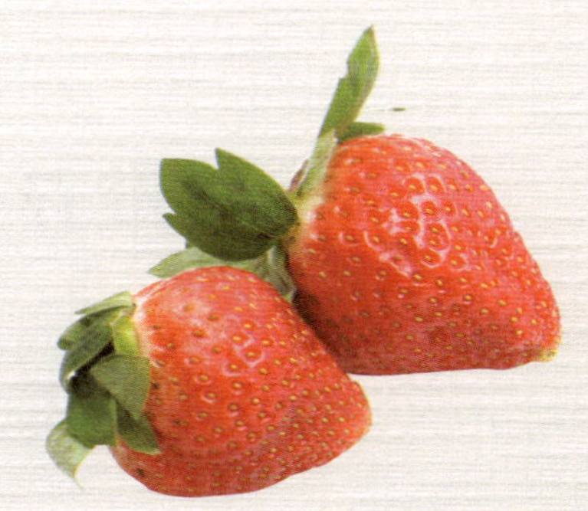

主要营养素 每 100 克含量	碳水化合物	膳食纤维	维生素 C	铁
	6.0 克	1.1 克	47 毫克	1.8 毫克

对甲状腺的益处

草莓中的维生素 C 有助于增强身体抵抗力，避免上呼吸道感染，预防亚急性甲状腺炎。另外，草莓中的鞣酸有防癌抗癌的作用。

养护甲状腺关键营养物质

维生素 C ☑ **鞣酸** ☑

这样吃才健康

1. 饭后食用草莓，可分解食物脂肪，帮助消化。
2. 草莓性凉，肠胃虚寒以及泄泻者不宜多食。

专家连线

甲状腺炎能治愈吗?

亚急性甲状腺炎通常可以治愈；自身免疫性甲状腺炎，有些最终会发展为甲减，需要终身甲状腺激素替代治疗，有些甲状腺功能恢复正常了，但甲状腺抗体滴度不一定能恢复正常。

推荐食疗方

菠菜草莓葡萄汁

材料 草莓200克，菠菜、葡萄各100克。

调料 蜂蜜适量。

做法

1. 菠菜洗净，焯烫后切段；葡萄洗净，去子；草莓去蒂，洗净，切碎。
2. 将所有材料放入果汁机中，加入适量饮用水搅打，加蜂蜜调匀即可。

草莓奶昔

材料 草莓 100 克，牛奶 150 克。

做法

1. 草莓去蒂，清洗干净，对半切开。
2. 将所有材料放入果汁机中，搅打均匀即可。

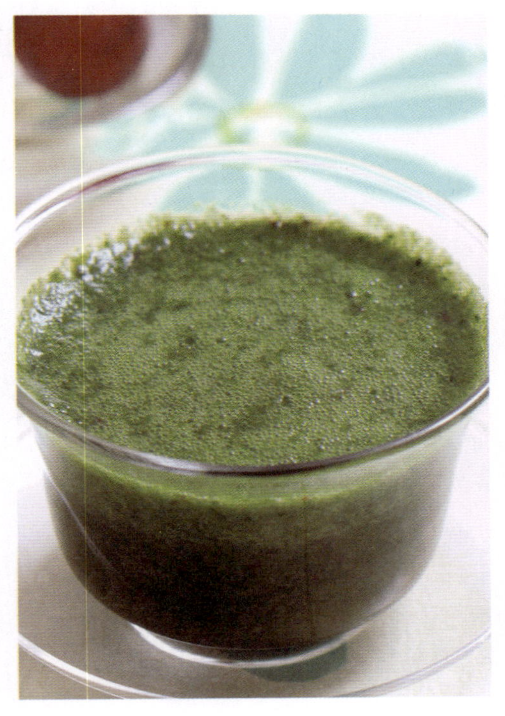

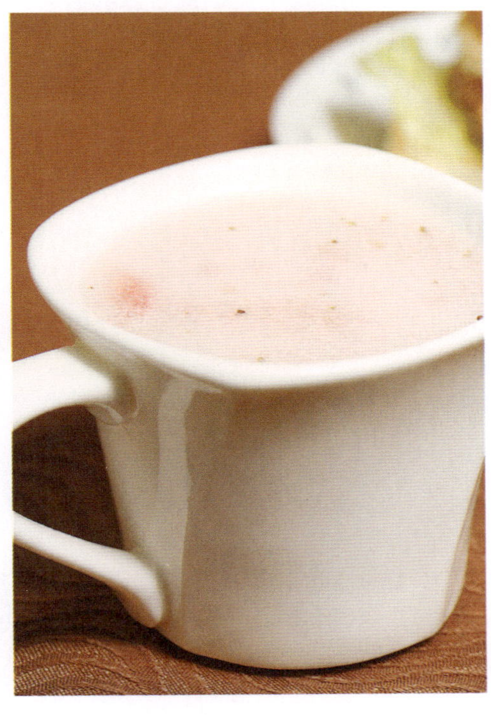

推荐用量

100 ~ 200 克 / 日

葡萄

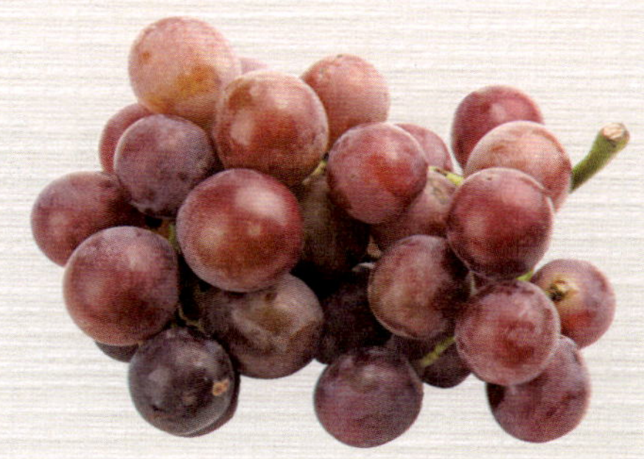

主要营养素 每 100 克含量	碳水化合物	钾	维生素 C
	10.3 克	104 毫克	25 毫克

对甲状腺的益处

对于已经患有甲状腺炎且有疼痛感的患者，葡萄富含花青素，还能补充一定量的维生素 C，有助于缓解炎症。

养护甲状腺关键营养物质

花青素 ☑ 维生素 C ☑

这样吃才健康

1 葡萄最好连皮带子一起吃，因为很多营养成分都在皮和子中。

2 吃葡萄后不要马上喝水，否则容易引起腹泻；葡萄避免用铁器盛装。

3 脾胃虚弱的人不可多食；肥胖及糖尿病患者不宜多食。

专家连线

什么样的人容易得甲状腺炎?

甲状腺炎常见于女性，尤其是成年女性，高发年龄 30 ~ 50 岁。

推荐食疗方

葡萄糯米粥

材料 糯米 50 克，葡萄 150 克。

调料 白糖少许。

做法

1. 糯米淘洗干净，放入清水中浸泡 2 小时；葡萄洗净，去皮、去子，对半切开。
2. 锅中加入适量清水烧开，先放入糯米大火煮沸，再转小火煮至米粥将成，然后放入葡萄煮至葡萄变软，加白糖搅拌均匀即可。

番茄葡萄苹果饮

材料 葡萄 200 克，番茄、苹果各 100 克。

做法

1. 番茄洗净，去皮，切小丁；葡萄洗净；苹果洗净，去皮、去核，切丁。
2. 将上述食材放入果汁机中，加入适量饮用水搅打均匀即可。

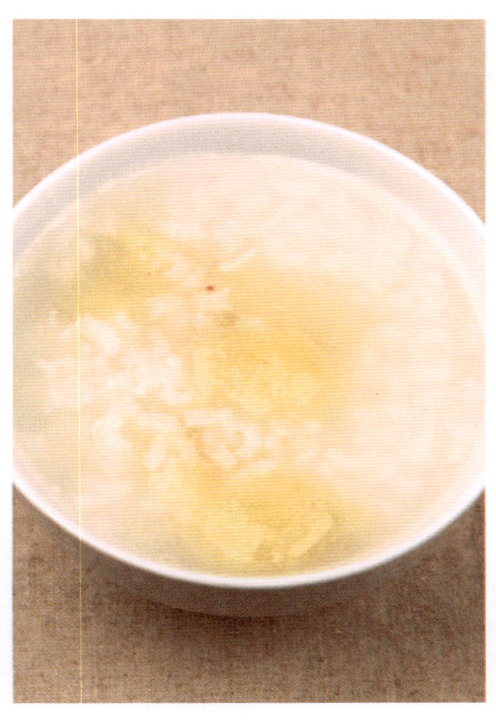

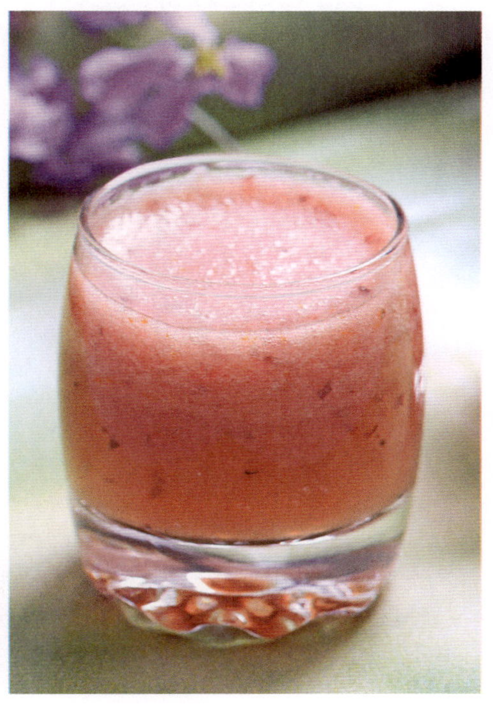

推荐用量

50 ~ 100 克 / 日

平菇

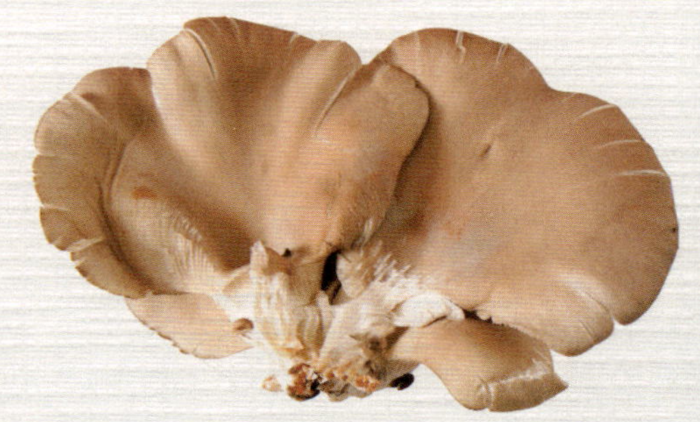

主要营养素 每 100 克含量	蛋白质	碳水化合物	膳食纤维	烟酸	钾
	1.9 克	4.6 克	2.3 克	3.1 毫克	258 毫克

对甲状腺的益处

平菇低脂、高钾，还可以为身体补充一定量的烟酸，有助于维持甲状腺功能正常，辅助治疗桥本甲状腺炎。

养护甲状腺关键营养物质

钾 ☑ 烟酸 ☑

这样吃才健康

1 新鲜的平菇出水较多，易被炒老，所以不要烹调过长时间，也可以在烹调前入沸水焯去多余的水分。

2 平菇不宜浸泡太长时间，以免造成营养素的大量流失。

3 对菌类过敏者不宜食用。

专家连线

甲状腺炎与甲状腺结节有没有关系？

虽然有些甲状腺炎可能伴有甲状腺结节样改变，或者残留炎性甲状腺结节，但是单纯的甲状腺结节和甲状腺炎一般没有关系。

推荐食疗方

肉片炒平菇

材料 平菇 300 克，猪瘦肉 100 克。

调料 葱花 10 克，姜片、淀粉、酱油、料酒各 5 克，水淀粉 15 克，盐 3 克。

做法

1. 平菇洗净，撕成大朵，放入沸水中焯透，捞出，挤去水分；猪瘦肉洗净，切片，加酱油、盐、料酒、淀粉拌匀，腌渍 10 分钟。
2. 锅置火上，放油烧热，放入葱花、姜片爆香，再放入肉片煸炒至变色，放入平菇、酱油、盐小火炒至入味，用水淀粉勾芡即可。

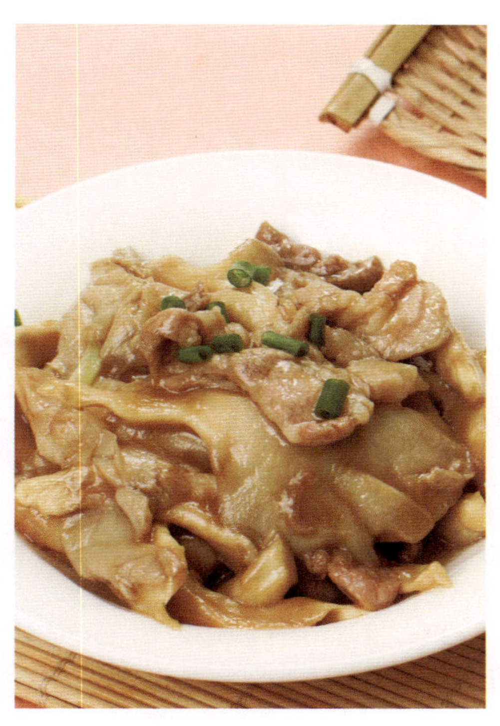

蛋香平菇

材料 平菇200克，鸡蛋2个，青椒80克。

调料 葱花、姜末各 5 克，盐 3 克。

做法

1. 平菇洗净，撕成条；青椒去蒂、子，切丝；鸡蛋加盐打散，炒熟备用。
2. 锅内倒少许油，放葱花、姜末炒香，放入平菇，炒到平菇出水，放入青椒丝、鸡蛋翻炒，调入盐即可。

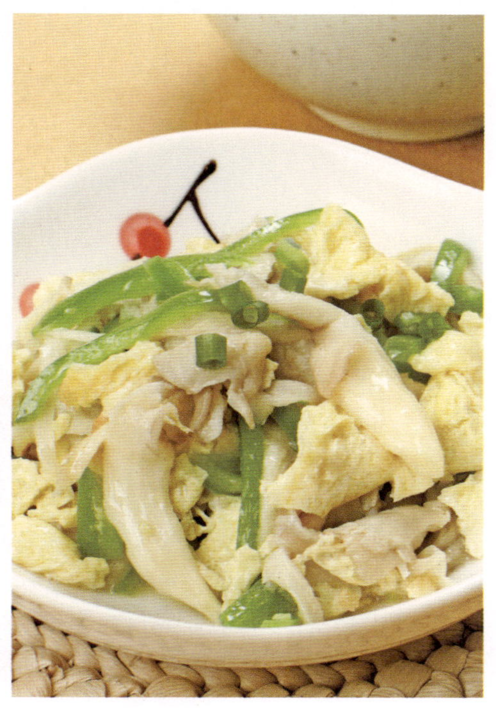

推荐用量

50 克 / 日

金针菇

主要营养素 每 100 克含量	蛋白质	碳水化合物	膳食纤维	烟酸	维生素 B_1
	2.4 克	6.0 克	2.7 克	4.1 毫克	0.15 毫克

对甲状腺的益处

金针菇富含烟酸和维生素 B_1，具有抗疲劳、除烦解压等食疗功效，有助于辅助治疗甲状腺炎。

养护甲状腺关键营养物质

烟酸 ☑ **维生素 B_1** ☑

这样吃才健康

1 未开伞、菇体洁白如玉、菌柄挺直、均匀整齐、无褐根、根部少粘连的好。

2 金针菇不宜生吃，因为新鲜金针菇中含秋水仙碱，用沸水焯烫可将其破坏掉。

3 金针菇性寒，脾胃虚寒、慢性腹泻者不宜多食。

专家连线

甲状腺炎什么时候需要左甲状腺素替代治疗?

甲状腺炎的甲减期或者最终发展为永久性甲减时需要口服甲状腺激素以维持血清甲状腺激素水平的正常（即所谓的左甲状腺素替代治疗）。另外，甲状腺肿大严重，压迫气管时需要用左甲状腺素治疗以缓解甲状腺压迫症状。

推荐食疗方

金针菇鸡丝

材料 鸡胸肉250克，青椒20克，金针菇100克。

调料 葱丝、姜末、淀粉、盐各适量。

做法

1. 青椒去蒂及子，洗净，切丝；鸡胸肉洗净，切丝，加姜末、淀粉腌渍；金针菇洗净，略焯。
2. 油锅烧热，炒熟鸡丝、金针菇，撒入葱丝、青椒丝略炒，加盐炒匀即可。

双菇肉丝羹

材料 金针菇50克，干香菇15克，猪瘦肉80克，胡萝卜30克。

调料 高汤适量，水淀粉20克，香菜段、料酒各5克，盐4克。

做法

1. 猪瘦肉洗净切丝，加盐、料酒拌匀稍腌；金针菇洗净焯水；干香菇泡发，去蒂，洗净切丝；胡萝卜洗净切丝。
2. 锅中倒入高汤煮沸，将所有材料放入锅中小火煮约10分钟，加盐调味，倒水淀粉勾芡，撒香菜段即可。

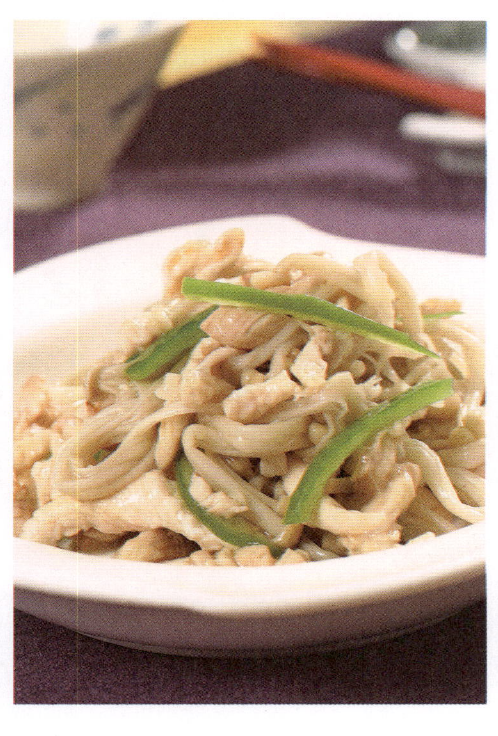

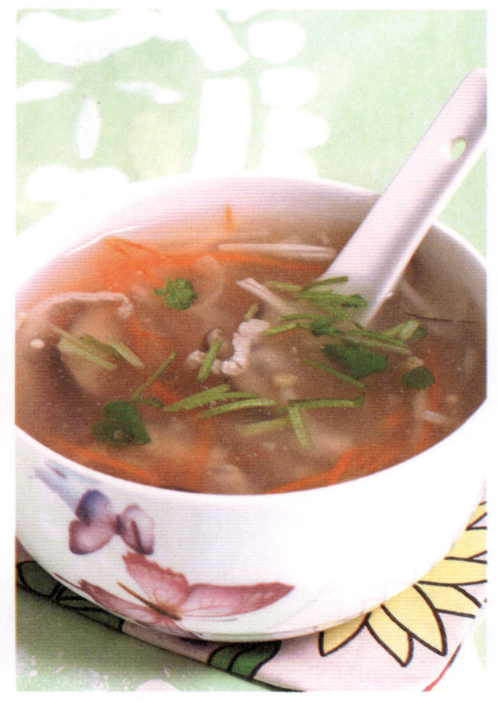

甲状腺炎的生活调养

用冷敷的方式缓解颈部肿痛

用干净的毛巾包裹住冰块或者冰冻矿泉水瓶，敷在肿痛部位，冷敷 3 ~ 5 分钟后拿开，间歇片刻再继续敷，根据自身的感受重复动作。可以缓解疼痛。

做一做养心安神小动作，调控情绪

俗话说“怒火攻心”，暴躁、易怒的情绪会加重病情，所以甲状腺炎患者要学会控制情绪，忌经常发脾气、生气。除了尽量控制自己的情绪外，还可以做一些养心安神的动作，让自身达到一种平和的状态。

推手搓臂，除烦

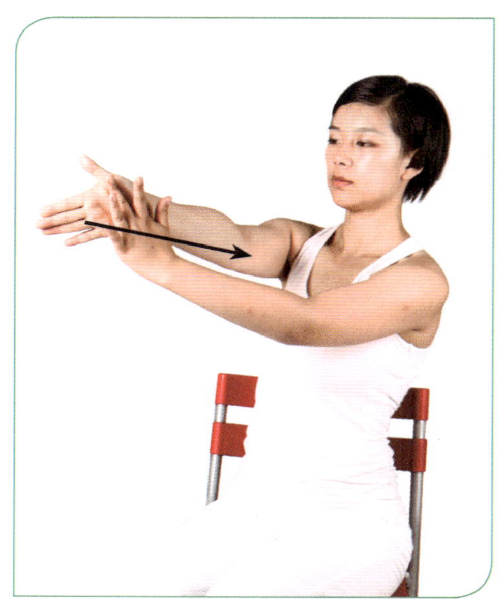

1 端坐位，两手伸直，掌心相对，用左手中指从右手中指末端沿手掌中线推至肘窝中点，做 15 ~ 20 次。换侧，重复动作。

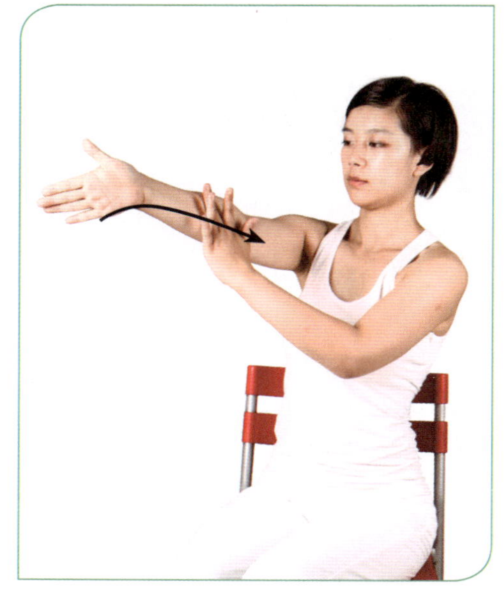

2 用左手中指从右手小指尖沿手掌靠身体一侧推至肘窝，做 15 ~ 20 次。换侧，重复动作。

蜂鸣调息，让心情变平和

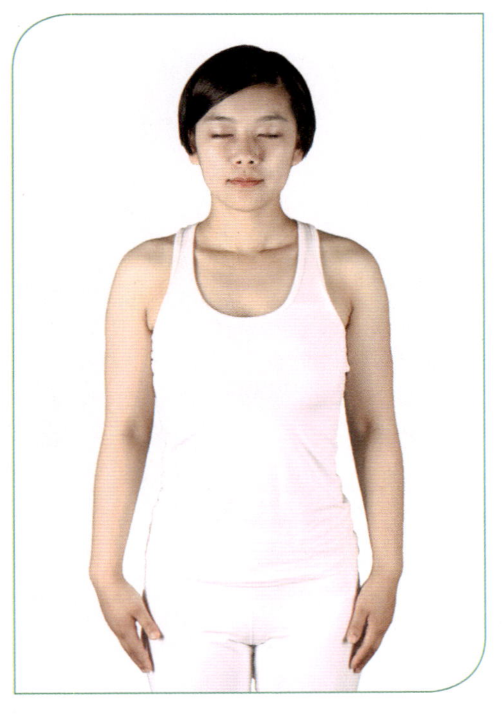

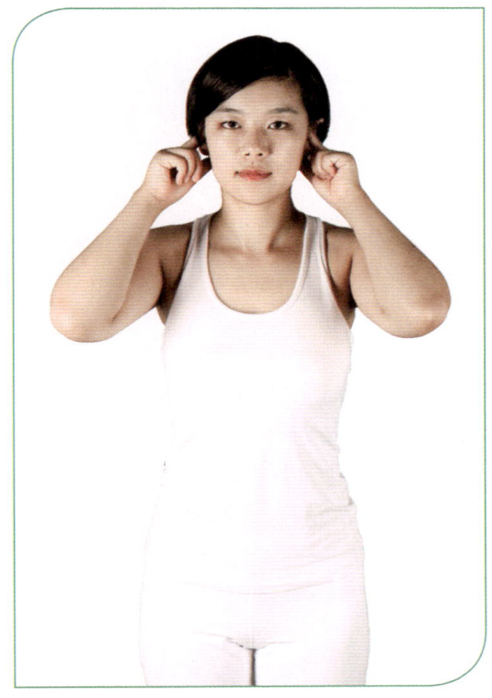

1 闭上双眼，放松全身；用鼻慢慢吸气，使胸腔蓄满气，屏气几秒钟。

2 将两手食指轻轻推进两外耳道，堵住两耳，嘴巴继续紧闭，分开上下牙齿，然后慢慢呼气，产生一种蜂鸣般的“嗡嗡声”。呼气时应该缓慢而有节律，将意识完全集中于声音的振动上面。

手指弹桌，缓解压力

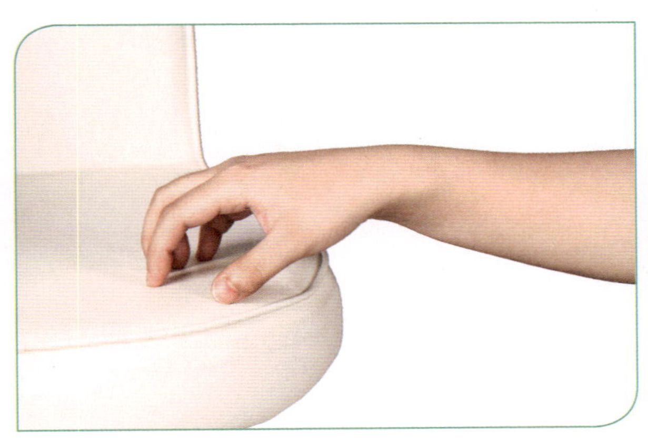

将双眼微闭，哼唱着自己喜欢的歌曲，或念着诗词，同时用手指有节奏地敲打桌面。

甲状腺炎的治疗

桥本甲状腺炎需要分阶段治疗

甲亢期

甲状腺炎早期有可能出现甲亢症状，但一般都是短期的或一过性的，不建议随便服用抗甲状腺药物，避免药物促甲减早发。可以通过服用 β－受体阻滞剂心得安改善心慌、出汗等症状。

稳定期

因为这个阶段甲状腺功能是正常的，只有甲状腺自身抗体升高，所以稳定期一般不需要治疗。也有医生认为，通过补硒可以降低甲状腺自身抗体。建议遵医嘱服药。

甲减期

进入甲减期后，一般需要终身服用左甲状腺素治疗。

亚急性甲状腺炎是否治疗看症状

亚急性甲状腺炎其实是一种自限性疾病，简单说就是不用治疗自己也会好，病毒性感冒就是我们最常见的一种自限性疾病。但是，亚急性甲状腺炎是否需要治疗关键看症状，如果症状严重，还是要对症治疗让身体好受一些。

1 如果是轻微症状，可以不用治疗，3 ~ 4 周后会自愈。

2 如果是疼痛明显，有发热等不适，可以吃一些退烧药和止痛药，如芬必得。

3 如果高烧不退，疼痛明显，用糖皮质激素治疗。

Tips

糖皮质激素

糖皮质激素是肾上腺分泌的一种激素，长期大量吃会导致肥胖、长痘、月经不调等不良反应，但是小剂量、短时间服用并不会有太大问题，不用过于担心。

第8章

别让甲状腺疾病夺走做妈妈的权利

甲状腺功能异常的女性怀孕概率比正常女性低，但现在有很多理想的治疗方法，包括药物和手术等，如果能及时诊断、有效治疗，使得各项指标达标之后，甲状腺功能异常的女性也可以正常怀孕。

不孕可能是甲状腺在找茬

甲亢、甲减导致排卵障碍

一般每周 2 次以上有规律的性生活且不采取避孕措施的夫妻中，50% 的女性 3 个月内会妊娠，72% 的女性半年内会妊娠，85% 的女性一年内会妊娠，如果一年以上没有妊娠成功的，被称为不孕。不孕分为原发性不孕和继发性不孕，原发性不孕是指从没有获得过妊娠者，而曾经生育、人工流产、自然流产等有过妊娠后发生的不孕，称为继发性不孕。

不孕的原因有很多，也可能同时存在多种因素，其中甲状腺功能亢进或低下会引起排卵障碍导致不孕。

从排卵到受精

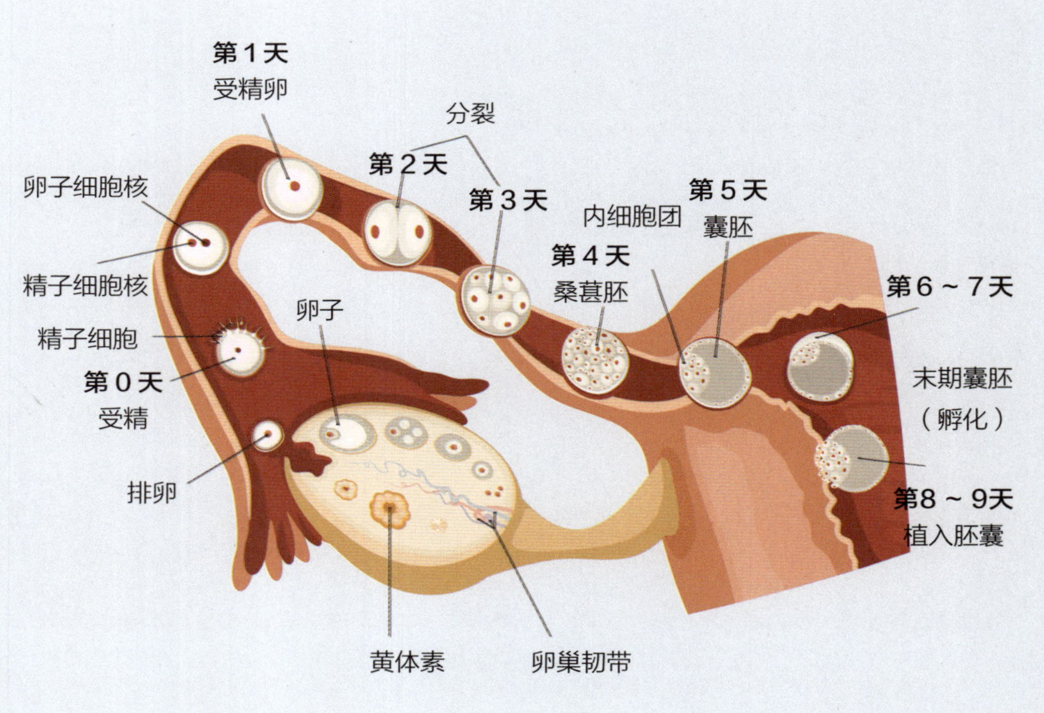

女性一出生，身体就带有一定数量的卵子，埋在卵巢中“休眠”。到了青春期，下丘脑会命令脑垂体分泌促性腺激素，使卵巢苏醒，不成熟的卵泡就会逐渐发育，同时合成性激素。当卵泡发育成熟，一枚卵子就会从卵巢中挣脱而出，这就是排卵。

正常的排卵过程需要合适的性激素水平，排卵前，卵泡分泌的雌二醇促使下丘脑释放大量促性腺激素释放激素，继而引起垂体释放促性腺激素（黄体生成素LH和卵泡刺激素FSH），产生黄体酮，促进排卵。

甲状腺分泌的甲状腺激素可以促进卵泡的发育和性激素的正常分泌，一旦甲状腺分泌水平出现异常，就会影响排卵，减少女性受孕机会。

甲状腺疾病影响男性生育

1. 甲亢会导致男性勃起障碍

男性甲亢患者的甲状腺激素分泌过多，交感神经兴奋性增高，使得物质代谢速度和氧化速度明显加快，会引发一系列代谢紊乱，造成人体包括生殖系统在内的各脏器功能发生改变。最直接的影响就是男性会出现勃起功能障碍，从而导致不育。

2. 甲减会使男性性欲降低、少精

甲减会引起患者性功能紊乱或障碍，最突出的表现就是性欲降低，大多数甲减患者都会表现出不同程度的性欲减退，还有很大比例的患者会出现阳痿、性冷淡现象。

这种情况，通过及时治疗一般会有所改善，但如果没有及时发现并治疗，甲减一旦发展到重度，内分泌环境会发生很大变化，致使睾丸酮分泌减少，精子生成减少，生殖功能会受到很大的损害，严重者还会出现少精甚至无精的情况，导致不育。

甲状腺疾病增加流产风险

中、重度甲亢易引发流产

一般情况，轻度甲亢不会引起流产，很多患有轻度甲亢的女性也能通过药物治疗将甲状腺激素水平控制在正常水平，从而顺利度过孕期，但如果是中、重度甲亢，通过药物治疗效果不好，甲亢病情并未得到有效控制的话，会显著增加流产、早产的发生率。甚至有的孕妈妈完全没有对甲亢进行针对性治疗，这类人群的自然流产率可以达到 11% ~ 25%。

由此可见，甲亢的病情轻重对流产的影响是不一样的，如果病情较重或者经过治疗效果不明显，不宜备孕，以免发生流产、早产，或者对胎宝宝的生长发育产生不良影响。只要积极治疗甲亢，将指标控制在一定范围内，即可安心怀孕。

甲减孕妈妈自然流产的风险很大

患有甲减的孕妈妈自然流产的风险也很大，尤其要注意亚临床甲减，由于症状不明显，很容易被忽视，从而发展成为临床甲减，进一步增加流产的风险，或者造成胎宝宝发育不良或者早产。

需要指出的是，甲减孕妈妈如果病情控制不良或病情严重，会影响胎宝宝大脑发育。

甲状腺自身抗体也来添乱

甲状腺自身抗体显示阳性的孕妈妈，如果合并妊娠期甲减的话，在孕早期自然流产的风险会更高，单纯甲状腺自身抗体阳性的孕妈妈也可能会发生自然流产，即使再次怀孕，出现再次自然流产的风险也很高。所以，甲状腺自身抗体也会影响孕妈妈的顺利妊娠过程。

甲状腺功能异常，治疗达标后再怀孕

孕妈妈的甲状腺激素水平对胎儿的发育至关重要，在孕 12 周前，胎儿完全依赖于胎盘从母体摄取甲状腺激素，所以孕妈妈的甲状腺激素水平决定了胎儿的神经发育。

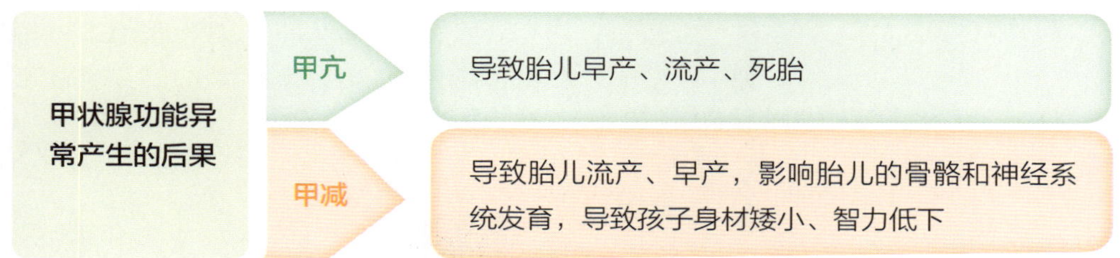

所以，孕前进行甲状腺功能筛查非常重要，尤其是高危人群：甲亢、甲减或甲状腺叶切除人群，有甲状腺疾病家族史人群，甲状腺自身抗体阳性人群等，更应该进行甲状腺功能筛查。

甲亢患者孕前控制好，能怀孕

因为妊娠期治疗甲亢手段有限，所以建议甲亢患者在甲亢得到良好控制后再怀孕。怎么才算把甲亢控制好了呢？

如果甲状腺不肿大或者轻度肿大的甲亢患者，经过 1 ～ 2 年规律治疗，用最小剂量的甲巯咪唑（每天 5 毫克）或丙硫氧嘧啶（每天 50 毫克）维持半年以上，并且甲状腺功能一直维持在正常值范围或者正常高限，停药后半年到一年甲亢没有复发就可以怀孕了。

要注意的是，如果采用了放射性碘 131 治疗，一定要在停药半年以后，等体内放射碘的作用完全消失后再怀孕，这样对胎儿比较安全。但是需要警惕治疗后导致的继发性甲减。

甲减患者遵医嘱服药，降低孕育风险

甲减患者在孕期可能会出现高血压、胎盘早剥、流产等，还可能出现产后出血，容易生出低体重、认知障碍、神经精神发育障碍的宝宝。因此，甲减患者一般采用左甲状腺素治疗，将甲状腺激素水平恢复到正常状态，从而恢复正常月经，增加自然妊娠率。

同时，甲减患者怀孕时要遵照医嘱服药，调整药物剂量，降低上述风险。

甲状腺疾病患者孕前应该咨询医生，维持病情稳定。如果接受过手术或放射碘 131 治疗，半年内不宜怀孕。

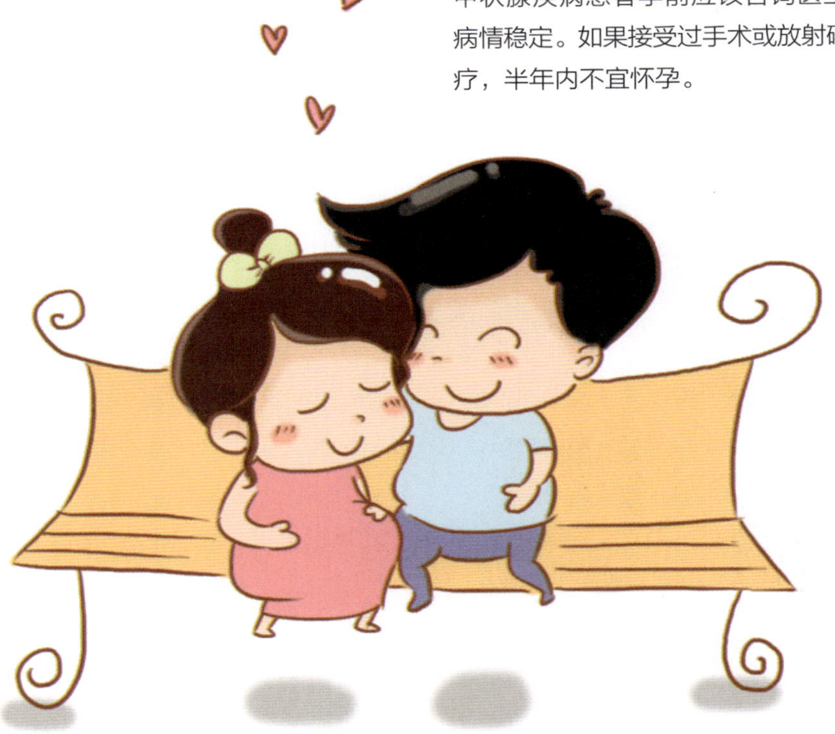

专家连线

一定要在甲亢治疗期间怀孕怎么办？

如果因为某些原因一定要在甲亢治疗期间怀孕，必须在孕前到内分泌科进行咨询、评估，医生会调整用药剂量。而且在确定怀孕后，需要定期到内分泌科随诊，随时调整用药剂量。同时，重视产科检查，密切监测，以便及时诊断、处理并发症。

孕期甲状腺功能检查

妊娠期间的甲状腺

妊娠期间身体的基础代谢会明显升高，导致甲状腺不得不加班工作、扩大产能来满足孕妈妈和胎儿的生理需求，甲状腺会比没有怀孕的时候增大约 10%，这个时候如果碘摄入不足，甲状腺体积会增大更多。

另外，孕期体内的激素也会发生很大变化，怀孕后胎盘会合成大量的人绒毛膜促性腺激素（HCG），这种激素的一个重要功能就是模拟促甲状腺激素的作用，刺激更多的甲状腺激素分泌。同时，在升高的雌激素的作用下，甲状腺结合球蛋白（TBG）水平明显增加，也会引起甲状腺激素水平增高。

基础代谢率升高：
体温升高、怕热多汗、多食易饥、心率加快
甲状腺激素水平升高：
以 T3、T4 升高为主，FT3、FT4 早期轻度升高、中晚期降低
促甲状腺激素水平下降
甲状腺轻度增大：肉眼常不可辨

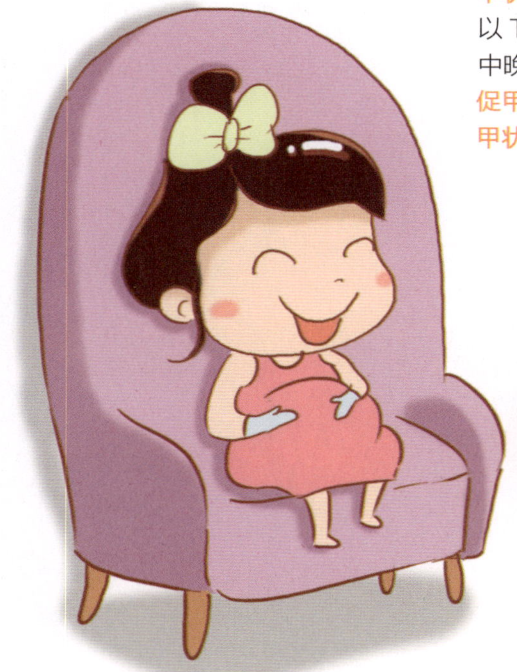

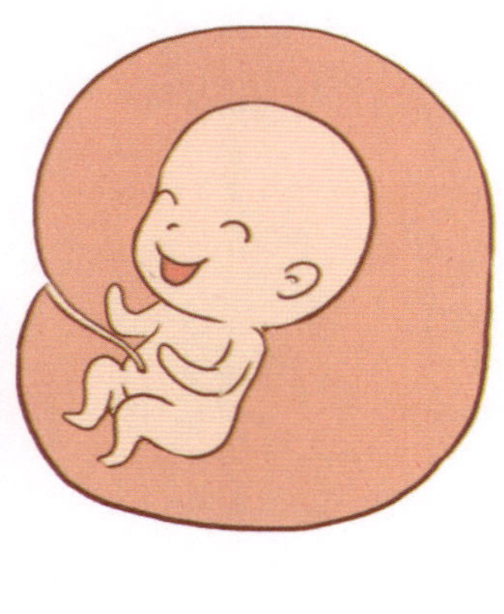

孕 8 周之前做甲状腺功能检查

在备孕阶段，医院孕检要求里会包含甲状腺功能检查，如果孕前没有做这项检查，在孕 8 周之前最好补做此项检查。妊娠甲状腺疾病对母胎的危害不亚于妊高征、妊娠糖尿病等孕期常见病，更可怕的是它早期没有明显的症状，所以即使孕前没有甲状腺疾病，孕期也没有出现甲状腺异常的症状，还是应该做甲状腺相关检查。

妊娠期甲状腺功能检查主要是抽取静脉血化验甲功五项。

甲功2+甲功3

中国医学科学院 北京协和医学院 北京协和醫院 检验报告单

姓名：　　年龄：43 岁　　性别：女　　ID号：C560146

科别：产科门诊　　诊断：妊娠状态　　样本：血　　样本号：20160513HBA765

	英文	中文名称	结果		单位	参考范围
1	FT3	游离三碘甲状腺原氨酸	3.36		pg/ml	1.80 - 4.10
2	FT4	游离甲状腺素	1.260		ng/dl	0.81 - 1.89
3	T3	三碘甲状腺原氨酸	1.390		ng/ml	0.66 - 1.92
4	T4	甲状腺素	8.50		μg/dl	4.30 - 12.50
5	TSH3	促甲状腺激素	0.293	↓	μIU/mL	0.38 - 4.34
6	A-Tg	甲状腺球蛋白抗体	<10.00		IU/ml	<115
7	A-TPO	甲状腺过氧化物酶抗体	6.38		IU/ml	<34

妊娠期甲状腺功能检查重点关注促甲状腺激素（TSH）、血清游离甲状腺素（FT4），重点排查常见甲状腺疾病：甲亢、甲减、亚临床甲亢、亚临床甲减。

妊娠甲功异常	TSH	FT4
临床甲减	↑↑	↓
亚临床甲减	↑（< 10）	正常
低 T4 血症	正常	↓
临床甲亢	↓↓	↑↑
亚临床甲亢	↓	正常

什么是妊娠期一过性甲亢综合征

妊娠期一过性甲亢综合征，是由于怀孕的生理变化引起的，大多发生在妊娠早期，症状一般不太严重，对孕妇、胎儿也没有太大影响，大部分可以自行缓解。不需要应用抗甲状腺药物治疗。

妊娠期一过性甲亢综合征特征表现

1. 怀孕后确诊为“甲亢”：FT4、T4 升高，TSH < 0.1 mIU/L，但甲亢症状轻微，并可随妊娠进展逐渐缓解。
2. 妊娠前没有甲亢病史。
3. 甲状腺自身抗体阴性。
4. 没有明显的甲状腺肿大、不合并甲状腺眼病。
5. 发生在妊娠早期，有时会合并剧吐。

Tips

妊娠期间的促甲状腺激素（TSH）正常值

根据 2012 年美国甲状腺协会建议：孕早期 TSH 正常值在 0.1 ~ 2.5mIU/L，孕中期在 0.2 ~ 3.0mIU/L，孕晚期在 0.3 ~ 3.0mIU/L。TSH 在 2.5 ~ 4.5mIU/L，甲状腺激素水平正常，可以诊断妊娠为亚临床甲减。当 TSH > 10mIU/L，甲状腺激素水平正常，则为临床甲减，必须给予药物治疗。

甲亢孕妈妈饮食调养原则

首先要做到营养充足且均衡

女性妊娠后每天所摄入的食物除了维持自身代谢需要外，还要保证胎儿的生长发育，胎儿的营养完全靠孕妈妈从食物中获取。甲亢患者代谢率增高，热量消耗增多，如果甲亢孕妈妈补充营养不及时，长期处于营养不良的状态，胎儿无法获取充足的营养，可能导致发育迟缓、停止发育、胎儿畸形、早产等，所以保证甲亢孕妈妈营养充足且均衡是最基本的健康保证，但是要忌高碘海产品如海带、紫菜、贻贝、海杂鱼、虾皮、海米。

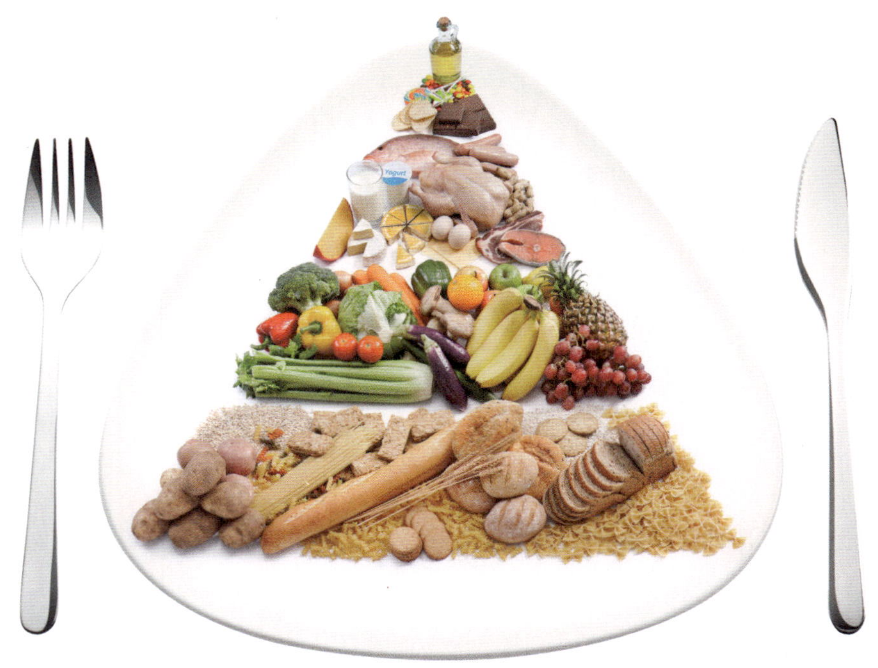

孕早期：参照膳食宝塔每日推荐量，维持孕前的平衡膳食

孕中期：每天额外增加 200 克奶，鱼、禽、蛋、瘦肉增加 50 克左右

孕晚期：每天额外增加 200 克奶，鱼、禽、蛋、瘦肉增加 125 克左右

每日热量摄入要高于正常孕妈妈 15% ~ 50%

孕早期，孕妈妈的基础代谢基本与孕前相同，然而随着胎宝宝的生长发育，基础代谢会逐渐增加，中国营养学会推荐孕妈妈在孕中期每天增加 300 千卡的热量。

而患有甲亢的孕妈妈由于甲状腺激素分泌过多，身体代谢速度加快，对热量和营养物质的需求高于正常孕妈妈，每日热量摄入应比正常孕妈妈高 15% ~ 50%，即每日应增加 345 ~ 450 千卡的热量。

345 ~ 450 千卡所需食物
170 克杂粮饭 + 1 个鸡蛋 + 4 颗板栗≈ 345 千卡
170 克杂粮饭 + 2 个鸡蛋 + 6 颗板栗≈ 442 千卡

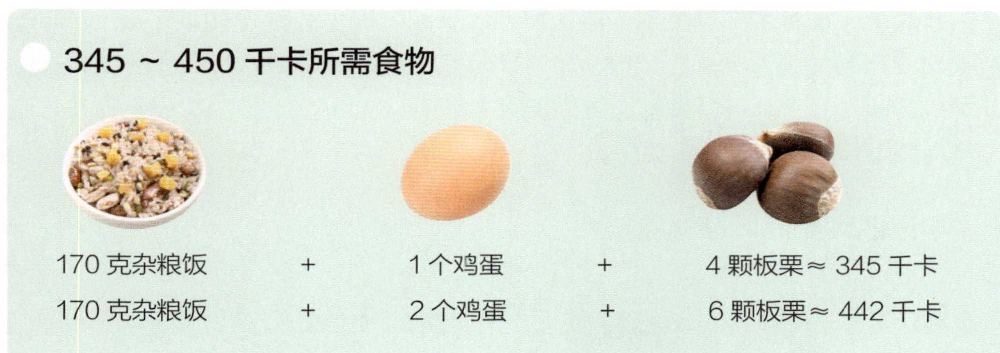

每日摄入 100 克以上的蛋白质

甲状腺激素分泌过多时，蛋白质分解加速，排泄增加，很容易引发营养不良、腰酸背痛等症状。所以，甲亢孕妈妈需要额外补充蛋白质，每日最好摄入 100 克以上的蛋白质。

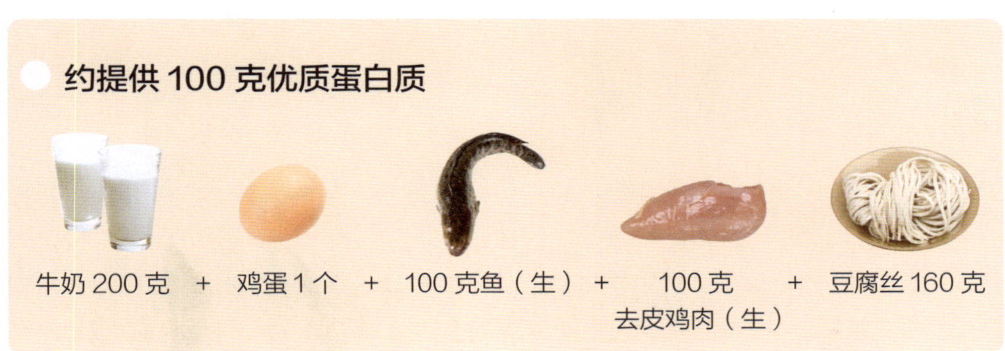

每日需摄入叶酸 600 微克

叶酸的每日需求量

600 微克 ≈ 100 克小白菜 + 100 克彩椒 + 100 克油菜 + 400 微克叶酸片

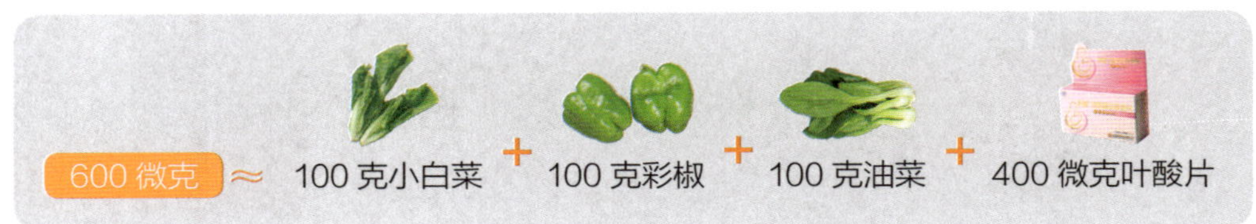

叶酸是一种水溶性维生素，对于细胞分裂和组织生长起着重要作用，是胎宝宝大脑发育的关键营养素。孕前 3 个月以及整个孕期补叶酸，可最大限度预防胎儿神经管畸形。母体叶酸缺乏会导致胎儿神经管闭合不全，甚至造成无脑儿、胎儿智力低下、脊柱裂等出生缺陷。

牢记四大类高叶酸食物

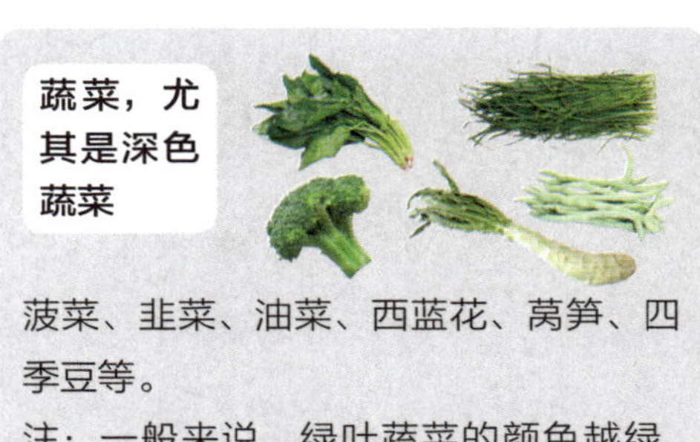

蔬菜，尤其是深色蔬菜

菠菜、韭菜、油菜、西蓝花、莴笋、四季豆等。

注：一般来说，绿叶蔬菜的颜色越绿，所含叶酸就越多。

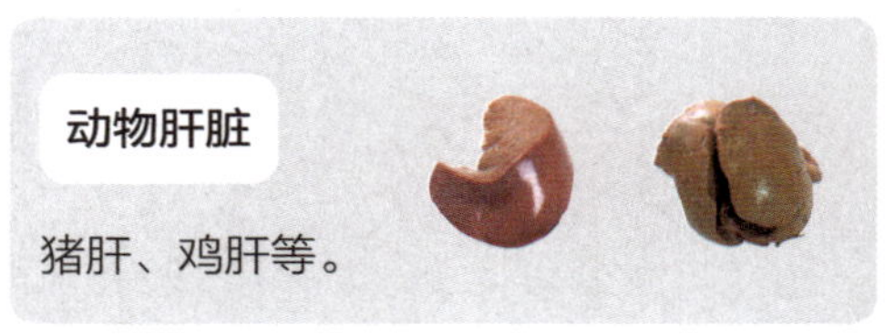

动物肝脏

猪肝、鸡肝等。

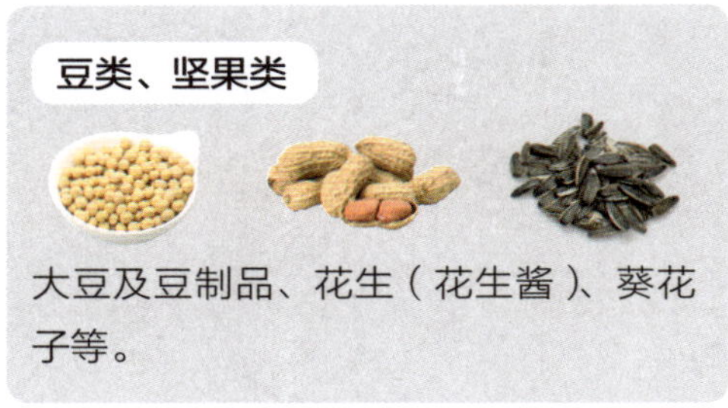

豆类、坚果类

大豆及豆制品、花生（花生酱）、葵花子等。

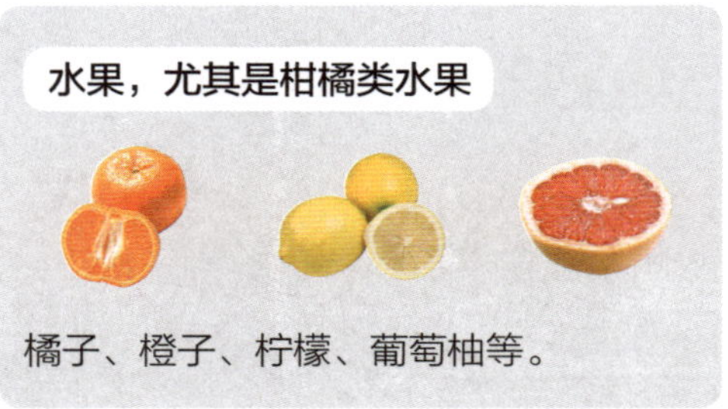

水果，尤其是柑橘类水果

橘子、橙子、柠檬、葡萄柚等。

食物中的天然叶酸具有不稳定性，遇光、遇热容易损失，在储存、烹调加工过程中都会有不同程度的损耗。比如，蔬菜储存 2 ~ 3 天后，叶酸损失一半，加热油炒后的食物，叶酸也会损失。所以仅靠食补往往达不到孕期的叶酸需求，应在食物补充的同时补服叶酸片。

如何选叶酸片

补充叶酸的制剂有单纯的叶酸片，也有含叶酸的复合多维片。复合多维片一般包含孕期多种维生素及矿物质的补充。因为维生素之间和矿物质之间可以协同作用，所以选择复合多维片相比单纯的叶酸片更有益处。甲亢孕妈妈还应注意，避免选用富含碘的叶酸制剂。

叶酸补过量也无益，叶酸过量会消耗体内的维生素 B_{12}，甚至导致出现低体重儿等情况。如果被诊断为叶酸过量，可以采取隔 1 ~ 2 天服用一次 400 微克叶酸片的方法，当然也可遵医嘱调整叶酸摄入量。

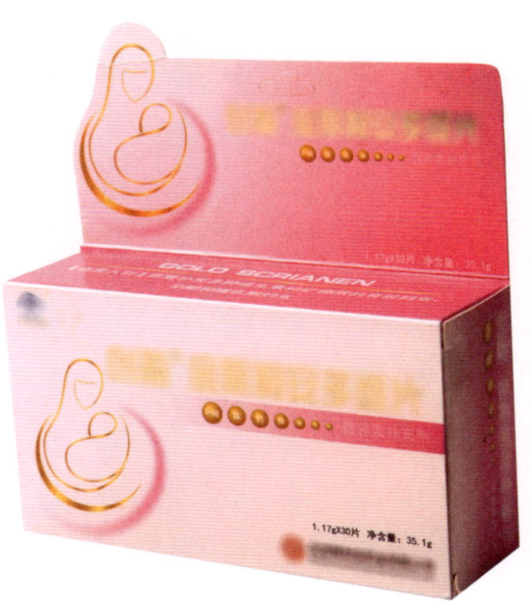

Tips

有神经管畸形生育史的孕妈妈要增加叶酸量

一般孕妈妈在正常饮食的前提下，每天服用 400 微克的叶酸片就可以了，但是有不良妊娠史，曾经生育过畸形胎儿以及亚甲基四氢叶酸还原酶（MTFHR）缺陷的孕妈妈，需要适当加量。如果有这些情况，一定要特别对产检医生说明情况，并按照要求剂量服用，该补的时候补，该停的时候停，并定期复查。

矿物质易消耗，限碘补锌

由于甲状腺亢进而引起消耗过度，甲亢孕妈妈很容易出现矿物质缺乏的症状，特别是缺锌。孕妈妈缺锌会导致胎宝宝发育迟缓，容易生出低体重儿，甚至出现胎儿畸形，所以要重点补充富含锌的食物。

瘦肉、蛋、奶、海产品、蘑菇、坚果类食物都是锌的良好来源，但是甲亢孕妈妈不能再增加碘的摄入，否则会加重甲亢症状。海产品含碘比较丰富，所以孕妈妈最好通过瘦肉、奶、蘑菇、坚果来补锌。

避免纯素饮食

相对普通孕妈妈来说，患有甲亢的孕妈妈由于新陈代谢加快，热量和营养需求明显增加，必须通过摄入丰富的食物来保证营养充足且均衡，如果纯吃素，很容易造成蛋白质、脂肪的摄入量达不到营养需求，不利于控制甲亢病情，也会影响胎宝宝的生长发育。

少吃过咸的食物

过咸的食物一般含盐都比较多，妊娠期甲亢时，摄入过多的碘会加重病情。另外，盐中还含有大量的钠，身体摄入过多钠，血液中的钠和水会由于渗透压的改变渗入组织间隙中，形成水肿使血压升高。

不要贪享加工的酸味食物

有的孕妈妈早孕反应比较剧烈，呕吐、无食欲容易让身体热量缺乏，特别是患有甲亢的孕妈妈更需要摄入高于健康孕妈妈的热量，所以可以吃酸味食物开胃促食。但是需特别注意的是，不宜吃加工的酸味食物，如酸菜、泡菜等，因为这些腌泡的酸性食物营养及卫生难以保证，含钠量极高。可改食天然酸味食物，如番茄、樱桃、杨梅、石榴、橘子、草莓、葡萄等。

推荐用量

50 ~ 100 克 / 日

红薯

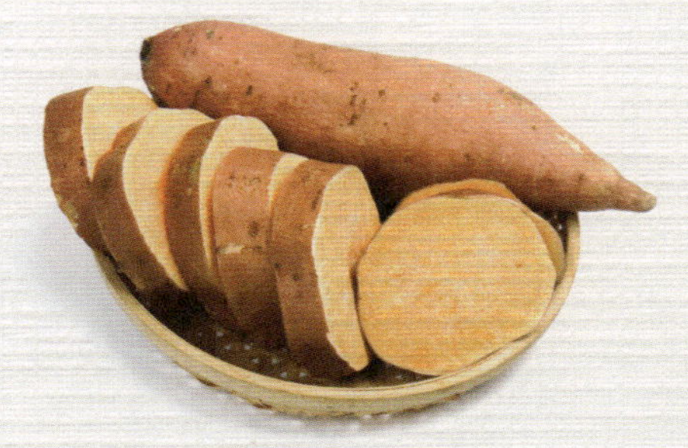

主要营养素 每100克含量	碳水化合物	膳食纤维	胡萝卜素	维生素 C
	24.7 克	1.6 克	750 微克	26 毫克

对甲状腺的益处

红薯富含碳水合物，是甲亢孕妈妈良好的热量来源，保证胎儿发育，同时又因为含有膳食纤维，还能缓解孕妇便秘。红薯含有的维生素 C、胡萝卜素有抗氧化作用，有利于保护甲状腺。

养护甲状腺关键营养物质

胡萝卜素 ☑ 膳食纤维 ☑

维生素 C ☑ 碳水化合物 ☑

这样吃才健康

1 红薯一次不宜食用过多，不然会出现烧心、反酸、腹胀、排气增多等不适感。

2 红薯在胃中会产酸，胃溃疡及胃酸过多的人最好不吃。

3 红薯和大米一起食用，可以减轻食用红薯后出现的胀气或排气等不适症状。

推荐食疗方

烤红薯

材料 红薯 2 个（每个约 150 克）。

做法

红薯洗净，沥干水分，用食品专用锡纸包好，放入烤盘中，送入微波炉，用中火烘烤 4 分钟，翻面再烘烤 4 分钟，取出即可食用。

烹调秘招 不建议选用个头较大的红薯，不易烤熟，可能没等红薯烤熟，表皮已经煳了；两个红薯彼此要留有间隔，这样受热均匀，烤熟后口感好。

推荐用量

50 克 / 日

小米

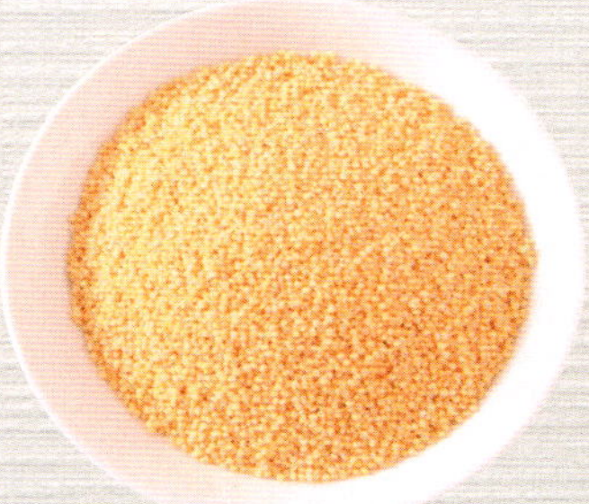

主要营养素 每 100 克含量	蛋白质	碳水化合物	维生素 B_1	镁	铁
	9.0 克	75.1 克	0.33 毫克	107 毫克	5.3 毫克

对甲状腺的益处

小米富含碳水化合物，是甲亢孕妈妈很好的热量来源，同时小米含有的维生素 B_1、维生素 B_2 可帮助改善孕吐引起的食欲缺乏。小米蛋白质中的色氨酸可转变成血清素，有助于安眠。

养护甲状腺关键营养物质

碳水化合物 ☑　B 族维生素 ☑

这样吃才健康

1. 小米中的氨基酸组成不理想，宜和富含赖氨酸的豆类同食。
2. 小米煮粥不宜过于稀薄，不宜加碱或小苏打。
3. 小便清长者忌食；胃寒者慎吃。

专家连线

孕妇患有甲状腺疾病能顺产吗?

是否能顺产需要根据孕妇的身体情况判定。如果甲状腺疾病控制良好，并且没有其他不利于顺产的因素，一般是可以顺产的。如果甲状腺疾病控制不好，伴有甲亢性心脏病或高血压等不利于顺产的因素，医生会权衡利弊，选择更合理的生产方式。

推荐食疗方

小米山药粥

材料 小米60克，大米40克，山药100克。

做法

1. 山药去皮，洗净，切小丁；小米和大米分别淘洗干净。
2. 锅置火上，倒入适量清水烧开，下入小米和大米，大火烧开后转小火煮至米粒八成熟，放入山药丁煮至粥熟即可。

素炒小米

选择无碘盐

材料 小米100克，牛奶240克，胡萝卜、土豆、莴笋各30克，鸡蛋1个。

调料 葱花、盐各适量。

做法

1. 小米洗净，用牛奶泡1小时，取出蒸熟，凉凉后搓散；鸡蛋取蛋黄打散；胡萝卜、土豆、莴笋均洗净，去皮，切末。
2. 油微热，爆香葱花，放入胡萝卜末、土豆末、莴笋末炒熟，倒入小米、蛋黄炒匀，加盐调味即可。

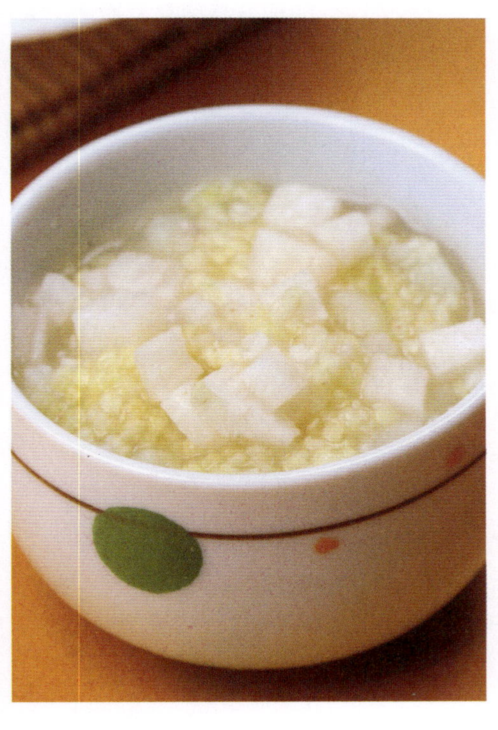

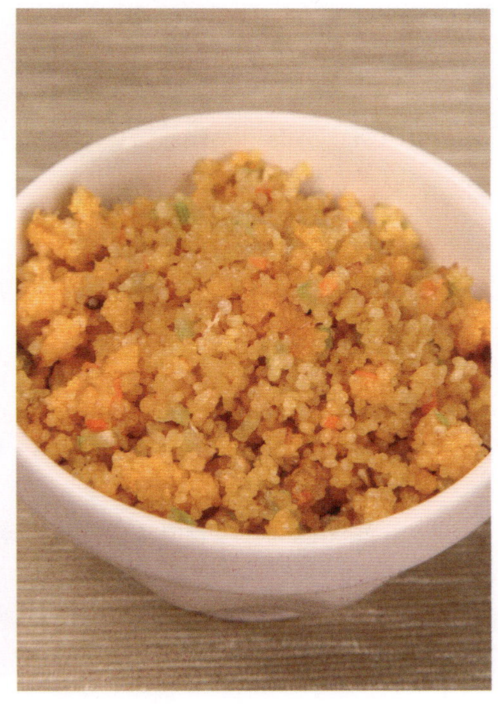

推荐用量

30 克 / 日

花生

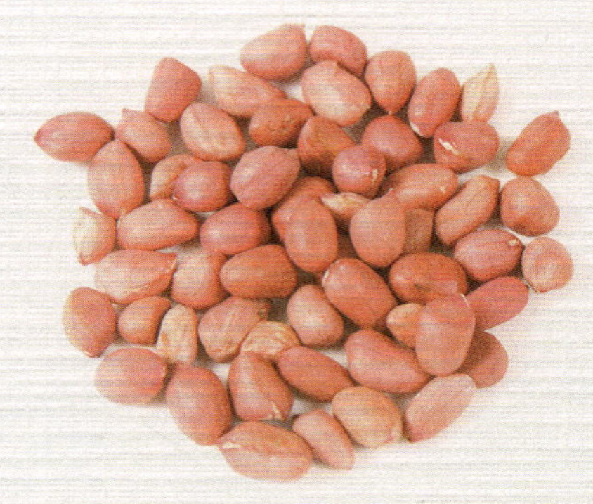

主要营养素 每 100 克含量	蛋白质	脂肪	碳水化合物	镁	锌
	16.2 克	44.3 克	24.8 克	178 毫克	2.5 毫克

对甲状腺的益处

花生富含蛋白质和脂肪，特别是不饱和脂肪酸的含量很高，还含有多种维生素和矿物质，是甲亢孕妈妈良好的热量和营养来源。另外，孕妈妈常吃花生能够预防产后缺乳。

养护甲状腺关键营养物质

蛋白质 ☑ 镁 ☑ 锌 ☑

这样吃才健康

1 花生应连同红衣一起食用，能够起到养血、补血的作用。

2 花生霉变后含有大量致癌物质，不可食用。

3 患胆道疾病或胆囊切除及肠胃功能不好的人、血黏度增高或有血栓的人不宜食用。

专家连线

备孕和怀孕的女性如果想要进行甲状腺检查，应该去产科还是内分泌科？

如果是在孕前，可以在做孕前检查时跟医院说明情况，增加甲状腺检查项目。已经怀孕的女性要进行甲状腺筛查的话，应该跟产科医生说明情况，申请检查。如果孕妈妈情况复杂，产科医生也会联合内分泌科医生进行会诊和治疗。

推荐食疗方

花生红豆米糊

材料 大米、花生米各30克，红豆、核桃仁各20克，红枣、熟黑芝麻各5克。

做法

1. 大米淘洗干净，浸泡2小时；红豆洗净，浸泡4～6小时；红枣洗净，去核；花生米、核桃仁洗净。
2. 将全部食材倒入全自动豆浆机中，加水至上下水位线之间，按下“米糊”键，煮至米糊做好即可。

微波老醋花生

选择无碘盐

材料 净花生米200克。

调料 陈醋30克，白糖、盐各3克。

做法

1. 陈醋加白糖、盐调成味汁。
2. 取微波炉器皿，放花生米和味汁拌匀，中火挡加热4分钟，取出，翻动，再次加热3分钟，取出，凉凉即可。

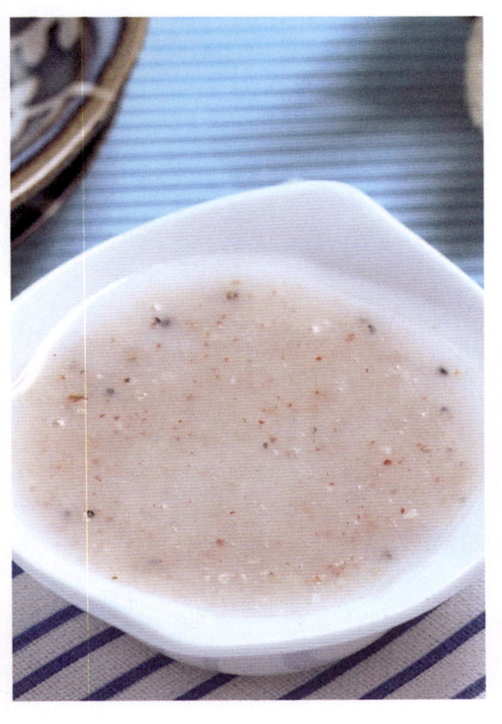

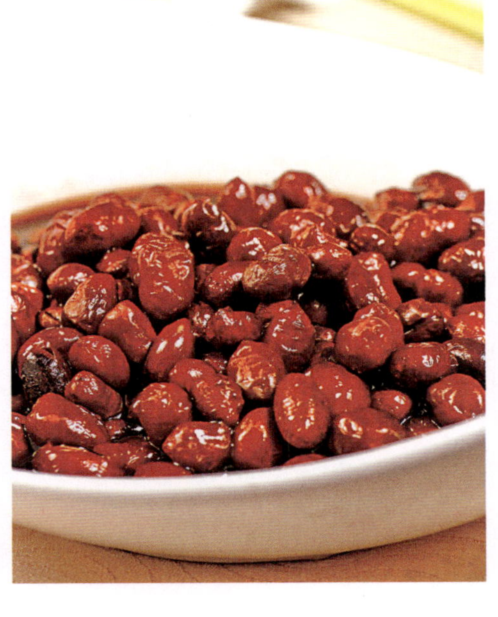

推荐用量

100 克 / 日

莲藕

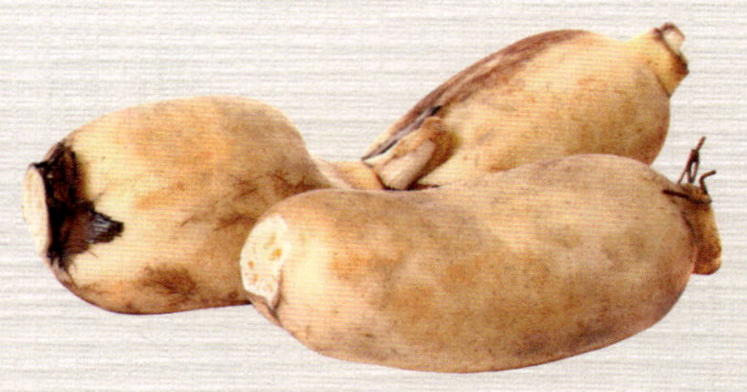

主要营养素 每 100 克含量	蛋白质	碳水化合物	维生素 C	锌
	1.9 克	16.4 克	44 毫克	0.23 毫克

对甲状腺的益处

莲藕富含碳水化合物，是甲亢孕妈妈良好的热量来源。由于甲状腺亢进引起消耗过度，甲亢孕妈妈很容易出现矿物质以及蛋白质缺乏，通过莲藕食疗能为身体补充一定的蛋白质和维生素 C。另外，莲藕中的膳食纤维有助于通便排毒、清热去火，缓解孕期便秘等。

养护甲状腺关键营养物质

碳水化合物 ☑ 蛋白质 ☑

维生素 C ☑

这样吃才健康

1 烹调莲藕时不宜用铁锅，不然藕的颜色会发黑，营养价值降低，味道也不好。

2 莲藕生食能清热润肺，凉血行瘀；熟吃可健脾开胃，止泻固精。可根据需要选择食用。但是，建议孕妈妈特别是有甲状腺疾病的孕妈妈熟食。

专家连线

甲亢孕妇产后可以母乳喂养吗？

临床研究证明母乳喂养时，患有甲状腺疾病的产妇服用丙硫氧嘧啶 750 毫克 / 天或甲巯咪唑 20 毫克 / 天以下，不会对新生儿的生长发育和智力发育产生不利影响，建议服药 2 小时后再哺乳。

推荐食疗方

莲藕玉米排骨汤

选择无碘盐

材料 猪排骨300克，玉米、莲藕各150克。

调料 姜片5克，料酒10克，盐3克，陈皮少许。

做法

1. 猪排骨洗净切段，放入锅中，加入适量清水，以大火煮沸，略煮片刻以除去血水，捞出沥干。
2. 莲藕去皮切片，入沸水锅内略焯；玉米切段，备用。
3. 锅内注入适量清水，放入排骨段、莲藕片、玉米段、姜片、陈皮、料酒，大火煮沸，改小火煮2小时至材料熟烂，加盐调味即可。

桂花糖藕

材料 莲藕150克，糯米60克，红枣30克。

调料 红糖、蜂蜜、白糖各5克，干桂花3克。

做法

1. 藕去皮，洗净，将藕节一端切下，沥干；糯米洗净，浸泡3小时，加白糖拌匀；将糯米灌入藕孔，将切下的藕节放回原处，用牙签固定，以防漏米。
2. 锅内放藕，倒入清水稍没过藕，加红糖烧开，转小火煮1小时，加干桂花继续煮30分钟。
3. 将煮好的糯米藕取出，凉凉，淋上蜂蜜、撒干桂花，切片即可。

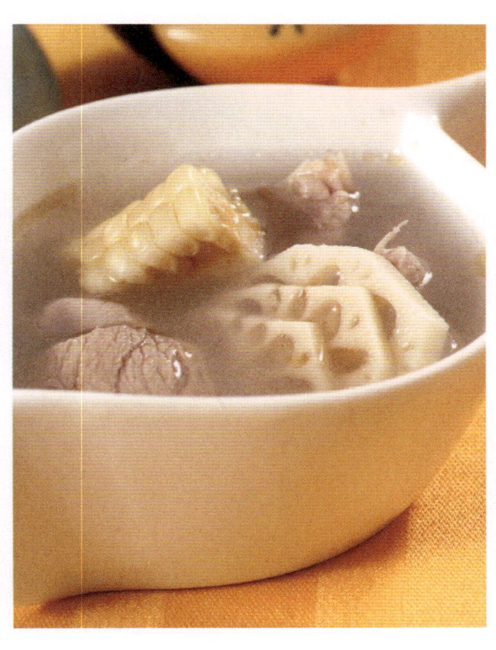

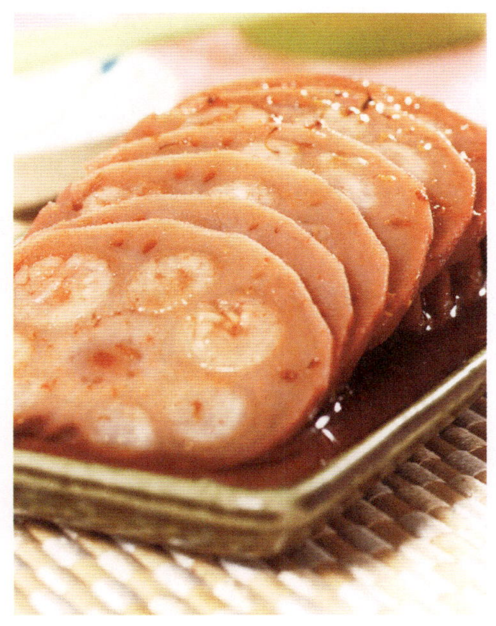

甲亢孕妈妈生活调养原则

做舒缓心情的运动，调节烦躁情绪

孕妈妈可以在空气新鲜的户外或者通风良好的室内，做一些舒缓心情的运动，缓解孕妈妈心理和生理的不适，一扫甲亢带来的烦躁情绪。

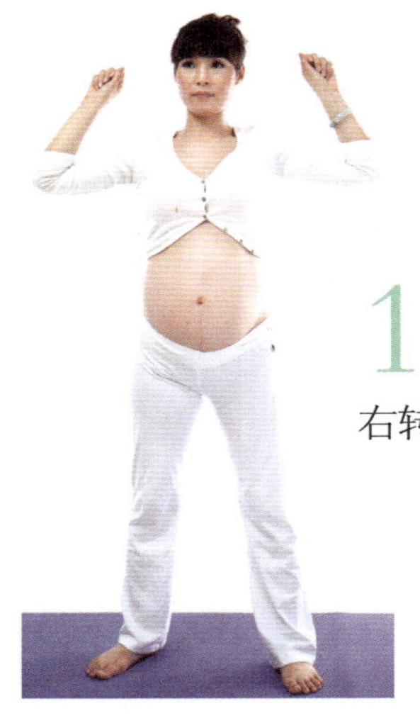

1 双臂上抬至肩平，上身朝左右转动。

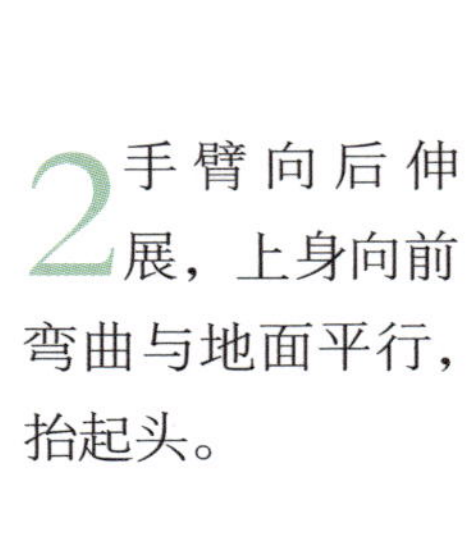

2 手臂向后伸展，上身向前弯曲与地面平行，抬起头。

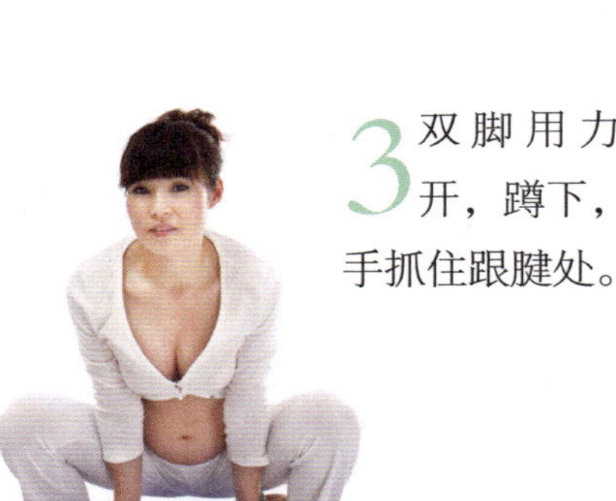

3 双脚用力分开，蹲下，双手抓住跟腱处。

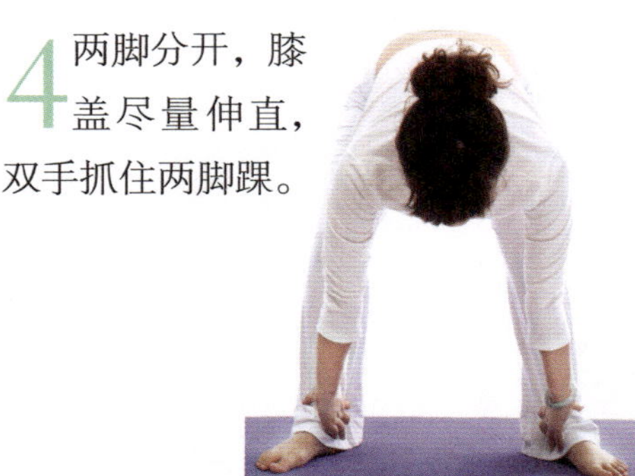

4 两脚分开，膝盖尽量伸直，双手抓住两脚踝。

甲亢孕妈妈的治疗

治疗甲亢的药物主要有两种，丙硫氧嘧啶（PTU）和甲巯咪唑（MMI），各有优劣，所以孕期不同阶段宜选择不同的药物。

丙硫氧嘧啶和甲巯咪唑的对比

	优势	劣势
丙硫氧嘧啶（PTU）	半衰期短、胎盘通过率低，对胎儿影响小	可能引起肝细胞损害、血管炎等药物不良反应
甲巯咪唑（MMI）	影响胎儿发育，如果孕妈妈用药过量，则会引起胎宝宝甲状腺功能减退及甲状腺肿，导致围产期胎儿死亡率及难产率升高	引起肝细胞损害、血管炎等药物不良反应小

用药原则

1. 孕前选择甲巯咪唑，一旦进入备孕状态尽快换成丙硫氧嘧啶。
2. 妊娠 12 周内，选择丙硫氧嘧啶。
3. 妊娠中晚期继续丙硫氧嘧啶或换用甲巯咪唑。

二者切换比例：100 毫克 PTU ≈ 10 毫克 MMI

1. 整个妊娠期采用最低药物剂量避免药物对胎儿的不良影响。不要与甲状腺激素联用，控制目标是使孕妇 FT4 接近或轻度高于正常值上限。
2. 妊娠期禁用放射碘 131 治疗。

甲减孕妈妈饮食调养原则

保证充足的碳水化合物

甲减患者基础代谢低下，需要摄入充足的高热量食物以保证身体的热量供给。碳水化合物是人体最主要、最直接的热量来源，而且对维持胎宝宝的神经系统发育和心脏发育具有重要作用。

甲减孕妈妈的膳食中一旦缺乏碳水化合物，无法供给足够的热量，就要动用体内的蛋白质和脂肪来供给热量。而这个过程容易产生酮体，导致酮血症和酮尿症，对孕妈妈的健康和胎儿的发育都不利。

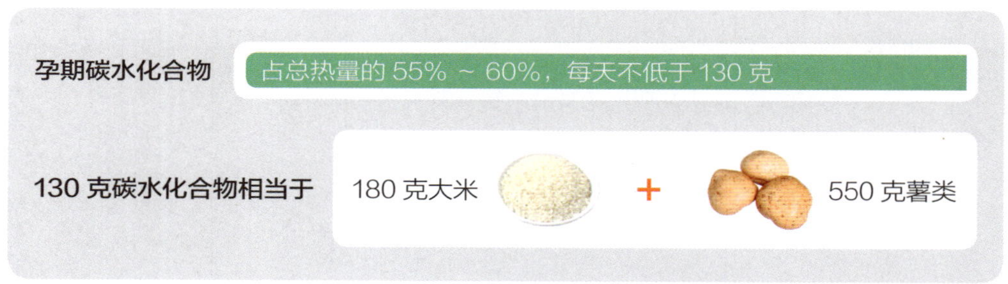

碳水化合物的分类和食物选择

复合碳水化合物

来源： 全麦及全麦制品、燕麦、大米、面粉、糙米、豆类、薯类、蔬菜、水果等可以作为孕妈妈膳食碳水化合物的主要来源。

特点： 保留了更多膳食纤维、B 族维生素和矿物质，进入人体后可以缓慢释放热量，不会导致血糖骤然大幅升高，可预防孕期便秘、妊娠糖尿病、妊娠血脂异常等疾病。

精制碳水化合物

来源：白糖、红糖、麦芽糖、葡萄糖、糖浆，以及白面包、白米饭、起酥面包、蛋糕、点心等。

特点：精制碳水化合物是加工得非常精细的食物，甚至仅仅留住其中的甜味。孕妈妈不宜多吃此类食物，否则会导致血糖突然升高，也容易出现孕期肥胖。

低脂饮食不等于完全不吃肉

甲减时，人体血浆中的胆固醇代谢较缓慢，因而使血胆固醇浓度升高。所以，患有甲减的孕妈妈往往还会伴有血脂异常，必须限制脂肪摄入，选择低脂饮食。但是低脂饮食并不等于完全不吃肉。

肉制品富含优质蛋白质，甲减孕妈妈不能因为担心血脂异常一点肉都不吃。同时，畜肉也是补铁的良好食物来源，有助于防止甲减孕妈妈孕期贫血，只是选择肉类时宜选瘦肉。

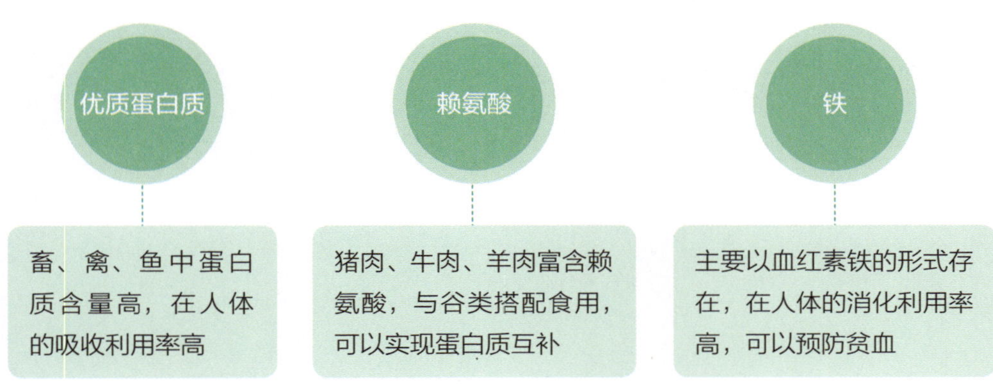

专家连线

甲减孕妇产后可以母乳喂养吗？

患有甲减的孕妇产后完全可以母乳喂养，不会对新生儿造成不利影响。因为治疗甲减时补充的甲状腺激素和身体中的甲状腺激素是完全一样的，只要补充的剂量合适，对身体完全没有毒副作用。

新生儿靠母乳中的碘自己合成甲状腺激素，而不是依赖母乳中的甲状腺激素维持生理功能，因此只要母亲饮食中的碘摄入充足，新生儿也不会发生甲减，所以甲减患者产后可以放心母乳喂养。

每天摄入蛋白质不低于 100 克

禽畜肉、鱼肉、大豆及豆制品都是很好的优质蛋白质来源，在人体利用率高。对于甲减的孕妈妈来说，因为小肠黏膜更新速度减慢，白蛋白浓度降低，更需要摄取充足的蛋白质来满足自身和胎宝宝的生长需要。

如果是桥本甲状腺炎引起的甲减，注意选择低碘的淡水鱼、去皮禽肉和瘦畜肉；如果是缺碘性甲减，可适当选择高碘的海鱼、虾贝等。

补铁和维生素 B_{12}

甲状腺激素可以刺激造血功能，所以当甲状腺激素减少时，造血功能也会减退，很容易引起贫血。如果甲减孕妈妈同时伴有贫血症状，应及时补充富含铁、铜和维生素 B_{12} 的食物，如动物血、深绿色蔬菜等，同时遵医嘱服用铁剂等。

专家连线

甲亢或甲减孕妈妈生的宝宝也会患甲亢或甲减吗？

甲亢不是单基因遗传病，并不是绝对遗传的，一般来说，新生儿发生甲亢的概率是比较低的，约为 1%。新生儿出生时，必要时可留脐带血检查甲状腺功能及相关抗体，新生儿甲亢多发生在产后数日或一周内，患儿可表现为甲状腺肿大，双眼球突出或睁大，皮肤体温高，爱哭闹，食量大，大便次数多，体重不增。另外，也会有出生一个月的宝宝出现晚发性甲亢的情况。因此，甲亢妈妈的宝宝出生后，应该持续关注宝宝的甲状腺功能及相关抗体。

甲减孕妈妈生的宝宝患甲减概率非常低，可以说新生儿甲减和孕妈妈甲减没有关系，除非是因为孕妈妈本身碘摄入不足或者服用了过量的抗甲状腺药物。

推荐用量

100 克 / 日

茄子

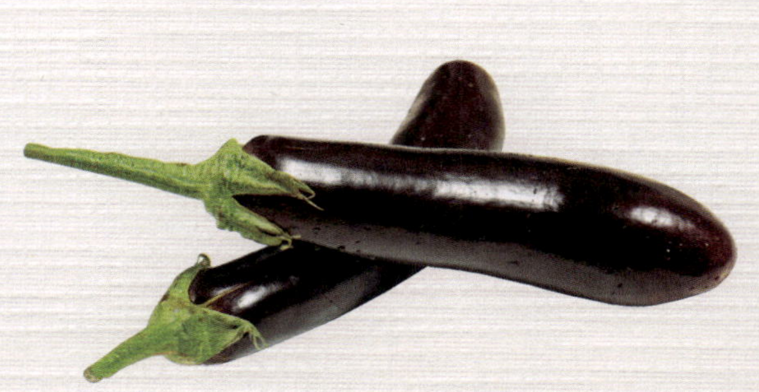

主要营养素 每 100 克含量	蛋白质	碳水化合物	维生素 E	钾
	1.1 克	4.9 克	1.1 毫克	142 毫克

对甲状腺的益处

茄子可以为甲减孕妈妈补充多种维生素和矿物质，茄子含有的维生素 E 有助于稳定血液中胆固醇水平；茄子中的芦丁能软化血管、增强血管弹性；茄子中的钾有利于缓解水肿。

养护甲状腺关键营养物质

维生素 E ☑ 钾 ☑ 芦丁 ☑

这样吃才健康

1 茄子尽量洗净后带皮食用，因为茄皮含有很多的营养素，而且去皮后其所含的铁易被空气氧化，容易发黑。

2 脾胃虚寒、便溏者不宜多食。

推荐食疗方

蒜泥茄子

材料 圆茄子 300 克，大蒜 35 克。

调料 盐 3 克，醋 8 克，香油适量。

做法

1. 圆茄子洗净，切厚片；大蒜去皮，切末。
2. 将茄子片蒸 20 分钟，取出凉凉，放蒜末、盐、醋调匀，滴上香油即可。

推荐用量

40 ~ 75 克 / 日

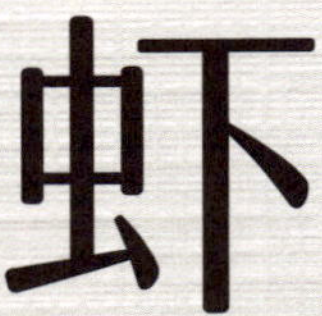

虾

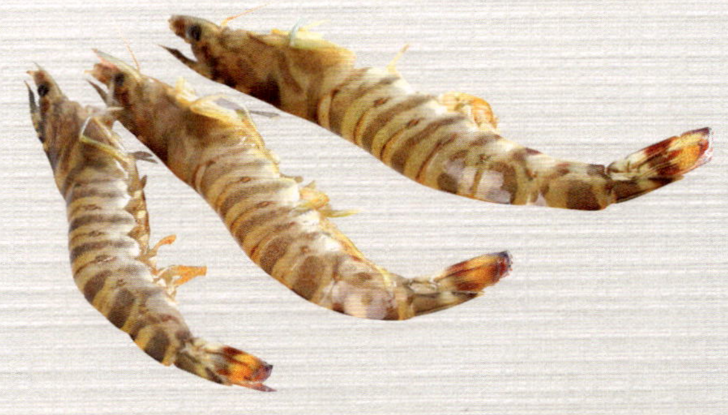

主要营养素 每 100 克含量	蛋白质	钙	硒	维生素 E
	16.4 克	325 毫克	29.7 毫克	5.3 毫克

对甲状腺的益处

虾中富含优质蛋白质、硒、钙，脂肪含量低，是甲减孕妈妈低脂饮食的良好食物来源。而且海产品相对含碘量丰富，可以作为补碘的食物来源，对缺碘性甲减很有益处。

养护甲状腺关键营养物质

蛋白质☑ 硒☑ 钙☑ 碘☑

这样吃才健康

1 虾要吃新鲜的，新鲜的虾体表有光泽，体两侧和腹面为白色，虾体完整，虾壳与虾肉紧贴。当用手触摸时，感觉硬而有弹性。

2 虾头一般含有较多重金属类物质，应尽量不吃。

3 过敏性鼻炎、支气管炎、皮肤疥癣患者慎食。

4 虾胆固醇含量较高，血脂异常者不宜多食。

专家连线

为什么会发生产后甲状腺炎?

产后甲状腺炎是发生在产后的一种自身免疫性甲状腺炎，一般认为是患者本身存在隐性的自身免疫性甲状腺炎，而妊娠作为诱因促进了疾病进展，其病程与无痛性甲状腺炎类似，区别是发生在妊娠后。

推荐食疗方

盐水虾

材料 虾300克。

调料 葱段、姜片各5克，料酒10克，花椒2克，大料1个，盐4克。

做法

1. 虾洗净控干。
2. 锅置火上，倒入清水，放入葱段、姜片、料酒、花椒、大料烧沸。
3. 将虾倒入锅内，煮2分钟，加盐再煮1分钟关火，闷15分钟左右即可。

水晶虾仁

材料 虾仁300克，蛋清1个。

调料 姜末、料酒各5克，盐3克，水淀粉、淀粉、高汤各适量，香油少许。

做法

1. 虾仁洗净，控干，用姜末和料酒腌渍10分钟。
2. 蛋清、淀粉加水调成糊，加虾仁拌匀，放入油锅中滑散，变色后捞出。
3. 锅烧热后放高汤、盐烧开，加水淀粉勾芡，倒入虾仁翻炒片刻后，点香油调味即可。

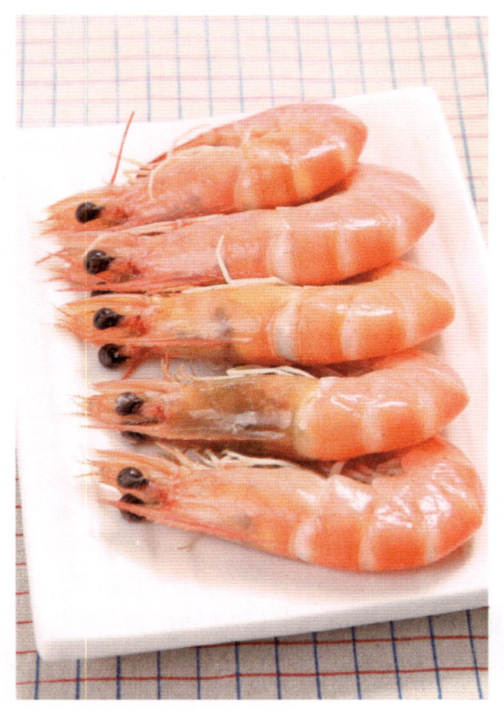

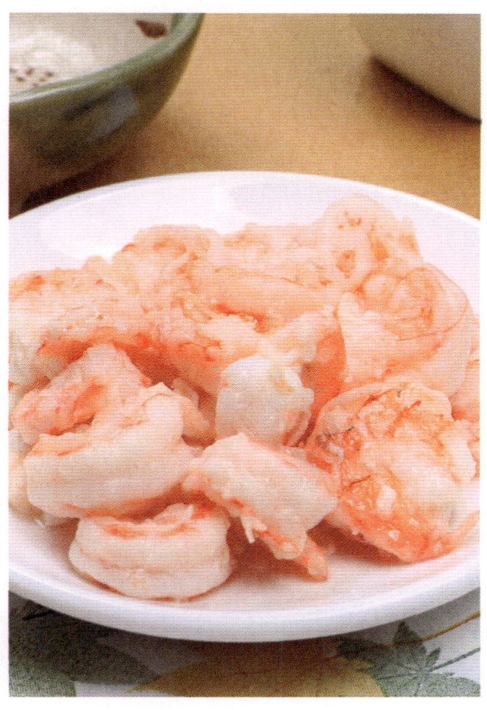

推荐用量

40 ~ 75 克 / 日

鲫鱼

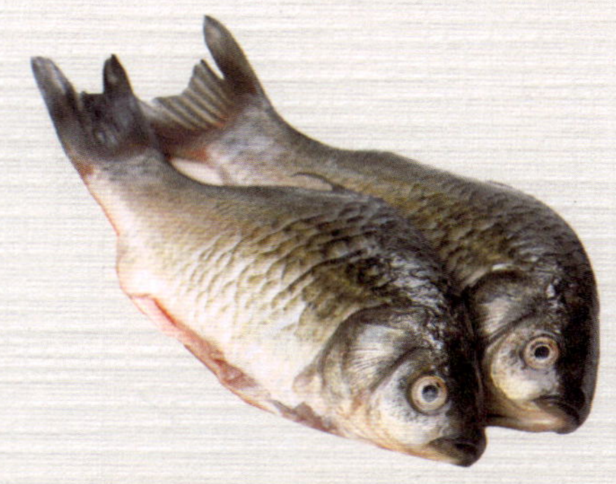

主要营养素 每 100 克含量	蛋白质	脂肪	磷	硒
	17.1 克	2.7 克	193 毫克	14.3 微克

对甲状腺的益处

鲫鱼所含的蛋白质质优、齐全、易于消化吸收，是甲减患者高蛋白质饮食的良好来源，而且还有补气血、促进乳汁分泌的功效，有助于产后母乳喂养。

鲫鱼含有的硒也有利于甲状腺功能的改善。

养护甲状腺关键营养物质

蛋白质 ☑ 硒 ☑

这样吃才健康

1 在烹制前一定要将鲫鱼体内的黑色腹膜去掉，因为这种物质腥味较重，且含有害物质。

2 鲫鱼要吃新鲜的，有红斑或者溃疡的不能吃，对身体有害。

3 皮肤病患者、感冒发热者不宜多食。

专家连线

甲亢患者意外怀孕，宝宝可以要吗？

甲亢患者意外怀孕，该继续妊娠还是终止，要视其病情严重程度而定，因为病情越严重，用药剂量越大，对胎宝宝影响越大。如果甲亢患者年龄不大，在病情没得到控制时，为了避免孕早期和甲亢共同作用，出现严重恶心、呕吐等现象，可待甲亢病情稳定或治愈后再考虑妊娠；有心血管系统并发症的甲亢患者，一旦意外妊娠，应尽快到医院检查，以确定能否继续妊娠；如果甲亢患者属于高龄孕妈妈，希望继续妊娠，应在医生指导下服用或调整抗甲状腺药物，并动态观察，尽量避免对胎宝宝的不利影响。

推荐食疗方

萝卜丝鲫鱼汤

材料 白萝卜 200 克，鲫鱼 1 条，火腿 20 克。

调料 盐、料酒、葱段、姜片各适量。

做法

1. 鲫鱼去鳞、鳃及内脏后洗净；白萝卜洗净，去皮，切丝，焯一下，捞出冲凉；火腿切丝。
2. 锅内放油烧热，爆香葱段、姜片，放鲫鱼略煎，添热水，加白萝卜丝、火腿丝烧开，加盐、料酒即可。

鲫鱼丝瓜汤

材料 鲫鱼 1 条，丝瓜 200 克。

调料 盐、料酒、胡椒粉各 3 克，姜片 5 克。

做法

1. 鲫鱼收拾干净，切小块；丝瓜去皮，洗净，切块。
2. 锅中加适量水，将丝瓜块、鲫鱼、姜片一起放入，倒入料酒，大火煮沸，待汤白时改用小火慢炖至鱼熟，加盐、胡椒粉调味即可。

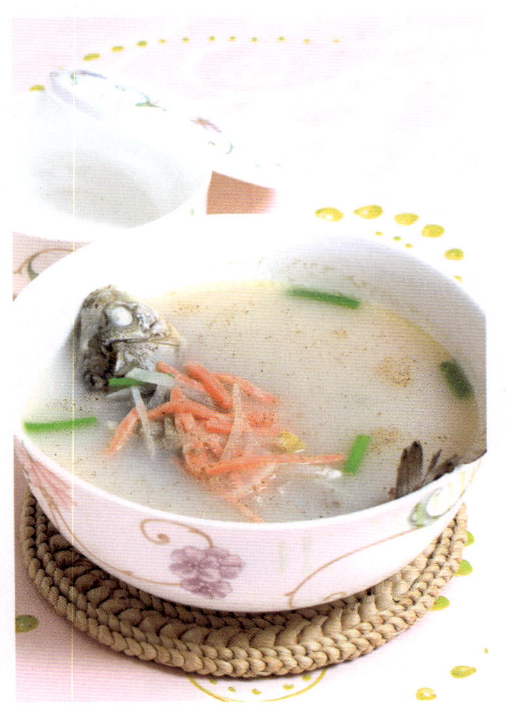

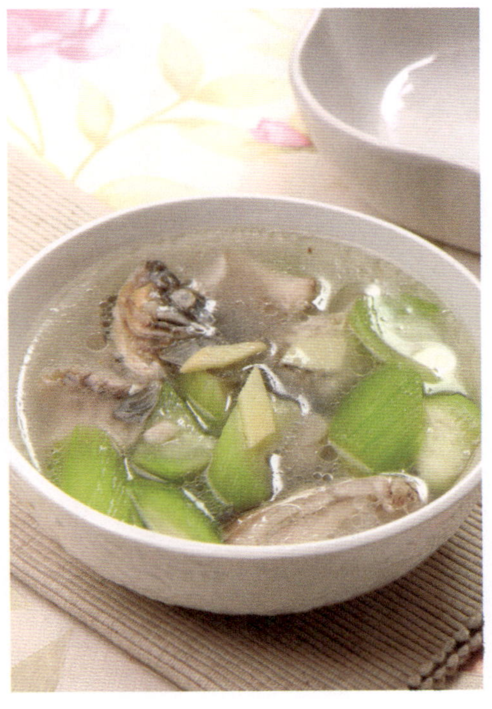

甲减孕妈妈生活调养原则

伸展四肢，改善身体倦怠和浮肿

甲减孕妈妈由于基础代谢率降低，很容易出现疲劳、嗜睡、注意力不集中、怕冷、心动过缓、精神倦怠等现象，甚至还会出现浮肿。平时适合做一些简单安全的伸展四肢的运动，以促进血液循环，改善症状。

1 平躺，右腿伸直，左腿屈膝，左臂向上伸出，右臂自然地放在身体右侧。

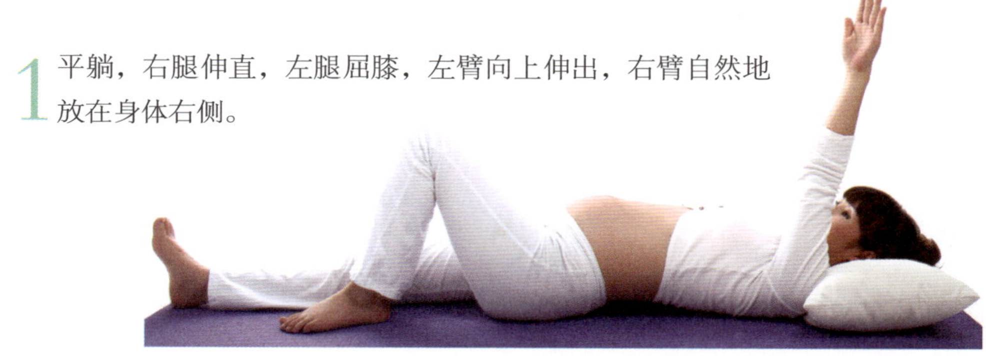

2 开始进行腹式呼吸（吸气时感受到腹部膨胀，而非胸部膨胀），长长地吸一口气，呼气时双臂和双腿的姿势分别互换，重复 5 ~ 10 次。

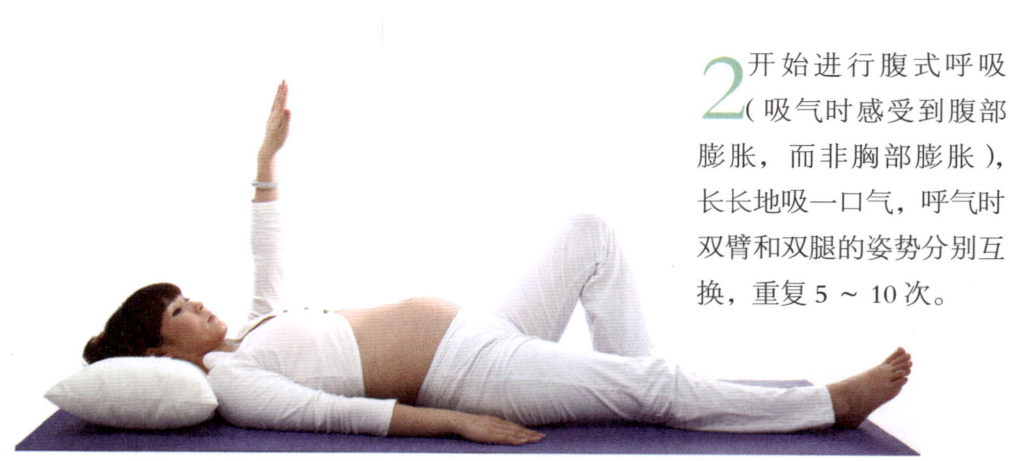

适当做伸展瑜伽，促进血液循环

甲减孕妈妈因为身体代谢活动下降会畏寒怕冷，适当做瑜伽的伸展运动有助于促进全身血液循环，改善手脚发凉、四肢欠温的症状。

孕妈妈因肚子逐渐变大，腰背部因后倾而承受了更多的压力，易出现疲劳、酸痛等不适感，此套瑜伽动作可帮助孕妈妈减轻和改善这些不适感。

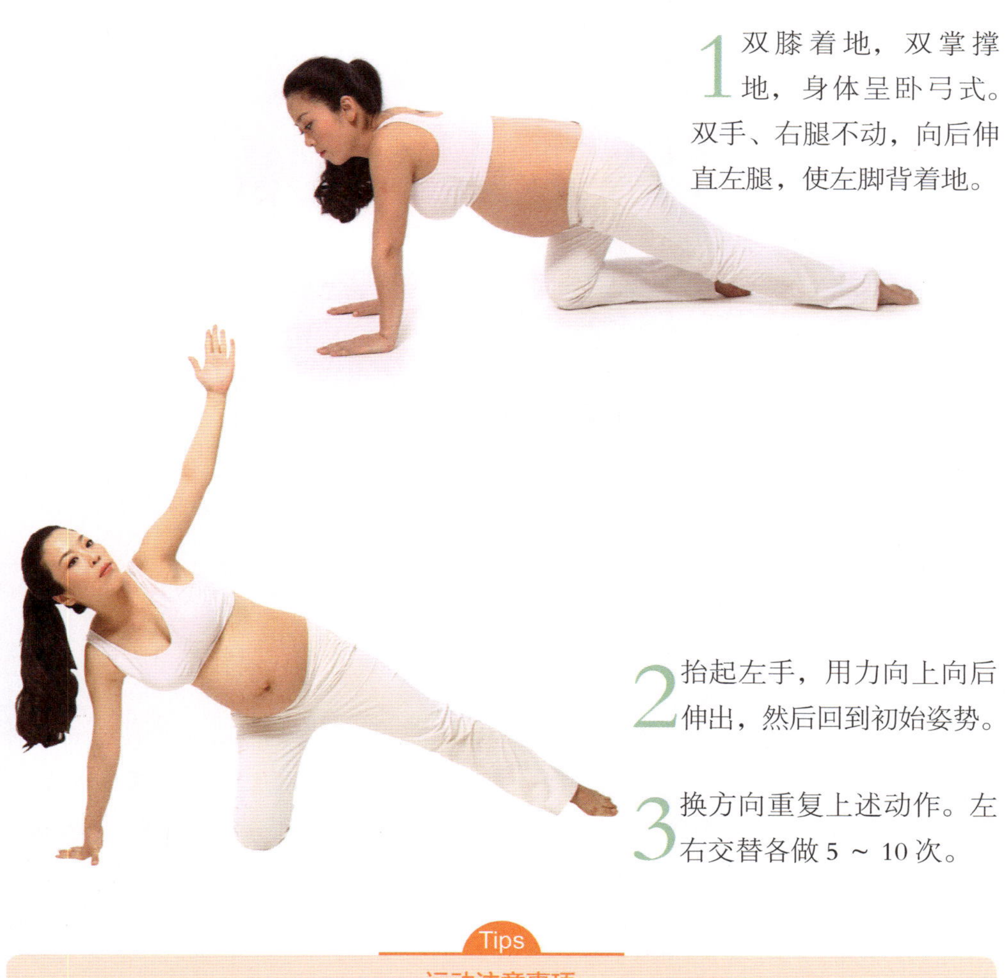

1 双膝着地，双掌撑地，身体呈卧弓式。双手、右腿不动，向后伸直左腿，使左脚背着地。

2 抬起左手，用力向上向后伸出，然后回到初始姿势。

3 换方向重复上述动作。左右交替各做 5 ~ 10 次。

Tips

运动注意事项

1. 每次锻炼要有 5 分钟的热身练习，运动终止也要慢慢来，逐渐放缓。
2. 运动时最好选择木质地面或铺有地毯的地方，这样更安全。
3. 如果感到不舒服、气短和劳累就休息一下，等感觉好转后再继续运动。

甲减孕妈妈的治疗

妊娠期甲减的用药指征：

TSH > 10mIU/L		临床甲减	用药治疗
TSH	4.5 ~ 10mIU/L	亚临床甲减	用药治疗
TSH	2.5 ~ 4.5mIU/L	亚临床甲减	是否用药根据实际情况而定

妊娠期甲减的治疗原则：口服甲状腺制剂，使血清 TSH 和甲状腺激素水平恢复到正常。

用药选择：左甲状腺素，如优甲乐
必要检查：需要每 4 ~ 6 周测一次 TSH、FT4

如果 TSH 在正常范围内，即可保持口服药物剂量；如果数值出现波动，需根据医嘱增减剂量。

有研究显示，在妊娠 4 ~ 6 周时，甲状腺激素增加 30% ~ 50%；妊娠 8 周时，平均增加 47%。

甲减孕妈妈不必谈“甲状腺激素”色变

很多女性自认为孕期应该避免服用一切药物，甚至有的甲减孕妈妈对甲状腺激素产生排斥心理。其实，口服补充的甲状腺激素和体内的甲状腺激素是完全相同的，只要剂量合适，不会对身体造成任何损害，也不会对胎宝宝造成任何损伤。

口服补充的甲状腺激素会帮助甲减孕妈妈血液中的甲状腺激素水平恢复正常，只有这样才能消除甲减对妊娠的不利影响，获得健康妊娠的条件。随着孕周的增加，孕妈妈应在医生的指导下调整口服用药剂量，以补充体内甲状腺激素的不足。

第9章

甲状腺癌的调养，防癌抗癌

近年来，甲状腺癌的发病率呈上升趋势。在中国，女性癌症排位中甲状腺癌居第5位。平时要注意摄取有助于提高身体免疫力的食物，以防癌抗癌、辅助癌症治疗。

甲状腺癌的诊断

认识甲状腺癌

甲状腺癌近年来发病呈上升趋势，绝大部分甲状腺癌起自滤泡上皮细胞的癌变。甲状腺癌是内分泌系统中最常见的恶性肿瘤，主要分为分化型和未分化型，前者又包括乳头状癌和滤泡状癌。不同类型的癌发展过程和转移途径相差很大，有着截然不同的临床表现。

按病理类型可分为乳头状癌、滤泡状癌、髓样癌和未分化癌。

乳头状癌	最常见，40 岁以下人群多见，多发于年轻女性。生长缓慢，恶性度较低。
滤泡状癌	发生年龄略大，多见于 50 岁以上女性。恶性度高于乳头状癌。
髓样癌	可发生于任何年龄，男女发病率差不多，恶性程度介于甲状腺滤泡状癌和甲状腺未分化癌之间。
未分化癌	最少见，甲状腺癌中恶性程度最大的一种，多发于 50 岁以上女性。发展快，转移迅速。

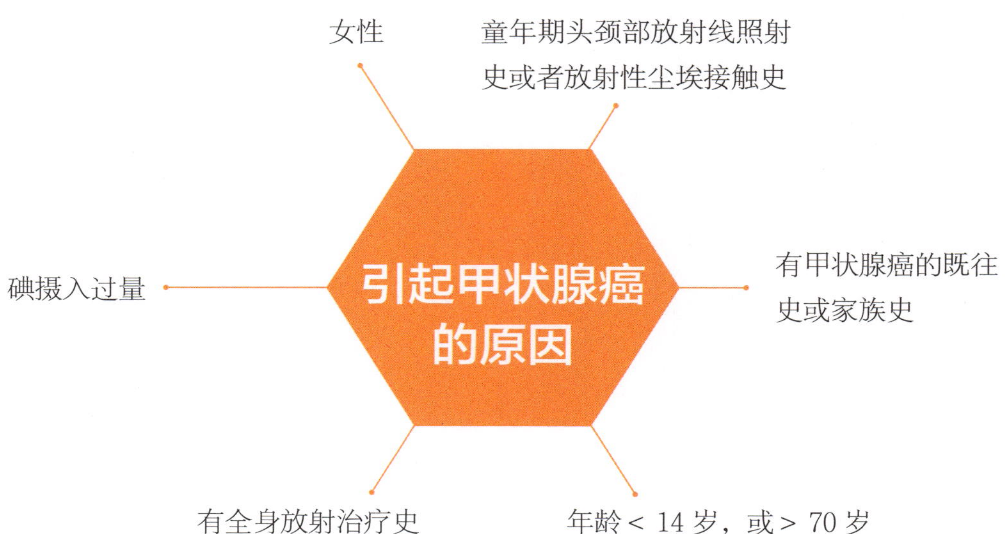

甲状腺癌的临床表现

甲状腺癌的治愈率较其他癌症高一些，所以最好是早发现、早治疗，如果发生了淋巴转移，或转移到肺、骨骼等，就会降低治愈率。因此，对于甲状腺癌是如何一步步发展起来的要有充分的认知，防患于未然。

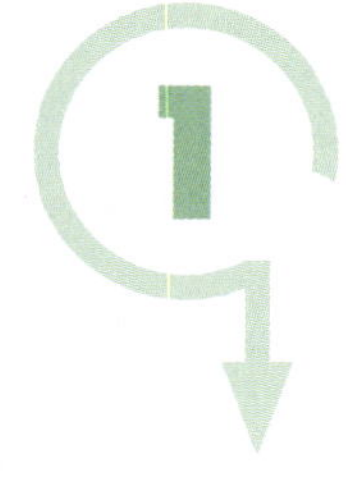

甲状腺癌发病初始是以甲状腺结节为主要表现，与良性甲状腺瘤相似，难以分辨。

肿块（结节）变得非常硬实，此时要尽早就医诊断。

肿块迅速变大，继续变硬，无痛感，手触检查时能感觉到肿块活动受到限制。

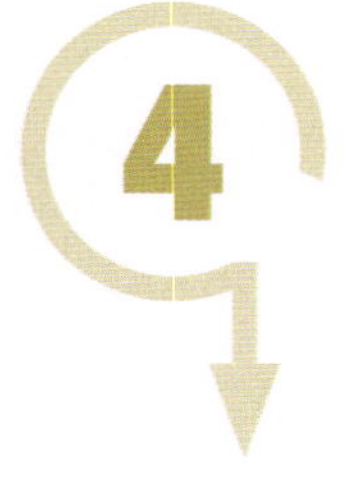

继续发展会出现压迫性症状，如呼吸困难、吞咽障碍，如果肿瘤侵犯了喉返神经，还会引起声音嘶哑。

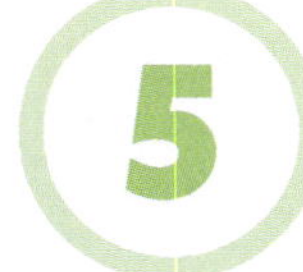

可能会发生转移，此时治疗比较棘手。

甲状腺癌的检查

1. 甲状腺超声检查

甲状腺超声检查是最敏感、性价比最高的检查方法。在拿到检查报告单时，下面的描述提示恶性的可能性更大。

- 实性低回声结节。
- 结节内血流丰富，尤其是甲状腺功能正常情况下。
- 结节形态和边缘不规则。
- 结节内有微小钙化、针尖样弥散分布或簇状分布的钙化。

同时伴有颈部淋巴结异常，如淋巴结呈圆形、边界不规则或模糊、内部出现钙化等。

2. 穿刺活检

甲状腺穿刺活检是目前判断其良恶性最有效的方法。

提取甲状腺病变部位的成分（包括甲状腺组织本身或结节），再将这些成分送去医院病理科室进行分析和评估，就完成了一次甲状腺穿刺活检。为避免疼痛，会做局部麻醉。

甲状腺癌的饮食调养

均衡饮食，充分摄入植物化学物

天然的植物化学物有助于提高身体的免疫力，有防癌抗癌、辅助癌症治疗的作用。植物化学物存在于五谷、蔬果、坚果等，尤其是种子和皮中居多。

活化免疫细胞

植物多糖和黄酮类物质能增加杀伤细胞的能力，防止外来异物的攻击，有助于防癌抗癌。

植物多糖的来源：香菇、金针菇、木耳、银耳、山药、薏米、枸杞子等。

黄酮类物质的来源：大豆及豆制品、芦笋、莓果、橘子等。

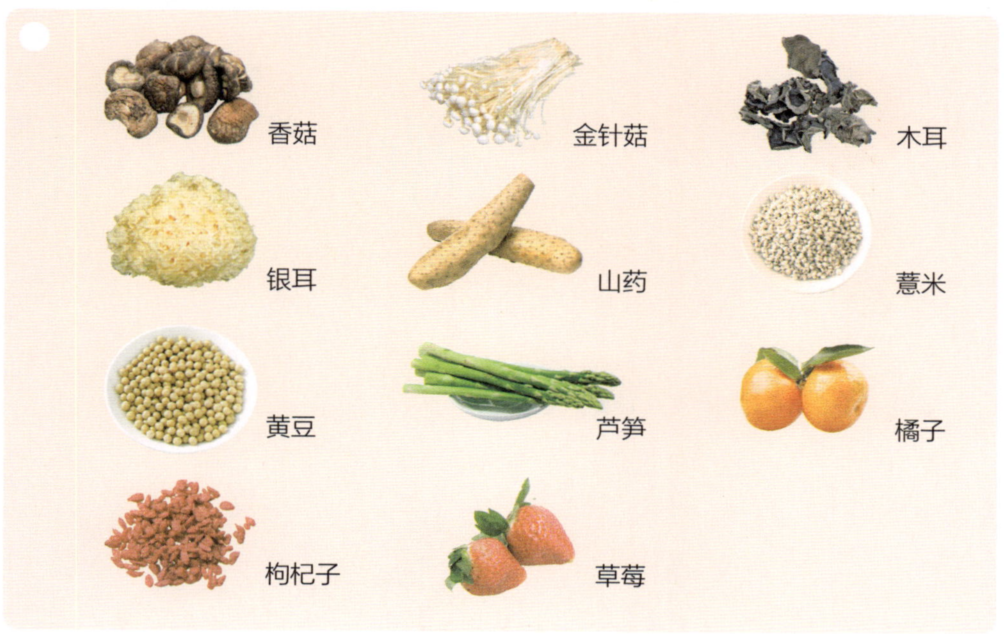

远离自由基侵害

多吃些有利于对抗自由基侵害的食物，如富含维生素C的蔬果；含维生素E、硒的坚果；含单宁酸的各种莓类，如蓝莓、草莓等；含多酚的葡萄等。

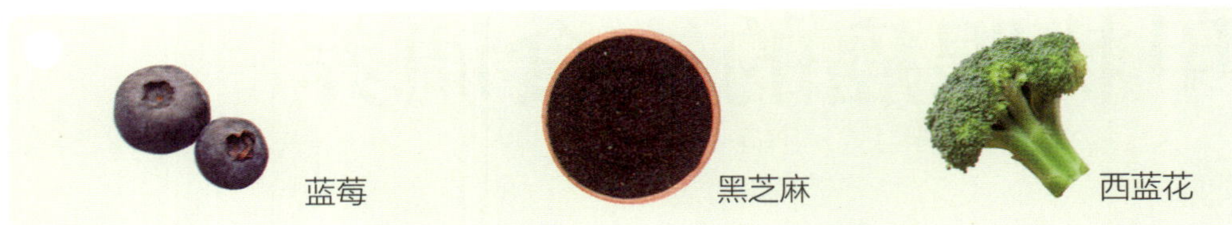

抑制癌细胞的生长

多食富含类胡萝卜素和番茄红素的食物，如胡萝卜、红薯、番茄、木瓜、西瓜等。多吃富含维生素C的蔬果，如木瓜、青椒、草莓、橙子、南瓜、猕猴桃、豌豆等。

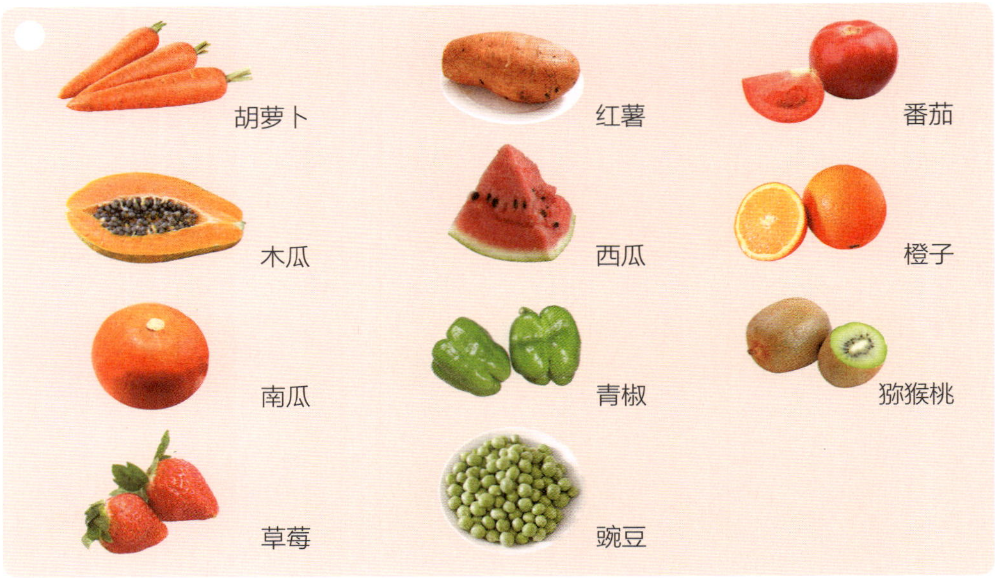

膳食纤维有利于防癌抗癌

膳食纤维不但可降低血脂水平、平稳血糖，还有利于防癌抗癌。富含膳食纤维的食物有：竹笋、南瓜、柑橘、苹果、白菜、木耳、魔芋、燕麦、玉米等。

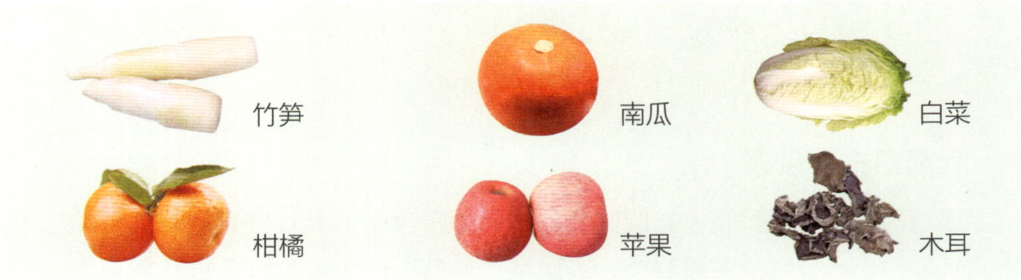

清淡饮食，改善不良饮食结构

放疗后，如果出现口干、咽涩、味觉丧失等症状，是因为放射线损伤了唾液腺及黏膜引起的，这时应多食滋味清淡的食物，如粥、汤等。

同时，要避免吃重口味食物，以免影响治疗效果。

忌常食煎炸炭烤食物

炭火烧烤的食物中大多含有苯并芘等多种致癌物质，常食容易增加胃癌、肠癌的患病概率。

煎炸食物时，油温一般比较高，这样会产生丙烯酰胺等致癌物质，常食很容易诱发癌症。

忌常吃腌菜

腌制的咸菜或酸菜中含有亚硝胺等致癌物，经常食用容易增加患胃癌和食管癌的概率。而且腌菜通常含盐较多，也不利于疾病控制。

忌常食香肠等肉类加工食品

火腿、香肠在制作过程中会加入大量盐，也会产生亚硝酸盐，不宜食用太多、太勤。

忌嗜甜食

糖是日常生活的必需品，不可不用，但也不能滥用，尤其不能过量，因为癌细胞对糖有特殊的喜好。当吃糖过多时，就会导致细胞内维生素 C 缺乏，而免疫细胞在正常工作时需要大量的维生素 C，所以即使是吃少量的糖也能抑制免疫系统，降低抗击癌症的能力。

选对食材，吃出最佳抗癌力

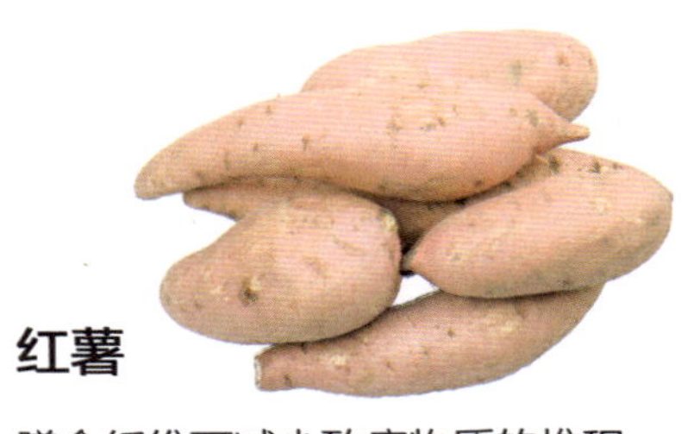

红薯

膳食纤维可减少致癌物质的堆积

平菇

平菇多糖可增强抵抗癌症的能力

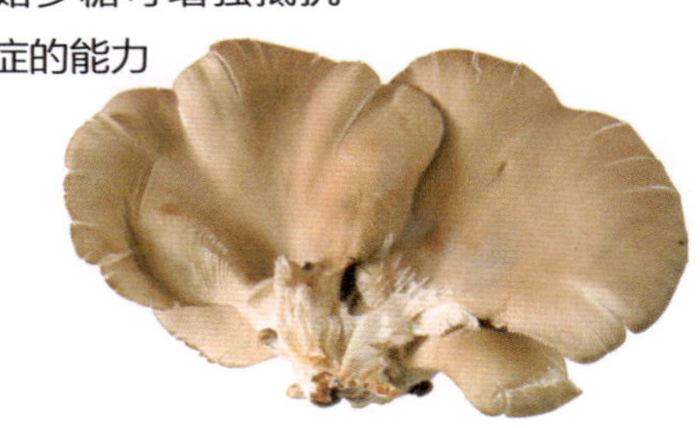

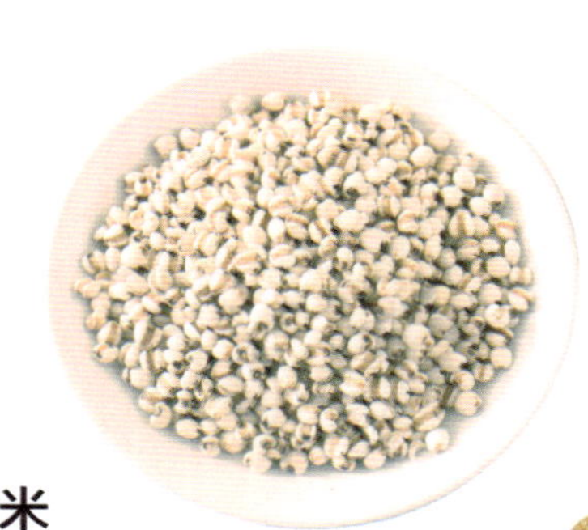

薏米

植物多糖可调节人体免疫力

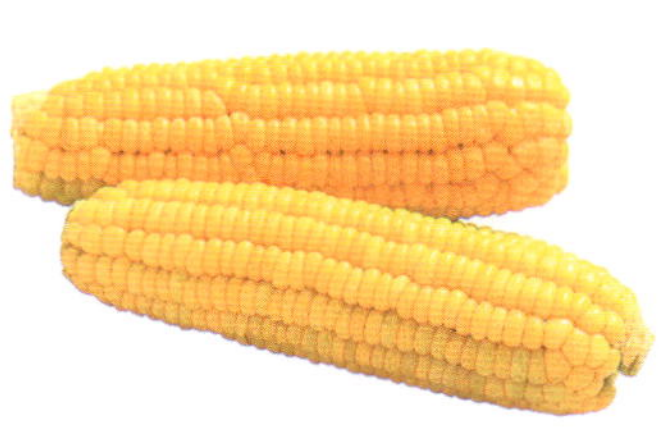

玉米

富含膳食纤维、玉米黄质等，有助于致癌因子排出体外

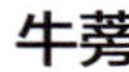

牛蒡

所含多酚有抗癌作用

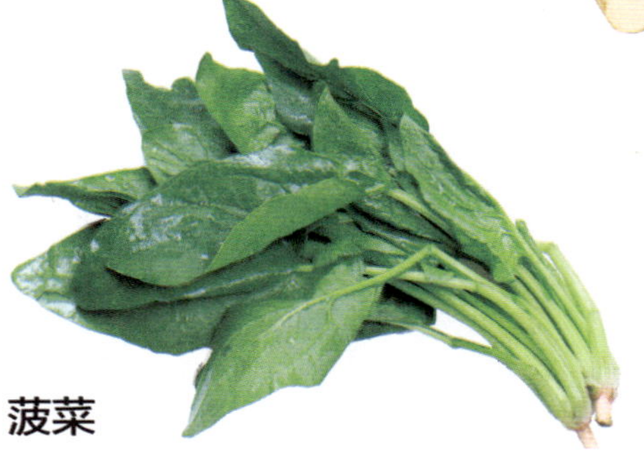

菠菜

叶绿素、膳食纤维等可减低肠癌发生率

葵花子

微量元素硒有防癌作用

甲状腺癌的生活调养

保持积极向上的心态

一旦被确诊为癌症，患者的心情一定十分沉重。在这个残酷的现实面前，很多人都会茫然无措。其实，这时患者应该尽快恢复镇定和自信，保持对美好生活的向往。只有在精神上不被癌症打倒，心理上保持平静，才能积极地对抗癌症。患者的自信，加上正确的治疗方案，以及医生和家人的积极配合，会大大增强治疗效果。

保持健康的生活方式

癌症患者承受着身体、心理的双重折磨，但是如果建立起健康的生活方式、良好的饮食习惯，有利于帮助患者战胜癌症。

每天做到“5 个按时”	按时起床，按时睡觉，按时进餐，按时活动，遵医嘱按时吃药。这样可以更好地调节身体功能，有利于抗癌。
坚持适度的体育锻炼	患者可以根据身体情况，选择一两种自己喜欢的运动，但运动强度要适度，避免过度劳累。
远离人群密集的地方	患者身体抵抗力弱，尽量避免去人群密集的地方，如商场、电影院等，因为这些地方空气污染严重，容易交叉感染而致病，加重病情。

甲状腺癌的治疗

手术治疗

建议所有甲状腺癌一经确诊均采取手术切除，这样不仅能清楚原发病灶，还可以准确判断癌症的组织类型和分期、淋巴结转移情况等，对未来预后有积极的意义。甲状腺手术通常分两类：甲状腺全或近全切除术，伴或不伴淋巴结清扫；甲状腺腺叶切除。目前多采取前一种手术方式。

术后 TSH 抑制治疗

甲状腺癌手术后都需要应用甲状腺激素治疗。因为甲状腺被切除后，甲状腺激素水平会明显下降，应用甲状腺激素治疗不仅可补充体内缺乏的甲状腺激素，还可抑制垂体 TSH 的分泌，从而对甲状腺组织的增生和分化好的癌有抑制作用。

术后放射碘 131 治疗

术后放射碘 131 治疗可以去除术后残余的正常甲状腺组织，摧毁难以探测的微观甲状腺癌，减少局部复发和转移的概率。

肿瘤小于 1 厘米且肿瘤位于甲状腺内	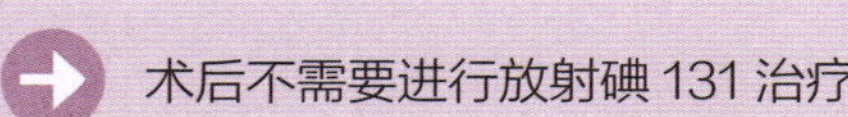 术后不需要进行放射碘 131 治疗
肿瘤在 1 ~ 4 厘米且有高危因素，如恶性超声征象、较大肿瘤、术前甲状腺外生长等	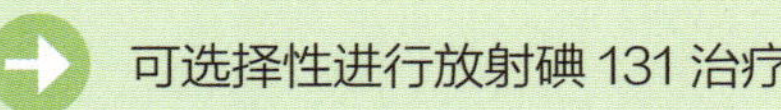 可选择性进行放射碘 131 治疗
有远处转移、肿瘤明显侵犯甲状腺外组织或肿瘤大于 4 厘米	术后需要进行放射碘 131 治疗